神奇的肝膽排石法

經典完整解析版

The Amazing Liver & Gallbladder Flush

《癌症不是病》暢銷書作者
阿育吠陀醫學醫師 **安德烈・莫瑞茲**（Andreas Moritz）◎ 著
王康裕 ◎ 校閱

皮海蒂、陳芷翎、靳培德、嚴麗娟 ◎ 譯

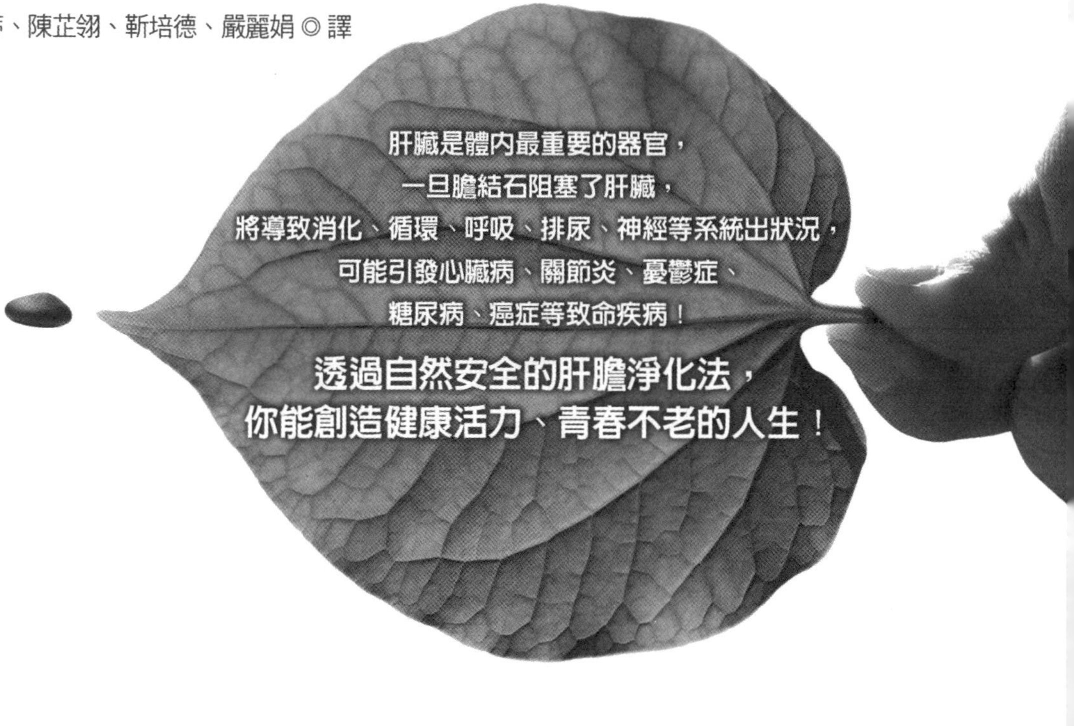

特別聲明

本書作者安德烈莫瑞茲，並未主張任何一種特定的健康照護形式，但相信對希望改善自己健康狀態的讀者來說，呈現在本書中的事實、數據和知識，都應該被每位讀者知悉。

作者嘗試對本書的主題內容提供一個最深入、正確且完整的訊息，但對於部分來自外部的參考資料，若有缺漏、不精確或矛盾處，作者和出版社誠心接受指教。

本書所提的方法並不試圖取代現有的主流醫療，讀者在取採任何方法之前都應自己審慎評估。書裡的所有陳述都是以作者本身的意見及理論為基礎。讀者在採取任何飲食、營養、草藥和同類療法營養補充品前，都應向醫療執業人員諮詢，在停止任何療法前也是一樣，作者在此並未試圖提供任何醫囑或替代建議。

此外，本書的陳述未經由美國食品藥物管理局（Food & Drug Administration）或聯邦貿易委員會（Federal Trade Commission）的審查，讀者在採用任何特定的方式來治療個人問題前，應靠自己的判斷或向醫療相關人員諮詢。

神奇的肝膽排石法

目錄

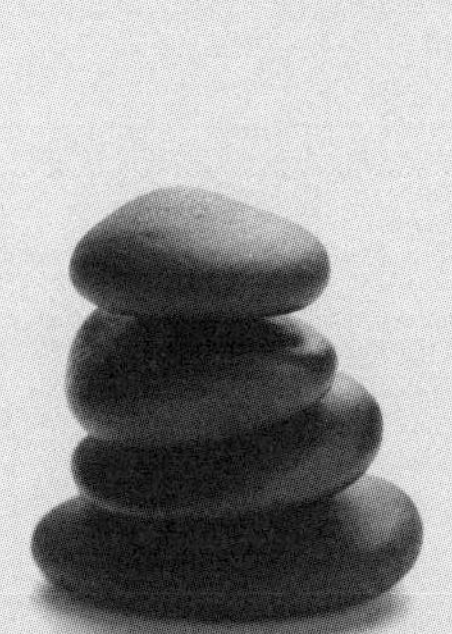

第2章 如何知道我有膽結石？◆159

第3章 膽結石最常見的成因◆175

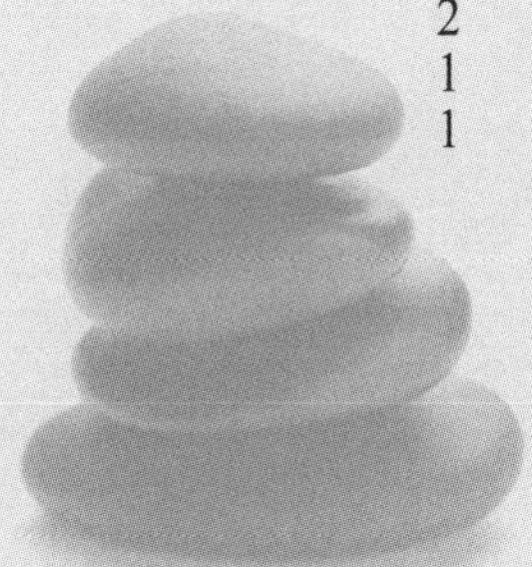

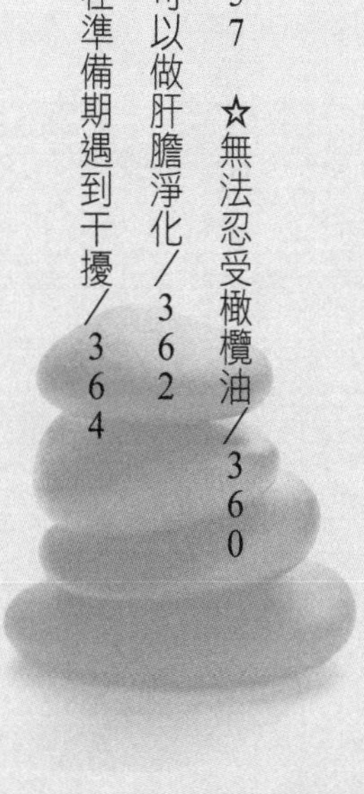

第5章　避免膽結石的守則◆375

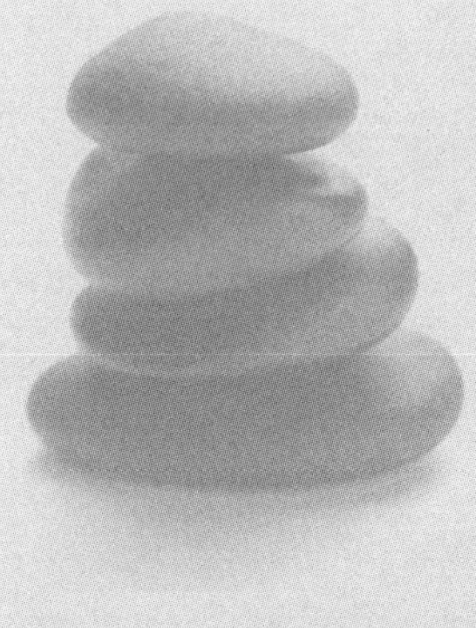

〔新版序〕

體驗肝膽排石及腸道淨化的加乘效果

◎王康裕

自從推廣閱讀養生之後，我一直把腸胃道權威新谷弘實的《自己就能做的腸道淨化法》及自然療法大師安德烈．莫瑞茲的《神奇的肝膽排石法》這兩本書，當作養生及授課的參考書，效果很好，擁有眾多的粉絲。

這兩本書都在探討膽管張開、膽汁暢流、肝膽淨化的重要性。前者著重在咖啡大腸淨化時，咖啡液從肝門靜脈直達肝臟，咖啡裡面的成分，擴大肝臟裡的微血管及毛細膽管，促使肝臟血液中的毒素排出；後者著重在肝膽排石時，油脂打通膽管，張開膽囊，讓滯留在裡面的凝結物沖出排除。

我曾用郵件請教兩位大師，求證兩者的相乘作用，獲得他們的認同。早期我因膽囊結石發炎割掉膽囊，身體一直不適，膽固醇及中性脂肪遍高，後來融合上述兩種排毒法後，不久情況就獲得改善，諸多疑難雜症都不見了，為此我寫信給安德烈，感謝他的指點。感謝信的內容中文翻譯如下：

謝謝神奇的肝膽排石法：

本人是王康裕，負責校閱及推薦您中文版的書，隨函請過目您所教導的成果。我五年前做過膽囊切除手術，一直懷疑沒有膽囊的人有沒有膽結石，圖片上的結石證實您的想法：結石來自於肝臟，需要健康的人都應該力行肝膽排石。

本書除了探討肝膽結石外，有若干章節會提到相關的病症，這是本書最珍貴的地方，我最常引用的是第一章裡，探討動脈硬化過程中真正的主角，即血液中未被利用的高濃度蛋白質，沉澱在血管壁的基底膜造成的結塊，很多人誤解塊狀物大部分來自於膽固醇，同樣的理論新谷弘實的書裡也提過，過多沒有代謝掉的蛋白質，會引起細胞阻塞，血管硬化。

欣逢《神奇的肝膽排石法》出版五周年，本人懷著感恩的熱誠分享這五年多來推廣肝膽排石法的心得，希望能嘉惠更多的粉絲。這些心得獲得很多粉絲的按讚，讀者可以參考：

1. 糖化血色素偏高、糖尿病者、懼糖症者，可以用下列方法將蘋果汁減半：五〇〇西西的蘋果汁，一顆蒸熟的蘋果，在調理機攪勻成濃汁，蒸熟過的蘋果含有豐富的果膠，能降低蘋果汁的升糖指數（GI），延緩糖分的吸收。本人的糖化血色素偏高，不能忍受一〇〇〇西西 蘋果汁的糖分，用這個方法，就解除危機了。
2. 有做咖啡淨化者，膽管容易張開，蘋果汁可以減少到每天五〇〇西西。
3. 有做咖啡淨化者，第七天的早上，喝完第四份瀉鹽後，可在十點左右，先做一次大腸淨化，這一天的第二次上廁所，就可以很清楚的看到排石的成果。（我有詢

問作者，得到他的認可）

4.第六天晚上喝油時，切忌用「乾杯」的，一口氣吞下去容易嗆到，建議搭配熱的洋甘菊，慢慢喝完，一二五西西很容易吞下，洋甘菊具有鎮靜作用，有助於安眠。

5.如果嫌橄欖油太油膩，又有辛辣味，可搭配分子量小，含中鏈脂肪酸的椰子油，以一：一的比例融合成一二五西西易於吞食的調和油。

最後感謝原水文化提供多樣實用的健康書，讓我的閱讀養生之路得以順利的身體力行及推廣。

（本文作者爲台北醫學大學藥學系自然派藥師、吉胃福適創辦人）

〔專文推薦1〕

讓我們一起邊看書邊排膽結石吧！

◎王康裕

當城邦原水文化邀請本人為本書寫序時，本人苦笑一下欣然同意，心想出版社怎麼知道我是膽結石的犧牲者，我已經是個沒有膽的人了！五年前有一天晚上，在信義社大講課時，突然胃部隱隱作痛，我以為是胃不舒服而不予理會、繼續講課，慢慢的愈來愈痛，開始流冷汗，當天晚上，馬上到陽明醫院掛急診，被診斷為膽囊因結石發炎，我形容那種劇痛「比生小孩還痛」，卻被同事笑說：「你又沒有生過小孩，怎麼可以這樣用詞！」第二天，醫生建議開刀，我馬上同意。

認識作者是從作者的另一本著作《癌症不是病》開始，他說癌細胞是人體因作息及飲食習慣不好，引起某個部位（器官）的細胞垃圾太多（主要是不良的蛋白質），導致阻塞缺氧而自我犧牲的現象。因此應該感謝它讓你有機會反省，並應立刻改善壞習慣，以獲得重生，如果沒有癌細胞的警告，細胞累積的垃圾會越來越多，直至一發不可收拾時，有可能連就醫的機會都來不及而暴斃，一針見血道盡了現代人的苦衷和無奈。

而這本《神奇的肝膽排石法》，作者對人體因阻塞引起的疑難雜症，有更完整及詳細的舉證。目前談「排毒」的書很多，其實排毒就是排除細胞或器官內人體不必要的物質，如肝膽結石以避免阻塞。

膽結石是膽汁的凝態物，內含膽汁、膽固醇及鈣鹽，發生的原因是吃的食物太油膩，以致膽固醇過多，膽汁的排泄不順及運動不足。因為起源是肝臟，所以正確的說法應該是肝膽結石，這種結石太多以致阻塞膽囊引起發炎時，大部分的人只有選擇開刀一途，本人就是這種無奈的犧牲者之一，文明國家（包括台灣）大概有百分之二十的人會有機會遇到這種倒楣的事。作者認為肝膽結石不是單純的病兆，影響所及包括心臟病、關節炎、憂鬱症、糖尿病、癌症等，這些人的肝膽都有累積為數眾多的大小結石，如果不及早排除，不是只有引起膽囊發炎要開刀，而是可能引發上述全身性的疾病，可是大部分的人都因平常沒有症狀而小看它的威力。

研讀本書時，剛好我家浴室熱水口徑的出水量太少，正想更換一部新的熱水爐。我一想，莫非是將硬水變成軟水的過濾系統因長久使用，所以造成鈣化阻塞？排除之後，果真熱水大開，看來得感謝出版社，讓我有機會拜讀這本有關「阻塞」的百科全書呢！

喝蘋果汁排肝膽結石法流行已久，實行並不困難，在我這個行業裡，已有很多人成功使用這種方法排出肝膽結石。本書最可貴之處，是作者將肝膽結石的來龍去脈，用科學及自然療法的邏輯，有條理的分析及解釋，讓讀者心服口服而願意嘗試。作者精通傳統的印度醫學，從身心靈去探討慢性病（包括癌症）的成因，用自然療法治癒了許多末期的病人，目前正值春天來臨，是一年中最好的排毒季節，讓我們一起來邊看書邊排肝膽結石吧！

（本文作者爲台北醫學大學藥學系自然派藥師、吉胃福適創辦人）

〔專文推薦2〕

為自己的健康，下一只關鍵的活棋

◎姜淑惠

憶及二十多年前，我就常聽聞這種古老的排膽結石方法，但於其詳情、細節及理論都無由察考，故僅能將它蒐藏在記憶庫中。

爾後又於行醫期間，遇一八十二歲老嫗，因為屢為膽囊結石所困擾，經由她的家人推介而採用這種排膽結石的方法，不幸於使用第三天，發生急性阻塞性膽囊炎，因化膿及敗血病而緊急手術，險些喪命。

當然也有嘗試自然療法者，與我分享他們採行此法，排出許多結石而改善病情之事。由於這種毀譽參半的事件，屢屢發生，因而我一直採取沉默觀察的態度，未實質地涉入。

直到原水出版社，寄來安德烈莫瑞茲先生的《神奇的肝膽排石法》（二〇〇七年改版），終於把我沉寂二十多年的疑慮，突然喚醒，令我雀躍且興奮地捧讀，讀後感到敬佩不已，並不吝惜與大眾分享幾點感觸與感動。

莫瑞茲醫師本身從小多病，曾罹患幼年型類風濕性關節炎，病苦促使他對生命有豐沛的體悟，藉由多次排膽石方法，並斷除肉食的素食方式而痊癒。他不斷透過自己的身體力行，親身求證，細心觀察，進而指導病友，分享經驗，在累積二十至三十年豐富的臨床經驗後，更進一步著書立說，落實「立德、立功、立言」三達德的圓滿境界。

作者從古老的保健法中，試圖找到圓融闡示的理論基礎及架構，由掌握真理而實踐兌現真理；從遵循古法中，更躍一程臻至「知其所以然」的境界。若粗略地看，或許有人會認為他是「自圓其說」，但若客觀細心地評量，從膽汁由膽管排泄受阻所導致的大小疾病中，演繹貫串成一個生理機制的體系，可謂牽一髮而動全身。

排膽結石的淨化法，屬於一種斷食自淨法，猶如為自己進行一個迷你手術，一年多次的清除，是自我的環保，藉由一次一次地膽管疏通，直到通暢無比，屆時許多頑固疾病均有療癒的機會。膽管癌、壺腹癌、胰臟癌，乃至肝癌是肝膽消化道中最為棘手且困難的絕症。因為發現時，通常為時已晚，已瀕臨癌末才發現。探其致病原因也都相當模糊，但許多資料都指向「肝內或膽管的結石為遠因」。

預防永遠勝於治療，若能於平日，多執行這個區域（肝、膽、胰、十二指腸區）的清掃工作，相信這種頑固疾病必可迎刃而解。這種肝膽淨化法經濟實惠又簡單，只要小心幾種禁忌，則其他只剩下執行的勇氣、毅力與恆心耳。

基於臨床醫師與實踐預防醫學的熱望，我欣然推薦此書，唯獨對於書中有關大腸灌洗部份，抱持保留的態度，因為曾有病友自行灌腸，卻因操作不當而發生腸穿孔或腹膜炎的意外。因此建議大家可先從第一步「清除肝膽結石的保健法」做起，這是我對讀者所展現的忠誠態度。

新陳代謝症侯群，儼然已成為現代人的生活流行病，在因難重重的窘境中，作者為我們找到一條活路，下了一只活棋，使得全盤都解套了。自然療法最大的陷阱就是「依樣畫葫蘆」，只知盲目地做，卻不解其中道理，亦不知可能的風險。莫瑞茲的大作為諸多如我一般，遲遲不敢將此方法付諸實踐者，填補了應有的自信心，期盼樂於一試者，一定先詳閱此書，再放手一搏，必然會包君滿意，實現健康夢想。

（本文作者爲腎臟科專科醫師、中西醫專科醫師、二利診所負責醫師、無著健康之道創辦人）

〔專文推薦3〕

從實證科學到顯學的肝膽淨化

◎陳立維

從開始補充奶粉的第一天，延續到從開始食用熟食的第一天，我們更動了身體原始運用能量的設計，身體不再完全掌握健康的主控權，積極的態度依舊，可是增加了因應和配合的軟件，多出了調整與適應的比重。每一個獨立個體，都存在其被動因應環境而衍生的能力，我們所生活的新時代空間有其嚴峻與不堪的一面，汙染身體的毒素藏匿在生活中的角落，皮膚、呼吸道和嘴巴都是重金屬和環境毒素可以侵入的媒介，身體無時無刻都在承受我們的無知和無明，我們都在習慣中催化身體的敗壞。

就在熟食大規模啟動身體忙碌紛擾後，肝臟依然全力支援解毒大工程，不是分解就是合成，不是轉運就是儲存，幾千套生化反應持續在運作。身為人，有時候從超越性觀點看到自己身體的奧妙，光是一個負責過濾毒素的工廠就得令你我讚嘆不已，就在能量逐漸失衡中，也在重金屬毒素持續大量進駐中，脂肪包埋毒素的生產線在每個人身上成軍。這件事實連結到「膽結石」這個醫療名詞，沒有膽結石的人也有所謂「肝臟結石」，沒有肝膽結石也有相當程度的「肝膽毒垢」。這不是病，是現象，是所有人都得面對的真相，因為就算你的身體感受不到，你臉上的斑塊也透露出了訊息。

因為沒有深入了解，所以很多人不相信，也因為輕信媒體的錯誤報導，很多人在認知上直接把這麼重要的資訊打入冷宮。健康是實證科學，不是某某人說了算，必須你自己親自體驗，而且深度和身體互動之後驗證。我個人從醫療人到健康推廣人，從不健康到完全擁抱健康，從七日斷食開始，接著是肝膽淨化，兩者合併已經接近滿分，後來又加上半日斷食的持續加分，完全體悟現代人熟練這些功課的不可或缺。從自己的現在反推過去，從健康的自己審慎觀察周邊的所有人，我不是書寫就是開口，深知沒有比拯救生靈塗炭還要重要的事情，也願意把推廣肝膽淨化和斷食的使命扛在自己肩上。

我所有健康書籍的創作靈感都來自於身體力行，也來自於和國內外學員的深度互動，所以閱讀本書第七章的精闢解說，反而讓我深覺沉痛。一件因為文明發展，因為人類的自作聰明而必須存在的逆轉工程，反而因為人類不願意更謙卑深究現象而不斷被汙衊，因為人類的既得利益而永遠被安置在社會的牆角，還得有勞全球針對此議題最權威的學者苦口婆心的說明。這應該就是最沒有瑕疵的心有戚戚焉，我長期所面對與處理就是此種情境，所有針對健康的疑惑都屬於人為，所有針對肝膽淨化的批判都是為反對而反對，我個人的信心則來自於眼睛所見，看見自己的，也看見眾多人的，這才是我所篤信的科學。

醫學生解剖大體，把經驗用在活體；不少藥物從動物實驗而來，實用在人體；醫生採取局部組織檢體，做出全面診斷；現代醫學把人體細部分科，只做針對性的治療。真正值得檢討提升的是以上所列不盡然合理的存在，透過身體自主性的能力移除體內毒垢，這些藏匿在肝臟和膽管膽囊內的廢棄物，遲早就是危害生命的元兇，這種讓身體清淨的途徑被歸類在民俗療法，有人稱它為偏方，多數醫療人士甚至公開質疑其真實性，也主張其隱藏的風險性。

如果不是環境汙染劇烈，不是我們已經對熟食上癮，不是身體處理食物的負擔壓力已然失控，肝膽淨化絕不致於成為顯學，斷食也不會成為我的生活必需伴陪。除非你可以回到遠古時代的生活，否則走在這條必須深度學習淨化身體的健康道路上，眼睜睜看著不願意走進來的人承受病痛折磨，極有可能是你未來的經驗。真誠希望你是享有健康的人，不是堅持不再進步的人，更不是逐步向疾病靠攏的人。

（本文作者爲台灣益生菌保健推廣協會會長、《健康是一條反璞歸眞的修行路》作者）

〈專文推薦4〉

肝膽排石法，助你走上健康大道

◎梅襄陽

本書的重要性，在於快速有效地提供人們啟動自癒力的金鑰匙，並再度顛覆了舊有的醫療觀念。請注意下面兩段引述：

「三十年來施行自然醫學的過程中，我遇過數千個有著各種疾病的人。我可以斷言，每個人在他們的肝臟內都有數量可觀的膽結石，無一例外。癌症病患以及那些深受關節炎、心臟病、肝病、腎病和其他慢性病折磨的人，在他們的肝臟中有最多的結石。令人驚訝的，只有相當少部分的人說他們在膽囊中有膽結石。」（《癌症不是病》，一〇八頁）

「一九九〇年代我在歐洲行醫期間，檢查了許多癌症病患。我發現他們不管得了哪種癌症，在他們的肝臟和膽囊中都累積了大量的膽結石。透過一連串的肝臟淨化法把所有的肝臟或膽囊的石頭全部清除，且在每次肝臟淨化前後淨化結腸和腎臟，就能創造出幾乎能夠讓每種癌症進入自然緩解狀態的先決條件。這也適用在普遍被認為是末期的癌症上。」（《癌症不是病》，二四二、二四三頁）

站在一位肝臟淨化法資深受益者的立場上，我強烈地建議各位要採取行動，儘快地找到周圍有做過肝膽排石的親友們詢問一下。如果他們的體驗是正面的，本書將引導你一探究竟，發掘肝膽淨化神奇之所在。如果是負面的，請和他們一起將本書仔細研讀一番，必定有所收穫。

另外，站在專業醫師的立場上，我則誠摯地建議大家尋找有愛心且經驗豐富的指導者，讓自己好好體驗一番。我敢這樣說，當你有了正確的認知，加上良好的見聞與心得，再配上本書的催化，你將從此走上一條完全不同的健康覺醒大道。

關於肝膽排石法的滿意度評估，在www.curezone.com上可以查閱Liver Flush Survey。九百多人當中，只有百分之二的人後悔或不滿意，這麼高的滿意度是怎麼回事？本書第七章的見證正值得你參考。感謝作者安德烈．莫瑞茲醫生的努力，讓《癌症不是病》、《神奇的肝膽排石法》這兩本精采好書，能與讀者見面。

最後，身為防癌長鏈的倡導人，提出兩段話祝福大家：

一、「雙口齊下、百病不生」，二〇一〇年後請不要抱著大便睡覺。

二、請努力做到三件事：「清腸、清肝、清腦袋」。

括弧裡的十五個關鍵字，人人牢記，家家奉行，自然處處有貴人，日日是好日了！

（本文作者爲全球華人防癌長鏈倡導人、健保救星）

〔專文推薦5〕

常保青春、守護健康與幸福的祕訣

◎歐陽英

「星星之火足以燎原」，當我們的身體出現皺紋、黑斑以及酸、痛、腫、癢等症狀時，若不及時調養，便會很快地出現老態並疾病叢生，從此人生從彩色變成黑白，後半輩子就注定要忍受無盡的身心折磨。

然而只要懂得從「關鍵處」下手，及早進行身體的調養，這些症狀就如同星星之火一般，可以輕而易舉地撲滅，這個「關鍵」便是「肝膽淨化法」。

身體內臟經歷數十年的使用，如同汽車一般，一定要定期保養，進行加水、清理火星塞等工作。身體隨時會產生新陳代謝的廢物，若不及時排出體外，久而久之，就會形成毒素，戕害健康；身體的排毒不外乎「腸道排毒、心靈排毒、肝膽排毒、腎臟排毒」等，其中以「肝膽排毒」最為重要。

本書將肝膽排毒的前因後果以及淨化的方法細節，敘述得非常詳細，真是一本自然療法中足以流傳千古的經典大作，若能及早熟讀並運用之，便能及早免除疾病的災難，我的確親眼看到許多患有疑難雜症者，皆因進行「肝膽排石法」後，身上的酸、痛、腫、癢均在短期之內不藥而癒！

「身體是最好的醫生」，但是您必須先善待自己的身體，及早清除內臟的負擔，排出肝膽結石，然後才能喚醒與生俱有的自癒能力，讓內在更健康，外表更美麗！

盼望大家多學習正確的自然療法，如此不僅能照顧自己與家人的健康，更可以推己及人，告訴周遭的親戚朋友。讓大家都能掌握住這個保持青春的祕訣——肝膽排石法，永遠可以守護健康、守住幸福！

（本文作者為生機飲食傳道人、「歐陽英樂活生機網」網主）

〔健康推薦〕

給自己一個創造健康的機會

◎翁湘淳

十幾年前第一次排膽結石的經驗，讓我到現在都無法忘懷在過程的最後一天清晨那精采的狀況。馬桶裡有從我身體裡排出來三顆手指般大的石頭，還有一百多顆翠綠色的小石子。我好奇地將三顆比較大的石頭夾起來，沖淨之後壓一壓，觸感軟軟的，像是尚未鈣化的黏土。我從沒想過身體、膽囊裡，竟然會有這些軟石頭！排完膽結石之後，我發現臉上氣色亮了，肩膀也輕鬆了不少。

之後每年有機會，我都會讓身體排膽結石和肝毒。在棉花田的健康推廣課程裡，講師們都會把這個好方法介紹給我們的學員，並得到非常好的回應。如果你這輩子都還沒有排過膽結石，給自己一個機會吧，用自然的方式排出這幾十年來你吃進去卻沒有正常代謝出來，堆積在肝膽裡的油和石頭。

祝大家　健康有活力！

（本文作者為棉花田生機園地董事長、合一基金會董事長）

前言

乾淨的肝臟，全新的人生

了解肝內膽結石如何令幾乎所有種類疾病發生或惡化，
以及透過採取簡單步驟來移除它們，
可以說你已經開始在為自己的健康和活力負責，
而且是永久性的。

很多人以為，膽結石只會在膽囊中被發現。這是個很常見的錯誤假設。事實上，**大多數的膽結石是在肝臟中形成的，相對地，在膽囊中形成的反而較少**。當你親自進行一次肝臟淨化，就能輕易地證實這個說法。無論你是一般大眾，或是一位醫生、科學家，甚至是個膽囊已被切除的人都一樣，都能因此而遠離結石。

肝臟淨化（註：當提到「肝臟淨化」時，也包含膽囊淨化在內）所呈現的結果，會證明一切。這件事的本身已極具價值，不須任何科學證據或醫學解釋來證明。一旦你在第一次的淨化後，看到數百顆綠色、米白色、棕色或黑色的石頭在馬桶裡漂浮，你會確信你做了一件生命中非常重要的事。當然，為了滿足你可能存在的好奇心，或許你會決定把這些排出的石頭帶到某個實驗室進行化學分析，或詢問醫生他如何看待這些石頭。醫生可能會支持你，認為你正在進行自我治療，但也可能告訴你這件事簡直是荒謬，甚至警告你不要相信。然而，不管你的醫生對你說了什麼，在這個經驗當中，最重要的是你已經為自己的健康採取主動負責的態度，而這也許是你人生中的頭一遭。

據估計，全世界約有百分之二十的人，其膽囊在他們人生的某個階段會形成膽結石；而大部分的人會選擇對這個重要器官進行手術切除。雖然膽囊手術鮮少是必要的，且可能帶來長期毀滅性的後果（註1），但多數病患屈服於醫師及關心他們的親友的壓力，因而動了摘除的手術。有些醫生甚至告訴他們的病患，切除膽囊是沒關係的。如果你膽囊早就摘除了，請繼續往下讀。對你來說，清除你肝膽中的結石比那些還保有膽囊的人更重要。

肝臟中有結石的人，遠比膽囊有結石的人來得多很多。施行自然療法超過三十五年來，接觸過數千名患有各種慢性疾病者之後，我在他們每個人身上證實了這件事。毫無例外的，每個人的肝臟中，都有為數可觀的膽結石。更令人驚訝的是，卻只有相對少數的人在膽囊中有膽結石。藉由閱讀本書你將會了解到，肝臟中的膽結石是你在獲得及維持健康、年輕和活力時，最主要的障礙。肝臟中的膽結石，確實是人們生病、以及難以從生病狀態中復元的主要因素。

無法識別肝臟會形成膽結石，也不了解它可能造成的影響，是一個極為普遍的現象，這可能是醫療領域中最大的不幸，無論是對正統醫學或整合醫學而言都是如此。

傳統醫學診斷時，通常側重在血液檢查，而忽略了評估肝臟健康與否的重要性，以致造成了一個重大缺失。大多數在身體上有某種病痛的人，血液中的肝酵素指數可能完全正常，但這個人的肝臟其實已有阻塞狀況。

肝阻塞是造成健康問題的主因之一，但至今傳統醫學卻甚少提及它，醫生們也沒有一個可靠的方法來檢測或診斷這種阻塞。血液中的肝酵素指數只有在肝細胞嚴重損傷時才會升高，例如罹患肝炎或肝臟發炎時。肝細胞中含有大量酵素，當肝細胞破損至一定數量時，血液中就會開始顯現出這些酵素。因此在做血液檢查時，肝酵素指數升高代表了肝臟功能異常。然而，在這種情形下，傷害已然造成。在肝臟損傷變得明顯之前，慢性肝阻塞事實上已經發生好多年了。

一般的門診檢查幾乎從未檢查出肝臟中的結石。所以當醫生看到他的病患排出一大堆石頭，他可能會搖搖頭說：「那不是膽結石！」事實上，多數醫生並不知道肝臟裡會有結石，儘管已有醫學文獻有充分的研究詳細描述這個事實。

大多數相關的研究是在數位檔案發展之前進行的（一九二〇至一九六〇年代之間），

且現今的健康從業人員不僅沒有時間研讀那份在五十年前所做的研究，更別提在最近二至三年間發表的研究。現在的數位掃描科技提供我們一個更容易接觸這類具有歷史性意義醫療資訊的機會，我們可以更加了解這些科學家所指的所謂的「肝內結石」。

在一篇近期發表的文章〈肝內結石——臨床研究（Intrahepatic Stones - A Clinical Study）〉中，一個由多位研究人員組成的團隊描述了肝管中被結石阻塞的病人的檢查結果。這個在一九七二年二月發表在《外科年鑑（*Annals of Surgery*）》的研究（註2），清楚地區分出膽囊中的結石以及肝臟中的結石，那些作者表示：「幾世紀以來，外科醫師和病理學家都注意到在肝內膽管中有另一種不同型態的結石。這些石頭的位置、硬度、數量和反應，與源於膽囊的膽總管結石的類型是完全不同的。肝臟結石或肝內結石是因應不同情況所命的名。」

有一些專精於深入研究的大學，例如頗負盛名的約翰霍普金斯大學（Johns Hopkins University），已經開始在他們發表的文獻或網站上面描述並以插圖說明這些肝內結石。無論這些已存在的肝臟結石有多少壓倒性的科學證據，但西醫卻仍強烈地否認這些石頭可能存在於肝臟裡。他們堅持這些在肝臟淨化中排出的結石，僅僅是淨化中使用的材料形成的橄欖油皂化物（第七章會有詳細說明）。

我經常主張，肝內結石在西半球的人口中，是一個相對新的概念。在這個研究中的主題是，多數人是營養不良且體重減輕的，他們飲食中的脂肪含量不足，無法刺激膽汁分泌，也無法促使膽汁菌叢平衡。體重減輕是肝內結石一個已知的主要原因。

過去在西方世界，食物豐饒得多（除了戰爭時期之外），有機栽種、無汙染物、無殺蟲劑，且未經加工處理。多數食物是自家種植的產品或是跟當地農夫購買的天然食物，未使用任何化學的防腐劑。但隨著食品工廠和實驗室製造的食物的興起（現在已超過四萬四千種）、大規模的疫苗接種、有毒的化妝品、水中的氯氣、環境毒素、化學凝結尾的噴灑以及含有毒性成分的醫療藥物的使用等，人的肝臟開始大量產生肝內結石。現今，完全擺脫它們幾乎是不可能的事，除非你知道如何避免它們的形成。至今包括醫生在內的多數人，對它們都還一無所知。

了解肝內膽結石如何促使幾乎所有種類疾病的發生或惡化，以及透過採取簡單步驟來移除它們，可以說你已經開始在為自己的健康和活力負責，而且是永久性的。為自己進行肝臟淨化——或者你是位醫療從業人員，替你的病人進行——將會獲得極大的回饋。**擁有一個乾淨的肝臟，就等於擁有全新的人生。**

雖然有各種不同的原因會影響你的健康，但它們多數是先影響肝臟，必須好好注意這些會造成疾病的因子。讓肝臟脫離常軌是不智的，且可能在實質上降低任何治療方法的有效性。

肝臟具有直接控制身體內所有細胞成長和作用的能力。細胞的各種失能、失效或異常成長，絕大部分都是因為肝臟未能妥善發揮功能所導致。甚至當它失去了百分之六十的效能，其卓絕的設計及資源，都還允許它能「正常地」運作，血液指數也「正常」。像這樣的歧誤，經常在病人及其醫生身上出現。多數疾病的源頭都可追溯至肝臟，本書第一章即會著重在「肝臟」與「疾病」之間至關重要的關聯上。

所有疾病或不健康的症狀，都是某種阻塞所造成的。舉例來說，一條阻塞的血管，無法輸送維生的氧氣和營養到細胞中，為了生存，這些細胞被迫必須採取特殊的生存手段。當然，許多備受折磨的細胞無法捱過這個「飢荒」而死亡；但有些較有彈性的細胞則會透過細胞突變的過程，調整到某種「逆轉」狀態，並學習利用代謝廢棄物，例如乳酸，以應付它們的能量需求。這些細胞就像一個在沙漠中缺乏飲水的人，飲用自己的尿液，冀望依此能夠生存下去。

細胞突變導致癌症，只是身體最後的企圖，是為了避免因腐敗的毒物與岌岌可危的器官構造，而立即死亡。雖然在一般情形下，身體累積有毒廢棄物及細胞崩解的自然反應，都會被稱為「疾病」。

不幸地，忽視身體的真正天性，造成許多人相信這種生存機制是一種「自體免疫疾病」。「自體免疫」這個詞，是假設身體會企圖攻擊自己，並嘗試自殺，沒有比這個假設距離事實更遙遠的了。癌化細胞，是因結締組織、血管壁、淋巴管的重大阻塞，導致健康細胞無法接受足夠的氧氣和其他維生營養素而產生。

所有的癌細胞都是極度缺氧的。為了啟動治療機制和復原或修復受影響的器官，身體會在一段時間內盡可能地建立新的血管，以支持癌細胞或防止器官完全失能（請參考《癌症不是病》一書）。

此外，更明顯的阻塞會嚴重影響你的健康。例如，大腸阻塞會讓身體無法排泄含在糞便裡的廢棄物。這些糞便停留在腸道下部，會令結腸處在一個有毒環境中，而如果情況不改善，到最後整個身體都會處在有毒的環境下。慢性便秘甚至可能讓你感到不開心、焦慮或憂鬱。

腎臟感染及腎衰竭，也歸咎於鈣化的石頭或腎臟油脂的廢棄物所累積下來的物質，阻塞了腎臟或膀胱內尿液的流動。排尿系統中這類礦物質層的堆積，會導致體液滯留、體重增加，以及十幾種的疾病症狀。

當胸部及肺部累積了酸性、有毒的廢棄物，身體就會分泌出黏液以將這些有毒物質「困住」。結果空氣在你肺裡就變得很難通過，進而你會感到呼吸困難。一旦你的身體具有高度毒性且阻塞，很有可能會感染肺炎。肺部的發炎現象，是為了幫忙摧毀及移除所有因開始腐敗或已被分解（形成膿），而受損、虛弱的肺細胞。如果這種阻塞未以自然的方式清除，或因不良飲食習慣而致情況更加惡化，這些膿就會被困在肺部組織裡。自然地，破壞性的細菌會逐漸繁殖，以協助身體孤注一擲的努力，去清除這個由分解的細胞及其他廢棄物所組成的阻塞區域，醫生稱此生存機制為「葡萄球菌感染」或「肺炎」。

如果充滿毒物、死菌或活菌的濃稠黏液，進入了連接喉嚨和眼睛的通道（歐氏管eustachian tube），那麼就會造成聽力減退和耳朵感染。而由高度酸性的食物或飲料所造成的濃稠血液，在流經微血管及動脈時也會出現困難，進而導致從簡單的皮膚過敏到關節炎或高血壓，甚至是心臟病或中風等多種狀況。

這類相同或類似的身體阻塞，直接或間地與肝功能不佳有關——尤其是因肝臟或膽囊的結石所造成的困境。膽汁硬化所形成的結塊，以及在這些器官中其他受困的有機或無機物質，均大大地干擾了諸多重要功能，例如消化食物、排泄廢棄物，以及解除血液中有害物質的毒性。透過疏通肝臟膽管以及膽囊，體內六十至一百兆個細胞就能呼吸更多氧氣、吸收更有效且足夠的營養，且有效率地排除代謝廢棄物，以及與神經系統、內分泌系統和身體其他部分，維持更完美的溝通聯結。

幾乎所有深受慢性病所苦的病人，其肝臟都有非常多的膽結石。如果醫生讓病人做一次肝臟淨化，他就能夠很輕易地確認這件事。顯而易見的是，除非發現了某種特定肝病，否則這個器官很少被認為是造成其他疾病的嫌疑犯。肝臟中多數的膽結石，其成分和在液狀膽汁中發現的「無害」成分相同，主要成分都是膽固醇，這些石頭是由脂肪酸及其他停留在膽管中的有機物質所組成。事實上，這些結石絕大部分都是凝結成塊的膽汁或有機物質，因而讓它們很難被X光、超音波和電腦斷層掃描（CT）「看出來」。

然而西半球的人們顯少在肝臟中發現鈣化結石，反而是亞洲人較常發現這情形，例如日本和中國。

至於膽囊，情況則不同。這裡的結石高達約百分之二十，是完全由礦物質，尤其是鈣鹽以及膽色素所組成。因此，診斷檢查時，即能輕易地偵測到膽囊中這些硬化的、相對之下較大顆的石頭，而往往容易忽略了肝臟中質地較軟、非鈣化的結石。只有當以膽固醇為主的結石（含有百分之八十五至九十五的膽固醇）或其他脂肪結塊，因數量過多阻塞了肝臟的膽管時，才有可能被超音波檢查出來，其被稱為「脂肪肝」。此時，顯示在超音波圖片上的肝臟幾乎是全白的（而不是黑色）。一個富含脂肪的肝臟在因窒息而停止作用之前，可以累積到約七萬顆結石。

如果你有脂肪肝，去看醫生時他會告訴你，你的肝臟脂肪組織過多。且他可能會說，你有肝內結石（阻塞肝臟膽管的結石）。如同前面提到的，肝臟裡大多數的較小石頭，無法透過超音波或電腦斷層掃描偵測出來。儘管如此，把這些診斷影像交由專家仔細分析，還是可以看出肝臟裡一些較小的膽管是否因阻塞而膨脹。而較大顆、密度較大的石頭或石塊，所造成的膽管膨脹，可以經由核磁共振造影（ＭＲＩ）發現。然而，除非出現嚴重的肝臟問題，否則醫生很少會去檢查這種肝內結石。因此，雖然肝臟是體內最重要的器官之一，但它的失能卻經常未能及時被診斷出來。

其實在脂肪肝或膽管裡膽結石形成的早期階段，都能輕易地被辨識及診斷出來，但今日的醫療設備卻無法提供任何處置，來緩解這個重要器官所須擔負的重責大任。

已開發國家中的大多數人們，在其肝臟已堆積了數百顆、甚至數千顆硬化的膽汁，以及脂肪廢棄物。這些石頭長期阻塞肝臟膽管，以致對這個重要器官及身體其他部位造成極大壓力。

從這些結石對肝臟整體效能所造成的負面影響可看出，它們的構成物質與影響並無關係，無論是你或醫生所認為的以礦物質為主的膽結石，還是脂肪廢棄物或硬化膽汁的結塊，其結果都會妨礙膽汁流動到腸道。

最重要的問題是，為什麼這麼簡單的事情，也就是膽汁的流動受阻，會造成充（鬱）血性心臟病、糖尿病和癌症等複雜的疾病？

肝臟膽汁是一種苦味、鹼性液體，顏色呈黃、棕或綠色。它有多種功能，均對身體的每個器官和系統有著重大影響。除了幫助消化脂肪、鈣和蛋白質食物之外，膽汁還必須維持血液中正常的脂肪含量、從肝臟移除毒物、幫助維持腸道適當的酸鹼值，以及讓結腸不會滋生有害的微生物。

膽汁可預防、甚至可能治療頭兩大死亡原因——癌症和心臟病！膽汁在維持良好健康的重要性上一直未被重視，至少在主流醫學領域是如此。然而，科學證據已經證實，膽汁色素膽紅素和膽綠素，也就是賦予膽汁顏色的物質，對人類生理扮演了一個極度重要的角色。

根據一項在二〇〇八年刊登於頗具盛名的醫學雜誌《突變研究（*Mutation Research*）》的研究，膽汁色素擁有強大的抗變異特性（註3）。研究人員表示，以往膽汁色素尤其是膽紅素，被認為是原血紅素（heme）（血液中的紅色素）分解的副產物，是毫無作用的，如果它們累積下來，可能有毒。「然而，過去二十年來，關於膽色素與生理相關的探測研究已經增加，已有證據表明膽汁色素擁有顯著的抗氧化和突變物質的特性。」研究下了這樣的結論。

當你皮膚或眼睛顏色變黃（黃疸），醫生往往讓你覺得焦慮。他們不會告訴你你的身體實際上正處於擺脫危險的過氧化自由基和諸多各種變異因子（多環芳香烴、多環胺類、氧化物）的過程，這些化學物質都是已知會造成細胞癌化的化質。換個方式說，有時你的身體會以讓你生病的方式，來讓你獲得健康。

我認為這個研究發現是醫學領域中最重要的發現，而這是最古老的醫學系統（具有六千年歷史的阿育吠陀醫學）早就知道的事。膽汁除非被膽管或膽囊中的結石所阻塞，否則能預防健康的細胞變異成癌化細胞。事實上，該研究發現體內擁有較高濃度膽紅素和膽綠素的人，其發生癌症和心血管疾病的機會較低。

根據日本的研究，黃疸時膽色素的增加，甚至能夠解決因為急性B型肝炎造成的持續且難以控制的氣喘（註4）。

這類發現自然地興起了一個問題：醫療科學所視為的疾病，是否實際上是身體複雜的

生存及療癒企圖？當用化學藥物來對付和抑制「疾病」，身體的療癒努力會完全被破壞。與其發動一場對抗身體的戰爭，我們倒不如盡可能地藉由移除不必要的、累積的阻礙物，來給予身體支持。就因為膽汁和其組成成分在體內扮演了極其重要的角色，因此讓膽汁的流動隨時通暢無阻，是最要緊的事。

為了維持一個強壯、健康的消化系統，並提供適量的營養給身體細胞，肝臟每天要產出一至一・五公升的膽汁。低於這個數字，消化食物、排泄廢棄物，以及身體持續解除血液的毒性等功能，就勢必會出現問題。許多人一天只會分泌出一杯或更少的膽汁，如同本書將說明的，幾乎所有的健康問題都是因為膽汁減少而直接或間接所造成的。

慢性病患者，其肝臟膽管通常都被數千顆的膽結石所阻塞，有些石頭也會在膽囊中形成。透過一連串的肝臟淨化，以及維持平衡的飲食及生活形態，把這些結石從這些器官中移除，肝臟和膽囊就能回復它們的原始效能，而身體大多數不舒服或疾病的症狀即會隨之緩解。你會發現原本的過敏現象緩解或消失了，背痛會消除，而精力及健康也會獲得改善。**清除膽管裡的膽結石，是你所能施行的最重要、最有效，且能改善並重獲健康的方法**。

在本書中，你將學到如何以無痛方式一次移除多達數百顆的膽結石。這些結石的小大，小自如針頭或一顆小核桃，在一些罕見的案例中，甚至大如一顆高爾夫球。實際的肝臟淨化會在十四小時內發生，週末在家時就能方便地進行。

第一章，將詳細解釋為何膽結石會在肝臟膽管中（包括內部和外部）出現，並被認為是健康的最大危機，以及幾乎所有大小疾病的造成原因。在第二章，你會看到如何辨識肝臟或膽囊出現膽結石的徵兆、標誌及症狀。

第三章談到形成膽結石的可能原因。

在第四章裡，你將學會讓肝臟及膽囊擺脫結石的實際作法。基本上，這個過程包含了一個六天的準備期，在這段時間內結石會被軟化，以及透過飲用橄欖油和柑橘果汁後的實際排石程序。

第五章告訴你該怎麼做才能預防形成新的膽結石。

第六章「肝臟及膽囊淨化能為我帶來哪些益處？」中，涵蓋了這個深入的ＤＩＹ方案可能帶來的健康助益。

第七章，談及了一般人及醫療專業人士對肝臟淨化仍存在的錯誤概念，以及那些因為財務和投資利益而一直不想讓人進行肝臟進化並自己掌握健康的人所散布的錯誤訊息。

此外，你可以在我的網站上（www.ener-chi.com）讀一讀其他人對於肝臟淨化的說法，在網站裡你也可以找到關於淨化最常見的問題清單。

若想要從這個方法中獲得最大的利益，並確保過程的安全，我強烈建議你在讀完整本書之後再進行淨化。

除了提供你在安全且完全淨化你的肝臟和膽囊以及恢復你消化健康時所需的重要訊息，這個新的版本也增加了一些關於如何照顧健康的其他重要面向的必要訊息。

「肝臟和膽囊的淨化是如何運作的？」你可能會問。這過程實際上很簡單。這個淨化反應是因為被攝入的油脂混合物，造成肝臟和膽囊強大且快速的排放膽汁。傾倒而出的膽汁會帶著所有毒素、來自肝臟的膽固醇結石以及或許還有來自膽囊的鈣化結石。肝臟和膽囊都會將毒素和結石釋放進入總膽管。

淨化的過程也包括了服用數份的硫酸鎂（瀉鹽），它能清潔膽管，並讓膽管在釋放的過程中膨脹，確保結石在經過腸道時能順利通過（註５）。結石會進入十二指腸（小腸的第一部分），那是總膽管連接胰管的部位。接著，結石和毒素就會進入大腸準備排出。

最後，祝您在這趟達到終身健康、快樂和活力的旅程中，順利成功。

第1章

肝臟的膽結石——主要的健康危機

肝臟隨時都在製造、處理，以及供應大量的營養，
它必須全然地暢通，
才能維持全身所有器官及系統的正常運作。
肝膽給石阻塞了肝臟及膽管，唯有移除這些結石，
整個身體才能回到它健康的狀態。

完全地消化你所吃下的食物，能保護你不受多數疾病的侵犯；若是無法好好地消化，則將置你於永無止盡的疾病和痛苦的循環中。

想像一下，你的肝臟就如同一座擁有數千棟房子和數千條街道的城市。埋在地下的導管輸送著水、油及瓦斯；下水道系統及垃圾車移除城市內的廢棄物；電力線路輸送電力到家家戶戶及各行各業；工廠、運輸系統、溝通網絡以及各式商店，供應所有居民的每日所需。城市的生活組織就是如此地提供所有資源，以讓居民得以持續生存。但若有個重大衝擊、一次大停電、一場毀滅性的地震，或如紐約在二〇〇一年九月十一日所發生的恐怖攻擊事件，突然間癱瘓了城市的生活，居民們就會因為缺乏這些重要物資而逐漸無法生存。

如同城市的基礎建設一樣，肝臟也有著數百種不同功能，並與身體其他部位產生聯結。它隨時都在製造、處理，以及供應大量的營養，並把這些營養供給體內六十至一百兆個細胞。每個細胞本身，都是一個極為複雜的微型城市，每秒產生數百萬種化學反應。為了維持身體所有細胞中，各種不同的、令人驚異的活動不受中斷，肝臟必須不間斷地供應細胞營養、酵素和荷爾蒙。由於靜脈、導管及特別細胞（specialized cells）的組成就像個錯綜複雜的迷宮，因此肝臟必須全然地暢通，以維持全身正常運作的生產線，以及完整的配送系統。

肝臟是負責配送及維持身體「燃料」供應的主要器官。此外，它的活動亦包括分解複合化學物質與合成蛋白質分子。肝臟的作用就像一個淨化設備，它也可以使荷爾蒙、酒精及藥物無法作用，也就是改變這些物質在生物學上的活性本質，使其失去它們潛在的有害效應。這就是大家熟知的解毒功能。肝臟血管中的特別細胞（庫氏細胞），清除了從腸子到達肝臟的有害元素和感染性的有機物，並透過肝臟的膽管網路，將這些活動所產生的廢棄物排泄出去。

一個健康的肝，每分鐘要接收並過濾一千五百毫升的血液，且每天製造一至一．五公升的膽汁。這能確保肝臟以及身體其他部位的所有活動，順利且有效率地運作。具阻塞性的膽結石，不僅嚴重地妨礙肝臟解除來自外部的供給物及血液中所產生的有害物質之毒性，也會導致肝臟無法適時傳送適量的營養和能量到身體的適當部位。這會破壞體內的恆常性，導致體內系統損毀，以及器官承受過度壓力。

下面例子可以清楚理解此種被擾亂的平衡狀況，就是血液中雌激素及醛固酮（aldosterone）荷爾蒙濃度的增加。男性和女性都會產生這些荷爾蒙，它們負責維持體內正確分量的鹽分和水分。當結石阻塞了膽囊和肝臟的膽管，這些荷爾蒙就會無法有效率地分解和解毒，因此它們在血液中的濃度就會上升到一個異常狀態，造成組織腫脹及水分滯留。大多數腫瘤科醫生認為雌激素升高，是女性乳癌的主因。在男性身上，這種荷爾蒙的濃度升高，也會導致乳房組織的過度發展和體重增加。

超過百分之八十五的美國人有體重過重或肥胖的問題，而有這些情形的女性、男性和小孩，也都會為體液滯留所苦（相較之下脂肪的堆積較少）。然而，這種令人不悅的副作用，有助於讓體重過重或肥胖者避免產生可能導致心臟病、癌症或者嚴重感染的重大毒性危機，或者從這些疾病康復。

然而，組織內液體滯留的副作用，就是造成這些毒物及其他有害的廢棄物（代謝廢棄物和死亡細胞）沉積在體內的各個不同部位，並進一步阻塞循環和排泄的通道。只要身體儲存毒物和廢棄物的能力超出負荷，就會開始出現疾病的症狀。這些症狀僅只代表身體孤注一擲地嘗試矯正這些不平衡，並治療自己。

就我自己超過四十年來對數百種各式各樣疾病的觀察，令我深信疾病本是一種高度複雜的治療機制，而非身體在偶然間所犯下的錯誤。雖然，這個身體所做的這些治療的努力往往是個頗為艱難的抗戰，但如果我們助它一臂之力，我們就能好起來而不須受到不必要的折磨。

肝膽中的結石，被約翰霍普金斯大學（Johns Hopkins University）和一些醫療學院稱為「肝內結石」（intrahepatic biliary gallstones或 biliary stones）（註1），它們會聚集在一起，並形成足以導致膽管膨脹的大型阻塞物（請見圖1）。肝內結石大多為膽固醇以及其他膽汁成分而組成（請見實驗室的檢驗報告，圖2）。

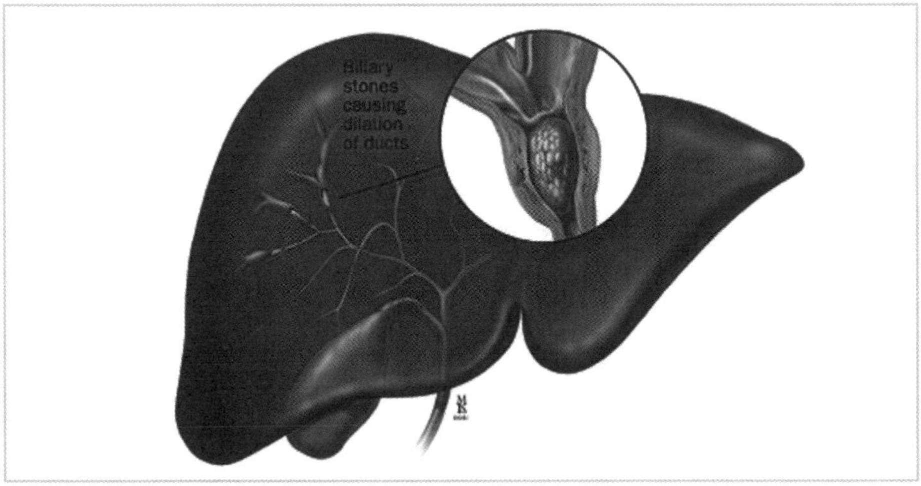

▲ 圖1：膽汁結石（肝內結石）
（資料來源：約翰霍普金斯大學）

Name: RYAN, SARAH JANE
Address: 17 DUNROBIN STREET
SHEPPARTON. 3630
D.O.B.: 26/01/1977 Sex: F
Medicare No: 3242627517
Lab. Reference: 08097500
Date requested: 05/06/2008
Addressee: DR KRISTINA TAVCAR
Referred by: DR KRISTINA TAVCAR
Collected: 13/06/2008 17:16
Specimen:
Test name: CALCULUS

Requested: 05/06/2008
Performed: 13/06/2008
Test name: CALCULUS

SAMPLE 1

STONE ANALYSIS

ORIGIN	:	Biliary
NUMBER OF STONES	:	Numerous gallstones and fragments
STONE SHAPE	:	Irregularly Shaped
STONE COLOUR	:	Light Green
STONE TEXTURE	:	Rough
WEIGHT TOTAL	:	0.2 g
CRUSHED APPEARANCE	:	Green, Soft
COMPOSITION	:	Predominantly Cholesterol Not Detected Bilirubin

This specimen was collected on: 24/05/2008

SAMPLE 2
STONE ANALYSIS

ORIGIN	:	Biliary
NUMBER OF STONES	:	Numerous gallstones and fragments
STONE SHAPE	:	Irregularly Shaped
STONE COLOUR	:	Light Green
STONE TEXTURE	:	Rough
WEIGHT TOTAL	:	<0.1 g
CRUSHED APPEARANCE	:	Green, Soft
COMPOSITION	:	Predominantly Cholesterol Not Detected Bilirubin

This specimen was collected on: 13/06/2008

This test performed by Dorevitch Pathology

FILE ☑
NORMAL ☐
SPEAK TO PATIENT ☐
SEE PATIENT ☐
REQUIRE FILE ☐

▲ **圖2**：實驗室檢驗報告（軟質、綠色的膽固醇結石）

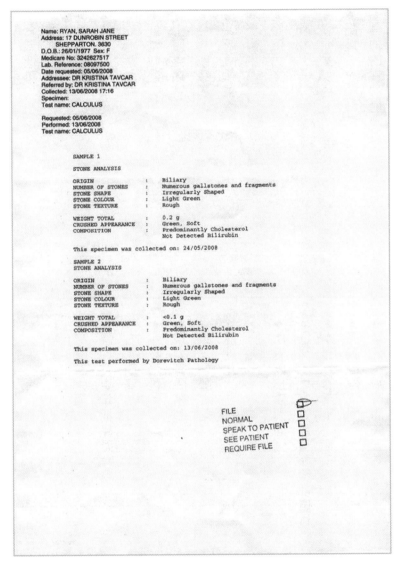

如果你深受下述症狀所苦，或有類似情況，那麼你的肝臟及膽囊中，就非常可能存在大量的膽結石：

- 食慾低落
- 強烈食慾
- 腸胃脹氣
- 十二指腸潰瘍
- 噁心
- 經常嘔吐
- 上腹疼痛
- 發抖或發顫
- 易怒、脾氣大
- 憂鬱
- 腹瀉
- 便秘
- 糞便呈灰色
- 陽痿
- 其他的性功能障礙
- 疝氣
- 攝護腺疾病
- 泌尿疾病
- 痔瘡
- 荷爾蒙失調
- 經期及更年期障礙
- 右側悶痛
- 呼吸困難
- 視力有問題
- 眼皮浮腫
- 肝硬化
- 肝炎
- 所有的皮膚問題
- 肝斑，尤其是手背和臉部區域
- 大部分的感染
- 高膽固醇
- 暈眩及短時間失去意識
- 胰臟炎
- 心臟病

- 腿部麻木、麻痺
- 關節疾病
- 骨質疏鬆
- 大腦疾病
- 膝蓋疾病
- 肌肉強度喪失
- 體重過重或過度消瘦
- 肥胖
- 強烈的肩痛及背痛
- 慢性疲勞
- 肩胛上方及／或肩胛中間疼痛
- 腎臟病
- 黑眼圈
- 面有菜色
- 癌症
- 多發性硬化症及纖維肌痛症
- 舌頭光滑或上覆白色或黃色舌苔
- 阿茲海默症
- 脊柱側彎
- 手腳冰冷
- 痛風
- 上半身體溫過高並出汗
- 五十肩
- 頭髮非常油膩、掉髮
- 頸部僵硬
- 傷口持續流血、無法癒合
- 氣喘
- 過敏
- 入睡困難、失眠
- 作惡夢
- 頭痛及偏頭痛
- 牙齒及牙齦疾病
- 關節及肌肉僵硬
- 眼睛及皮膚泛黃
- 忽冷忽熱
- 坐骨神經痛
- 多發性化學敏感症（Multiple chemical sensitivities）

膽汁的重要性

如前所述，肝臟最重要的功能之一，就是製造膽汁，每天產量約為〇．九五至一．四公升。肝臟膽汁是一種具有黏性，呈黃、棕或綠色的液體，pH值為九．五，具強鹼性，帶有苦味。若缺乏具有效能的膽汁，從胃部進到小腸的胃酸就會造成整個腸胃道的燒灼。大多數吃下肚的食物就無法被分解，或只會被分解一部分。舉例來說，為了讓小腸消化你所攝取的食物，並吸收其中的脂肪和鈣質，食物必須先和膽汁混合。

一旦肝臟未能有效分泌膽汁時，脂肪將無法被適當地吸收，於是那些未被消化的脂肪便停留在腸道裡。而當未被消化的脂肪隨著其他廢棄物一起到達結腸時，細菌會將部分脂肪分解成脂肪酸，或與糞便一起排出。因為脂肪比水輕，若糞便飄浮在水中即表示其含有脂肪。當脂肪未被有效吸收，鈣質也就不會被吸收，血液中就會缺鈣，血液便轉從骨頭中來獲取鈣質。所以，大多數骨質密度不足的問題（骨質疏鬆），事實上，是肇因於膽汁分泌不足及脂肪吸收缺乏，而不是鈣質攝取不足。極少開業醫了解這個事實，因此通常僅僅開立鈣片補充劑的處方給這些病人。

此外，身體也需要脂肪來幫助消化及利用蛋白質和碳水化合物。為了消化這些脂肪，肝臟和膽囊必須釋放足夠的膽汁，若分泌的膽汁不夠，會讓這些食物有一大部分未被消化，留下來讓細菌分解。持續產生腸道氣體、不舒服和胃脹氣，就是這個重要的肝臟功能被嚴重破壞的首要指標。

除了分解食物中的脂肪，膽汁也從肝臟中移除毒物。肝臟是解毒最重要的器官，每個細胞的健康都有賴於它有效地解除這些毒素。就如同在前言中我們提到的，膽汁的重要成分，膽紅素和膽綠素，具有良好的抗氧化和抗異變的特性。體內的膽汁色素濃度高，與降低癌症和心血管的發生率有關。

膽汁一個較少為人所知、但是非常重要的功能，是去除腸道的酸性並潔淨腸道。膽汁是身體天然的瀉劑，便秘和腸道蠕動不順，是膽汁分泌受阻的最常見結果。

當肝臟或膽囊中的膽結石嚴重阻礙膽汁的流動時，糞便的顏色就會變成黃褐色、橘黃色或像石灰一樣的白色，而不是正常的棕色。

膽結石是不健康的飲食及生活形態的直接產物。即使有人已成功地處理了慢性病的所有成因，但如果肝臟和膽囊中仍存有膽結石，那麼康復的時間可能十分短暫或根本不可能。結石會造成可怕的健康危機，且可能導致疾病及提早老化。接下來的文章，會描述身體裡不同器官和系統若有膽結石，將造成哪些主要結果。當這些石頭被移除，整個身體就能回到它正常、健康的狀態。

消化系統疾病

肝臟和膽囊結石第一個會影響的身體部位，就是可比擬植物根部系統的消化系統。

消化系統的消化道，具有以下四種主要功能：攝取、消化、吸收及排泄。消化道始於嘴巴，經過喉嚨、腹部和骨盆腔，結束於肛門（請見圖3）。當你用餐時，會開始一系列的消化過程。它被區分成兩大部分：透過咀嚼食物的「機械式分解」，以及透過酵素對食物進行的「化學式分解」。這些酵素乃是由消化系統的各個不同腺體所分泌。

酵素是由蛋白質組成的微小化學物質，它能在不改變自己的情況下，造成或加速其他物質的化學變化。嘴巴裡唾腺所分泌的唾液、胃部的胃液、小腸的腸液、胰臟的胰液，以及肝臟和膽囊的膽汁裡，均含有消化酵素。

吸收是指食物被消化成小的營養分子後，通過腸壁進入血液及淋巴管，然後被輸送到身體的細胞。

若食物不能被消化及吸收，這些殘渣就會變成糞便排出體外，像是植物纖維素（cellulose）。這些殘渣也含有膽汁，因為膽汁負責攜帶紅血球細胞因分解（變異）所形成的廢棄物，因而含有源自這些死亡紅血球的膽紅素，這也是糞便之所以呈現棕色的原因。

在一個健康的消化系統中，將近有三分之一被排泄出來的殘餘物質，是由死亡的腸道細菌組成，糞便的其他部分是由未被消化的纖維和腸道內壁的脫落物組成。唯有當每天製造出來的廢棄物被排乾淨，身體才能順利且有效率地運作。否則，身體會變成堆滿穢物的化糞池，逐漸地窒息。

當消化系統中這些主要活動獲得平衡，且與身體其他部位協調良好，健康於焉形成。相反地，當其中有一項或多項功能開始遭受破壞，消化系統和身體其他部位就會出現異常。肝臟和膽囊中膽結石的出現，對於食物的消化和吸收，以及身體廢棄物的清除系統，有著破壞性的影響。

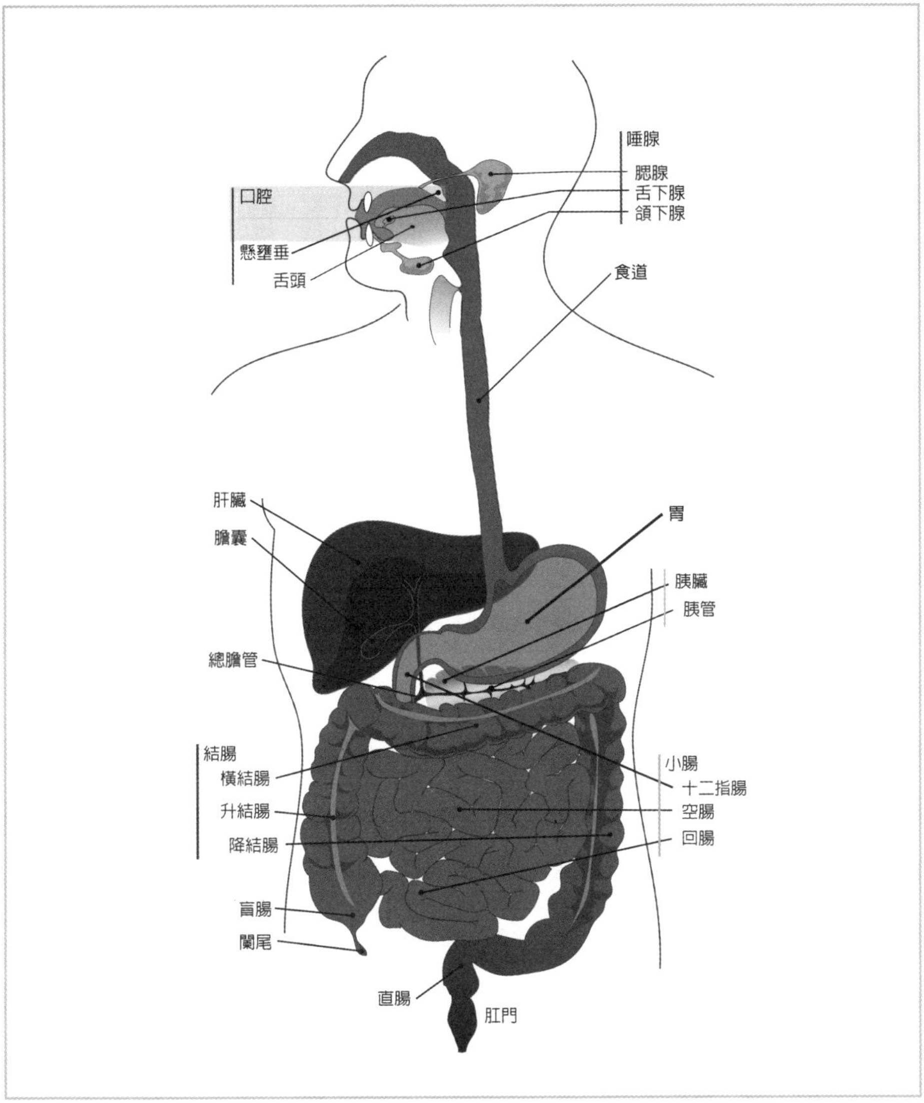

▲ 圖 3：消化系統
（繪圖 ： Mariana Ruiz Villarreal）

口腔疾病

肝臟和膽囊裡的膽結石，也要為大部分的口腔疾病負起責任。這些石頭干擾了食物的消化和吸收，進而迫使原本要排泄掉的廢棄物繼續停留在腸道中。而儲存在腸道中的廢棄物創造了一個有毒、無氧的環境，促使具有破壞性的細菌及寄生蟲繁殖，並破壞了快速恢復精力、健康組織生存的先決條件。

一旦腸道累積了為數可觀的未被消化的廢物，嘴部的細菌感染（鵝口瘡）和病毒感染（疹）就會發生。只要有任何一點廢棄物無法排出，自然而然地就會吸引細菌，開始展開腐蝕的過程以分解或減少這些廢棄物。特別是那些源自於腸胃道的厭氧有機體，開始轉變成未被消化的碳水化合物、脂質和蛋白質，釋放出有機酸（丙酸、乳酸）和氣體（甲烷、硫化氫、氨）。這個微生物的繁殖過程，也被稱為腐敗，會導致很不舒服的脹氣。你束手無策，只注意到你脹氣了，生命中的愉悅感像被吸走了一樣。

腸道中負責分解的細菌所製造出來的一些強力毒素和臭氣，會被吸收入血液和淋巴液中，被帶著流往肝臟和大腦，因此造成能量的消失和腦霧。其他毒物則繼續留在腸道內，而這正是腸道內壁（始於嘴部、終於肛門）一個持續的過敏原。最後，腸壁會開始發炎，並形成潰瘍性的傷害。受損的腸組織開始「邀請」愈來愈多微生物到這個傷害現場，一同破壞和拋棄所有虛弱和受損的細胞。這就是我們所稱的「感染」。多數醫師和一般人總是把減染怪罪在細菌身上；他們從未想過，細菌的協助有其必要性。

感染是一種在自然界隨處可見的正常情況，它發生在有物質需要被分解時。細菌不會去攻擊——也就是感染某樣乾淨、有活力、健康的東西，例如掛在樹上營養充足的水果。唯有當水果變得過熟、缺乏養分，或掉落到地面時，細菌才能開始進行「清除」的工作。而在分解食物或果肉時，細菌會產生毒性。你可以透過它們難聞的氣味及酸性的特質，來辨認它們。當細菌在腸道中未被妥善消化的食物上進行作用時也會發生同樣的情形。如果這種情形日復一日、月復一月不斷發生，所產生的毒性就會導致疾病出現。

罹患鵝口瘡，會在口腔和舌頭上造成白色斑塊，這是一種酵母菌感染，表示有大量的細菌分布在消化道，包括口腔區域。雖然引發鵝口瘡的主要來源是在腸道，但它反應在嘴巴裡，因為那裡的黏液內層不像消化道下半部一樣發達且具抵抗力。人體最大部分的免疫系統位在消化道裡的黏液內層，因此出現鵝口瘡，表示身體對抗疾病的整體免疫系統十分虛弱。

疱疹，醫生們認為它是一種病毒性疾病，類似鵝口瘡，除了一點：有別於細菌攻擊細胞外部，病毒會攻擊細胞核或細胞內部。在這種情形下，「攻擊者」只會針對虛弱、不健康的細胞進行攻擊——也就是那些已經受損或失去功能，且即將癌化的細胞。如同這種生存戲碼，被膽結石集結起來的大量細菌和病毒，會透過分泌出來的膽汁離開肝臟，並影響那些抵抗力最弱或已經衰敗的身體部位。要謹記在心的是，細菌不會主動感染身體，除非身體需要它們的協助。腸道需要膽汁來保持清潔乾淨，腸道內若缺乏膽汁就會讓這個目的無法達成。因而，另一個移除有害廢棄物的最佳解決之道，就是雇用具毀滅性的細菌。

肝臟膽管和膽囊裡的結石也會導致口腔的其他問題，因為它們會限制膽汁的適當分泌，接著，會降低你的食欲，減少口腔唾腺分泌唾液。你需要大量的唾液，因為唾液是清潔口腔、並保持口腔組織濕滑及柔軟的必要物質，若唾液分泌不足，破壞性的細菌就會開始入侵口腔。進而導致蛀牙、牙齦受損，以及其他的牙齒相關疾病。然而，重申先前提出的觀點，細菌並不會造成蛀牙；這些細菌只會侵入那些已經阻塞、營養不良，以及酸化的口腔。

嘴巴裡有苦味或酸味，是因膽汁回流到胃部，並由胃部再逆流至嘴巴所造成的。當腸道嚴重阻塞時就會發生這種情況，例如持續一段時間的便秘。腸道裡的東西不但沒有正常地往下移，並排出體外，部分還會往回跑，接著就可能迫使膽汁、膽汁鹽、細菌、毒氣、毒物，以及其他刺激性物質，進入消化道的上半段。口腔裡的膽汁，會大大地改變唾液的pH值（酸鹼值），及限制它的清潔功能，進而讓口腔容易受到細菌的感染。

在下嘴唇處的口腔潰瘍，代表大腸裡正在經歷類似的發炎過程。任一邊嘴角，反覆出現潰瘍顯示有十二指腸潰瘍（請見下一節，「胃部疾病」）。舌頭潰瘍，則視它們位置的不同，代表消化道中相應部位的發炎，例如胃、小腸、闌尾或大腸等。

胃部疾病

如同先前已經提過的，膽結石和接續的消化問題，會導致膽汁和膽汁鹽回流入胃部。這種情況大大地改變了胃液的成分，以及胃裡產生的黏液的量。黏液是為了保護胃的內壁，防止鹽酸造成的破壞性影響。這個保護「盾牌」一旦被打破或消失，就會形成眾所周知的胃炎。

胃炎可能以急性或慢性的狀態發生。當胃的表皮細胞接觸到酸性胃液，細胞會吸收氫離子。如此將會增加細胞內部的酸性、抵銷它們的基礎代謝過程，並造成發炎反應。更嚴重的情形是，在黏膜處發生潰瘍（消化性或胃潰瘍）、出血，以及當潰瘍完全穿透胃部或十二指腸，使其內含物進入腹膜腔的「胃穿孔」。

當胃酸離開胃部侵蝕了十二指腸內壁時，就是所謂的十二指腸潰瘍。很多情形是，這些酸性物質異常地高，吃下太多食物造成強烈胃酸分泌，以及不適當的食物組合（詳見《健康與回春之祕》），常會干擾了酸性物質的平衡。胃食道逆流，普遍被稱為「胃灼熱」，這是胃酸往上回流至食道，造成食道脆弱的組織受到刺激及傷害。與一般看法相反，這種狀況並不是肇因於胃部製造了太多鹽酸，而是因為廢棄物、有毒物質以及膽汁，從腸部回沖到胃部，而胃部的胃酸卻不夠。

膽汁的回流尤其會影響胃液的分泌，進而讓食道的括約肌無法正常關閉。因此，胃酸可能會進到食道，因此造成許多人曾經歷過的火燒心般的燒灼感。

在很多情形下，之所以產生胃灼熱，是因為胃部製造了太少的鹽酸，因此迫使食物在該處停留太久，因而發酵。服用制酸劑只會更加削弱對食物的消化能力，而對胃及腸胃道的其他部位造成更大的損傷。

造成胃炎和胃灼熱的大部分原因，已經可以被確認，包括過度飲食、攝取糖和甜點及油炸食物、過度飲酒、大量抽菸、每天飲用太多咖啡（超過一至兩杯）、喝汽水、攝食大量動物性蛋白質和動物性脂肪，以及接觸放射線（如Ｘ光、ＣＴ掃描、乳房攝影等）、免疫抑制（細胞毒性）藥物、抗生素、阿斯匹靈和其他抗發炎藥物。我父親在五十三歲時接受了一整年的抗生素治療，造成他胃穿孔，失血過多而死。此外，食物毒性、過度辛辣的食物、冰的飲料、脫水，以及情緒壓力，也會造成胃病。這些原因也會造成肝臟及膽囊中結石的形成，因此開啟了一個致命的循環，並在整個消化道中造成了重大破壞。最後，可能就此出現了致命的胃腫瘤。

現今的大多數西醫均認為，胃潰瘍是由幽門螺旋桿菌所造成。用抗生素來對抗這些細菌，通常能有效緩解，並停止潰瘍。雖然這種藥無法預防潰瘍在中止之後再復發，但它卻有很高的「痊癒率」。然而這種「痊癒」，卻會造成十分嚴重的副作用。

會感染幽門螺旋桿菌的唯一情況是，平常無害的細菌已削弱並損傷了胃細胞。在一個健康的胃部環境中，同樣的細菌會變得完全無害。

事實上，現今的研究告訴我們，我們需要這種菌來調節我們的瘦體素。瘦體素是一種主要由肥胖細胞所合成的蛋白質，已知能調節食物攝取、能量消耗和體重平衡。一項刊登在二〇〇一年《腸胃（*Gut*）》醫學期刊上的研究，探討了幽門螺旋桿菌在胃部瘦體素的影響（註2），顯示出胃部瘦體素在幽門螺旋桿菌感染根除之後的體重增加上，扮演了重要的角色。

雖然這些菌可在任何地方、任何人身上被發現，但只有少數人會有胃潰瘍。為什麼幽門桿菌同樣在二十個人身上被發現，卻只會造成一人潰瘍，對另外十九個人卻不會？相同的，受抑制的神經（trapped nerve）可被視為是身體疾病的成因，但並不是每條受抑制的神經都會造成疾病。與其從外部尋求造成問題的罪犯，去找出為什麼某些受抑制的神經會造成病理上的改變而其他卻不會，不是更重要嗎？為什麼一樣嚇人的情況會對某人造成恐慌或梗塞，對其他人卻不會？傳統醫學錯認只要移除了感染性細菌的症狀，也就等於解決了健康問題。然而事實上，「成功地」消除症狀往往創造出更嚴重且通常是致命的狀況。

如同先前提到的，科學研究認為出現在消化性潰瘍者身上的幽門螺旋桿菌，會導致肥胖的發生。幽門螺旋桿菌調節了瘦體素和飢餓素（ghrelin）的製造。瘦體素是一種對調節食慾、體重、代謝和生殖功能有重要影響的蛋白質荷爾蒙。飢餓素，是一種來自胃部的循環性成長荷爾蒙釋出肽，刺激飢餓感及進食。

消滅胃裡的幽門桿菌會擾亂這些荷爾蒙的平衡，導致體重增加的螺旋效應，並損害體內的所有器官和系統。僅僅把某個疾病的症狀例如消化性潰瘍，換成另一個症狀，例如可能導致癌症、糖尿病或心臟病的肥胖，不只不明智，還具有很大的風險。

去關注疾病背後的原因，比起僅僅是對付它的症狀，要來得更好且更容易許多。肝臟及膽囊內的結石會造成腸道的阻塞，因而導致膽汁的常態性阻滯，令毒素進入胃裡，進而傷害增長中的胃細胞。除此之外，抗生素和一些其他的藥物也會破壞天然的胃部菌叢，包括那些會幫助分解受損細胞或調節重要的荷爾蒙如瘦體素和飢餓素的細菌。

雖然抗生素能讓症狀獲得快速的緩解，但它也會永久降低胃的效能，而這讓身體面臨比對付潰瘍還要更嚴苛的挑戰（想了解更多關於如何治療胃潰瘍以及治療後續的詳情，可以看《健康與回春之祕》一書。）。

一項刊登在《自然（*Nature*）》雜誌，名為「停止殺死有益菌（Stop the Killing of Beneficial Bacteria）」的新研究報告指出，抗生素會永久破壞腸胃菌叢的平衡，導致終生的疾病（註3）。舉例來說，使用抗生素無疑地會導致念珠菌的過度生長，並造成肥胖、第一型糖尿病、大腸激躁症、過敏和氣喘、神經系統疾病，以及免疫系統的永久損害。

這篇文章的作者，紐約大學朗格尼醫學中心（New York University's Langone Medical Center）的教授馬丁布萊瑟（Martin Blaser）呼籲，應該要大大減少抗生素的使用，尤其是對小孩和孕婦。布萊瑟指出，雖然不確定抗生素是否真能對治療耳朵感染和感冒產生任何顯著的利益，但它卻經常被用來治療有這兩種狀況的孩子。平均而言，孩子在成長為大人之前，會接受達二十次的抗生素療程。

此外，已開發國家中的婦女有半數會在懷孕期間接受抗生素，包括加到每種疫苗裡的，以及你在所有商業生產的肉品裡會發現的抗生素，讓你面臨生病的大災難。抗生素擾亂了腸道菌叢，現在甚至有證據顯示腸內菌叢的不平衡與大腦疾病如自閉症和阿茲海默症之間有密切的關係。

走治療的捷徑通常於事無補。成功抑制疾病症狀，事實上讓身體的自癒能力被妨礙了。疾病的症狀只是代表了身體已經產生了不平衡，而身體正在主動地自我治療。當醫生說：「我們的治療真的很成功」，實際上應該翻譯成：「我們已經終止了身體的自癒努力。」以症狀為導向的方法其背後的主要觀念，是只要終止或減輕疾病的症狀，你也就停止或控制疾病。然而消滅像是疼痛、感染、發燒、發炎等疾病症狀，讓身體無法完成它的自癒努力的唯一問題，就是它導致了足以毀滅人一生健康的副作用。在美國，每年有九十八萬人死於治療疾病時產生的副作用，而非死於疾病。對絕大多數人而言，盲目接受治療比什麼事都不做還要危險。

換句話說，胃病的症狀會在所有已存在的結石被清除、確實遵守且採取健康飲食及平衡的生活形態之後，同時消失。

胰臟疾病

胰臟是個小腺體，頭端位於十二指腸的彎曲處。它的主要導管與總膽管相連，形成了所謂的膽管壺腹部。壺腹部在十二指腸的中心點進入十二指腸。除了分泌胰島素和胰高血糖素（升糖素）之外，胰臟也會製造胰液，它含有可消化碳水化合物、蛋白質和脂肪的酵素。當胃部的酸性物質進入十二指腸後，會與鹼性的胰液和膽汁結合，以創造出一個適當的酸鹼平衡（pH值），這種情形下的胰臟酵素是最有效率的。

肝臟和膽囊的膽結石會讓膽汁的分泌，每天減少一公升或更多，大概只剩一小杯或更少。如此將會嚴重地干擾消化過程，尤其是當吃了脂肪或含有脂肪的食物時。接著，十二指腸的pH值會太低，因而限制了胰臟酵素的行動，同時小腸酵素的分泌也同樣受影響。最後的結果是，食物只被消化了一部分。未被完全消化且充滿在胃裡的含鹽酸的食物，則會對整個腸道造成刺激、腐蝕性的影響。

如果膽結石從膽囊進到壺腹部，也就是總膽管和胰管交會處（請見下頁圖4），將會阻礙胰液的釋放，而膽汁就會跑進胰臟。這會引發大量分解蛋白質的胰臟酵素，正常情況下，它只會在十二指腸被活化，但卻還在胰臟時就被活化了。而這會讓這些酵素被高度地干擾，它們開始消化一部分的胰臟組織，導致感染、化膿以及局部性的血栓。這種情況就是所謂的胰臟炎。

膽結石阻塞了壺腹部，使得細菌、病毒和毒物進入胰臟，對胰臟細胞造成進一步的破壞，最後導致惡性腫瘤。腫瘤最常發生在胰臟頂端，因而限制了膽汁和胰液的流動。這種情況通常伴隨著黃疸（詳情請見下述「肝臟疾病」）。

肝臟、膽囊和壺腹部的膽結石，也需為糖尿病負起部分責任，無論是胰島素依賴型，或非胰島素依賴型。我所有被診斷出有糖尿病的病人，包括小孩，他們的肝臟裡都有大量結石。每一次的肝臟淨化，都能改善他們的情況，只要他們有遵循健康的每日養生法及飲食，並避免食用動物性產品（請見第三章，「攝取過多蛋白質」一節，也可參考我在《健康與回春之祕》一書關於糖尿病的章節。）。

肝臟疾病

肝臟是人體內最大的腺體，其重量高達三磅，懸浮在肋骨後、腹腔的右上側，寬度大約與整個身體等寬。它負責了上百

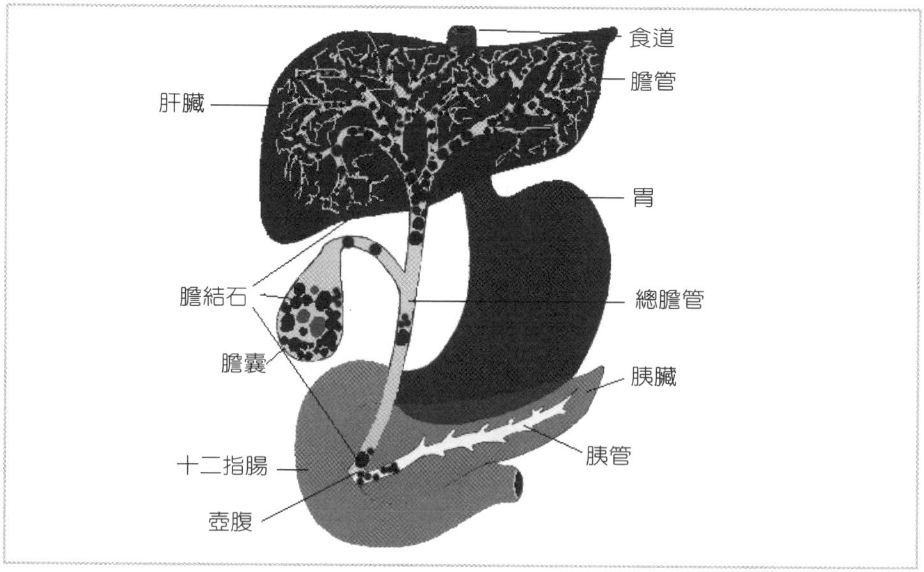

▲ 圖 4：肝臟及膽囊中的結石

種不同的功能，同時也是體內最複雜且活躍的器官。

因為肝臟要負責處理、轉換、輸送，以及維持身體維生用的「燃料」供應（例如營養、酵素和能量），因此任何會干擾這些功能的物質，都會對肝臟和身體造成嚴重且有害的影響。而最強大的干擾，則是來自於膽結石。

除了製造膽固醇——形成器官的細胞、荷爾蒙及膽汁的必要物質——肝臟也製造能夠影響身體功能、成長或療癒的荷爾蒙及蛋白質。

此外，它也製造新的氨基酸，且將既有的氨基酸轉換成蛋白質。這些蛋白質是細胞、荷爾蒙、神經傳導物質、基因等的主要材料，肝臟的其他功能，包括分解老化、破損的細胞，回收蛋白質和鐵質，以及儲存維他命和營養。膽結石對這些重要任務而言，是個巨大的威脅。

除了分解血液中的酒精，肝臟也會分解有毒物質、細菌、寄生蟲，以及化學藥物中的某些成分。它會利用特殊酵素，將廢棄物或毒物轉換成能被安全排出身體的物質。除此之外，肝臟每分鐘過濾超過一公升的血液。大多數過濾的廢棄物，會透過膽汁流動而離開肝臟。若膽管被膽結石阻塞，將使肝臟毒性提高，並發生肝病。

這個發展會進一步透過吃藥而惡化，因藥物必須由肝臟分解。膽結石的出現，讓肝臟無法進行解毒工作，即使只服用低劑量的藥物，也會造成劑量過大和嚴重的副作用。這也意味著肝臟可能會被藥物分解時產生的物質傷害。而未被肝臟適當解毒的酒精，也會嚴重地傷害或影響肝臟細胞。

非常多的肝病，是因為膽結石阻塞了膽管進而生成的。膽結石破壞了肝小葉的結構（請見圖4、5），而這些肝小葉是構成肝臟的主要單位（共有五萬個以上這樣的單位）。繼而，流出以及流入這些小葉和組成它們細胞的血液，其循環會變得愈來愈困難。此外，它們迫使肝細胞中斷了膽汁的生產。受阻的膽汁日益增加，變得濃稠像爛泥般，以及更多結石（請見圖6）；神經纖維也會受損。

因為這些石頭的出現而導致的長時間阻塞，最後傷害或毀壞了肝細胞以及肝小葉。纖維組織逐漸取代受損的細胞，造成更進一步的阻塞，以及肝臟血管壓力增加。如果再生的肝細胞無法跟上損傷的速度，就不難預見肝硬化的發生（請見圖7），而肝硬化通常會導致死亡。

當細胞阻塞損壞了這麼多肝細胞，致使這些用來實現器官最重要且攸關性命功能的細胞不足時，就會發生肝衰竭。肝衰竭產生的結果，包括：困倦、混亂、手部震顫、血糖下降、感染、腎臟衰竭，以及體液滯留、血流不止、昏迷及死亡。然而，肝臟從重大損傷中恢復的能力，卻十分驚人。一旦利用肝臟淨化排除了所有的膽結石，且這個受影響的人不再飲酒和服用西藥，通常就不會有顯著的長期影響，即使許多肝細胞在生病期間已經受損。當細胞再度成長，它們會以一個有秩序的狀態維持肝臟功能的正常運作。這是可能發生的（與肝硬化相反），因為肝衰竭中，肝臟的基本構造在本質上並沒有被損害。

當大量的三酸甘油脂因為不正常的滯留而累積在肝臟細胞中，就會形成脂肪肝（見圖8），它是一種常見但卻是可以逆轉的疾病。在已發展國家，每十個人就有一個有脂肪肝。雖然導致這種情況的主要原因有很多，但其共同的原因就是膽管的阻塞。

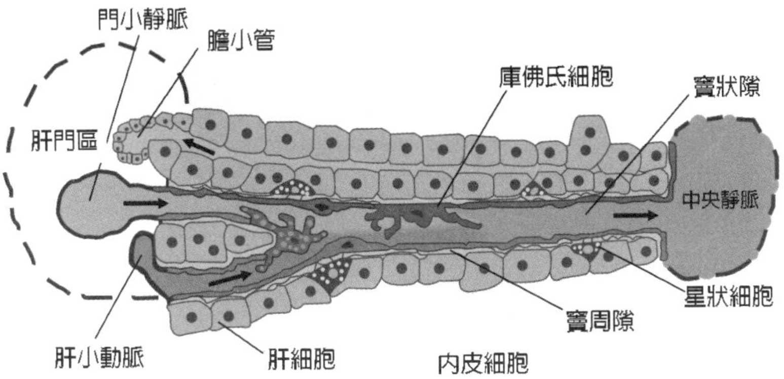

▲ **圖 5**：肝小葉
（原圖／ Frevert U, Engelmann S, Zougbédé S, Stange J, Ng B, et al.）

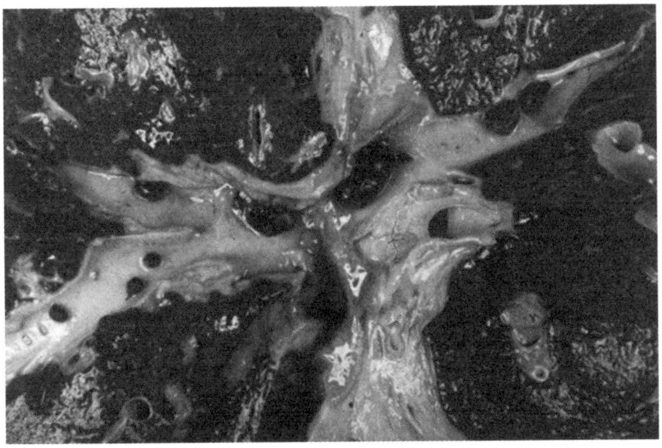

▲ **圖 6**：切開的肝臟中發現的膽結石和膽汁凝塊

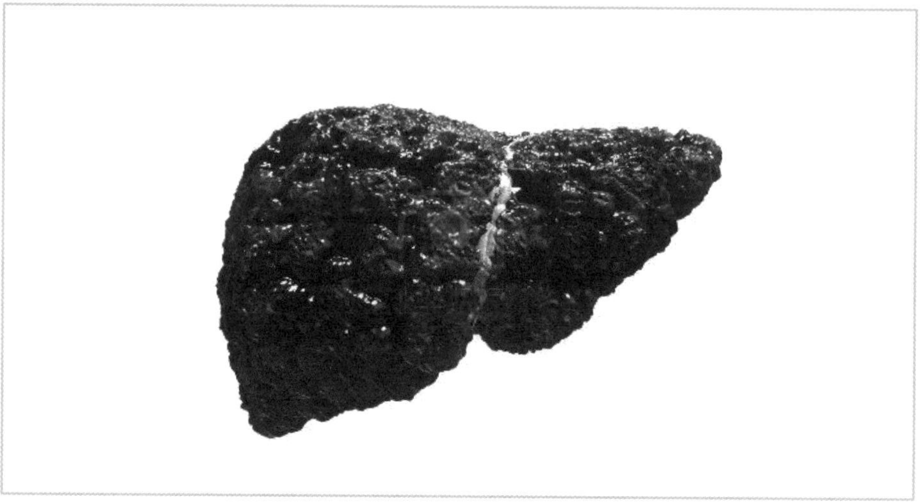

▲ 圖7：肝硬化
（拍攝／Sebastian Kaulitzki）

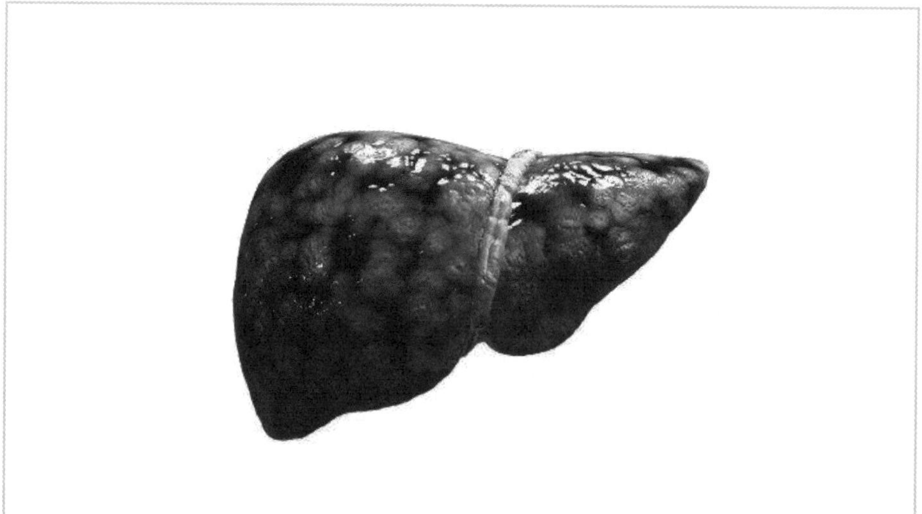

▲ 圖 8：脂肪肝
（拍攝／ Sebastian Kaulitzki）

最為人所知的原因包括過度飲酒，和攝入過多脂肪。而藥物，例如心血管疾病藥amiodarone、diltiazem、葉酸抑制劑methotrexate、四環素tetracycline、高效能抗反轉錄病毒療法、糖皮質素和抗乳癌藥物tamoxifen等，都會導致脂肪肝。

健康的肝臟會透過膽管移除所有過多的脂肪進入消化道。另一方面，肝臟膽管中的結石會迫使肝細胞累積脂肪，因此讓它們變「胖」。肝臟愈胖，則它移除身體其他部分脂肪的能力就愈低，無論是否節食。這讓人愈來愈難減肥。

脂肪肝不再只是發生在那些多年來酗酒的人身上，孩童的肥胖程度愈來愈嚴重，以致於許多青少年現在都有了肝硬化因此需要進行肝臟移植手術。事實上，研究顯示美國有數百萬的孩童因為肝細胞裡累積了太多脂肪而患有非酒精性肝病（註4）。二〇一一年七月二日，《*Telegraph*》報導：「這狀況提高了心臟病、中風和第二型糖尿病的風險，並可能導致肝硬化（肝臟的疤），通常被發現時已經太遲了……目前沒有方法可以治療這個疾病，但如果減重及改善飲食，則可防止它惡化。」

然而，若沒有一開始舒通阻塞的膽管，要減重將十分困難，且可能還會造成肝臟進一步的損傷。因為所有的脂肪都必須由肝細胞來處理，因此釋放任何從身體其他部位而來的堆積脂肪，就會對肝臟造成額外的負擔，讓它更容易阻塞，甚至完全窒息。因此，必須避免驟然減輕體重（想要用平衡、自然的方式減重，請見《神奇的心寬體瘦法》。）。

受歡迎的胃繞道手術也會增加脂肪肝的嚴重度，因為它造成來自身體的脂肪大量地傾倒入肝臟。雖然接受手術的人可能可以成功地降低體重，但卻會讓肝臟和其他器官處於比肥胖更嚴重的疾病的風險中，例如心臟病、糖尿病和癌症。

急性肝炎的發生，則是因為整個肝臟的細胞開始死亡。膽結石藏匿了大量會侵犯並感染肝細胞的病毒物質，此會造成細胞變異。當膽結石的數量和尺寸增加，且當更多細胞受感染並死亡，整個小葉開始瓦解，血管也會開始扭結。這會嚴重地影響血液流至肝細胞的循環。而肝臟膽管中膽結石阻塞所造成的變異，也會影響肝臟以及它整體表現。例如，只有在多年的肝臟膽管逐漸閉塞之後，肝癌才會發生。這個道理也同樣適用在一開始在消化道、肺部或乳房生長，進而擴散到肝的腫瘤上。

當肝小葉的膽結石阻塞達到某種程度時，就會引發肝炎（A型、B型、非A型及非B型），即使在非常年幼的階段，也會出現肝炎情況。舉例來說，太早將新生兒的臍帶夾住，而不是等出生後四十至六十分鐘再做，會降低嬰兒血液的含氧量達百分之四十。這個醫療上的錯誤造成許多一般在出生後的第一個小時透過胎盤過濾掉的毒素停留在嬰兒體內，而這也會讓小孩子幾乎沒有足以對抗疾病的抗體。

此外，疫苗注射將嬰兒暴露在疫苗所含的無數致癌毒素中（註5）。尤其是在年幼時，肝臟並無法分解這些毒性物質，因此會在第一次接受疫苗後就立刻形成結石。

不恰當的飲食，例如糖、低溫消毒的牛奶、動物性蛋白質、油炸食物和其他速食/垃圾食物，也會嚴重影響兒童的肝臟。而如果母親喝酒、抽菸、吃垃圾食物、懷孕時服用藥物或者接受疫苗注射，也會對小孩的肝臟造成不良的影響。

一個由環境工作小組（Environmental Working Group, EWG）進行的研究顯示，新生兒的血液樣本裡平均含有二百八十七種毒素，包括汞、阻燃劑、農藥（殺蟲劑）、食品添加劑、來自嬰兒照護產品的化學物質、空氣汙染物、有毒塑膠分子以及特氟龍（Teflon）化學物。這些毒素很多都有高度致癌性。對一個兒童來說，要解除血液中這麼多有害的化學物質是不可能辦到的。身體唯一的處置方式就是形成膽結石，以將部分毒素封裝起來。

根據EWG的報告，在即將臨盆的那個月，臍帶會從胎盤輸送至少等同於三百夸脫的血液到發展中的嬰兒身上。這表示，新生兒承受了和母親一樣多的化學負擔。此外，健康不良的母親若仍然哺餵她們的寶寶，事實上只是持續在汙染他們。這些都令嬰兒的小小肝臟過度負載。

總而言之，這個研究檢測到百分之九十九至一百的懷孕婦女身上，有著各種不同的化學物質組合，足以在未出生的嬰兒身上開始造成失能、甚至癌症的生成。

在一系列新的研究中，被添加在美國及其他國家的自來水、牙膏和漱口水中的化學毒素氟（非自然的形式），已清楚地顯示出會造成腦部損傷、骨頭癌症（骨肉瘤）和其他種類癌症的關聯。當然肝臟是唯一一個能解除氟的毒性的器官。然而，氟是無法被分解的；相反的，這種毒素會累積在身體裡並損傷肝臟及其他的內分泌腺。只要半茶匙的量，就能殺死一個成人。經常攝入氟會造成癌症、甲狀腺中毒、大腦損傷和肝硬化。

一個健康的肝臟和免疫系統，必須能夠完全地摧毀病毒物質，無論這些病毒是來自外部環境，或是已透過某種方式進入血液中，例如透過輸血或施打疫苗。有非常多人接觸到這些肝炎病毒，卻沒有生病。事實上，這些原本生存於身體外部的病毒，有大部分都會進到我們的身體裡。一旦肝臟被大量的膽結石阻塞，就會變得具有毒性，進而成為一個有助於病毒活動的環境。

病毒是固有的蛋白質碎片，咸信它會進入宿主的細胞並讓它製造相同的蛋白質（病毒）複製品。然而，第一位發現「細菌」（germ）的人，貝尚（Antoine Béchamp ,1816-1908），以及恩德萊恩（Gunther Enderlein, 1872-1968）和生物學家萊夫（Royal Rife, 1888-1971），這三位科學家進行了一項成功的研究，發現在一個酸性持續增長的生物環境中，病毒會從細胞中發現的黴菌中產生。恩德萊恩也展示了當pH值和營養環境相關的因素有了特定的改變，細菌就能生成黴菌。

事實上，若內部環境許可，在黴菌的協助下，身體能形成並繁殖任何種類的病毒。病毒並不擁有繁殖能力，所以需要靠宿主細胞、細菌和黴菌來繁殖。

與一般的認知相反，病毒並不會隨機地發展並攻擊細胞核。病毒會去「劫持」虛弱且嚴重受損的細胞核，以防止它們產生變異。健康的細胞也不會讓病毒通過細胞核，它們會製造干擾素，也就是一種特殊的蛋白質，藉由刺激免疫系統的防禦反應來保護細胞對抗病毒、細菌、寄生蟲和腫瘤細胞。但並不是所有的病毒都會成功，因而癌症就形成了。我想要指出，癌細胞裡的病毒出現並不代表這個病毒就具有導致癌症的效應。此外，癌細胞也是有目的性的，它們可以抹去很多毒素，讓器官組織不會驟然死亡。

膽結石會聚積大量的活病毒。有一些病毒會自由分解，並進入血液中，因而形成慢性肝炎。從被膽結石阻塞的膽管擴散而來的細菌，會「啟動」非病毒性的肝臟感染，而不是「造成」感染。

膽管中有膽結石，也會削弱肝臟處理有毒物質的能力，例如氯仿、細胞毒性藥物、合成類固醇、酒精、阿斯匹靈、真菌、食品添加物等。當這種情況發生時，身體會對可預料的有毒物質，以及其他含在無數藥物中不可預料的有毒物質過度敏感。大部分過敏即是源於此種過度敏感的情況。同樣道理，因服用西藥造成的毒性副作用，也大大地增加，而這些副作用可能連食品藥物管理局（Food and Drug Administration, FDA）都不知道。

常見的黃疸，即是因膽結石卡在通往十二指腸的膽管中，且（或是）因為膽結石和纖維組織破壞了肝小葉的結構而形成。膽汁流經膽小管的移動受阻，肝細胞無法與其接合（conjugate，一種結合物質與酸性的生化過程，在過程中終止了生物性的活動，讓它可溶於水，因而得以利用它的分泌物）並分泌膽色素（也就是膽紅素），結果，血流中就會堆積膽汁和其他形成膽汁的成分。當膽紅素開始在血液中累積時，就會使皮膚染上顏色。當皮膚及眼睛鞏膜上的黃顏色變明顯時，其血液中的膽紅素濃度大概是正常情況的三倍以上。無法結合的膽紅素，會毒害大腦細胞。由膽管阻塞而在胰臟頂端所造成的腫瘤，也會形成黃疸。

很多人問我，如果他有肝臟囊腫，那他是否可以做肝臟淨化。單純的肝臟囊腫幾乎是毫無症狀的，且常是在進行例行檢查時意外被發現。有時，一個檢查發現了一顆囊腫，但幾天之後的另一個檢查卻發現囊腫變成了五顆，或一顆都沒有。

這些囊腫並未癌化，也不危險。全球大約有七億人有這種囊腫，而只有二十五萬人會發展出一些併發症，例如囊腫變得太大而造成壓力。

肝臟囊腫通常充滿了水分，醫學界不知道它們是如何形成的。我相信小淋巴管在暫時阻塞時就會腫脹，通常發生在肝臟膽管阻塞時。如果它們持續腫脹長達數星期，就可能形成囊腫。

很多有囊腫的人毫無困難地做了肝臟淨化，雖然並非全部，但很多人的囊腫會消失，至少，在隨後的檢測中可能得到這樣的結果。

膽囊和膽管疾病

讓我先來解釋一下膽汁所扮演的兩大主要角色。膽汁由肝細胞分泌，並進入肝臟的膽管網絡。它透過兩條主要的膽管流出肝臟，並流入總肝管，最終進入總膽管。

膽汁有兩種可能的流動方向。第一個方向是進入乳糜管，從那兒進入膽囊，多數在肝臟生產的膽汁都會流入膽囊。膽囊是一個四吋的梨形囊狀物，有肌肉內壁，突出於膽管，附著在肝臟的後側（請見圖9）。進入膽囊的膽汁在這兒會被改變以便能成為有效的消化液。

第二個方向是往下流至連結十二指腸的總膽管，第一個區域是小腸。然而，只有少量的膽汁會直接流向小腸。走這個方向的膽汁不是有效的消化液，主要是用來帶走毒素和廢棄物。

一個正常膽囊普遍可以留住六十西西的膽汁。它的內壁十分具有彈性，能讓膽囊膨脹。不過，膽囊內的膽汁，其濃稠度與在肝臟中並不相同。在膽囊中，膽汁大部分的鹽分和水分會被再度吸收，因此會減少到原本十分之一的量。膽汁鹽（與一般的鹽不同）不會被吸收，意味著它們的濃度會增加將近十倍。而同時，膽囊會釋出黏液到膽汁中，將它轉變成一種濃稠的黏液狀物質，它的高濃度使膽汁成為強而有力的消化幫手。

當含有油脂的物質和大部分蛋白質從胃進入十二指腸時，膽囊的肌肉壁會擠壓並彈出膽汁，這個功能由荷爾蒙膽囊收縮素（cholecystokinin）來調節。膽囊更重要的一個活動時機，是當含有大量脂肪的食物進入十二指腸時。身體會利用膽汁中的膽汁鹽，來使脂肪乳化並進行消化。一旦膽汁鹽完成它們的工作，並讓乳化的脂肪被腸子吸收，它們會往下移動到腸子。它們大多數會在小腸的最末段（回腸）被吸收，並被帶回肝臟。回到肝臟後，膽汁鹽會再度被聚集到膽汁中，接著再進入十二指腸。

膽汁分泌不足導致食物無法被充分消化並塞在腸道中。腸道阻塞導致分解膽汁鹽的細菌過度生長，膽汁鹽的減少進一步妨礙了脂肪的消化和吸收，因而造成了脂肪痢。脂肪痢在常吃速食或高度加工食品的人身上是常見的疾病，特色是患者的糞便中有過多的脂肪，讓它們浮在水面上。這類糞便典型會有油狀的外觀和臭味，也常見油狀的腹瀉發生；也可能腹瀉和

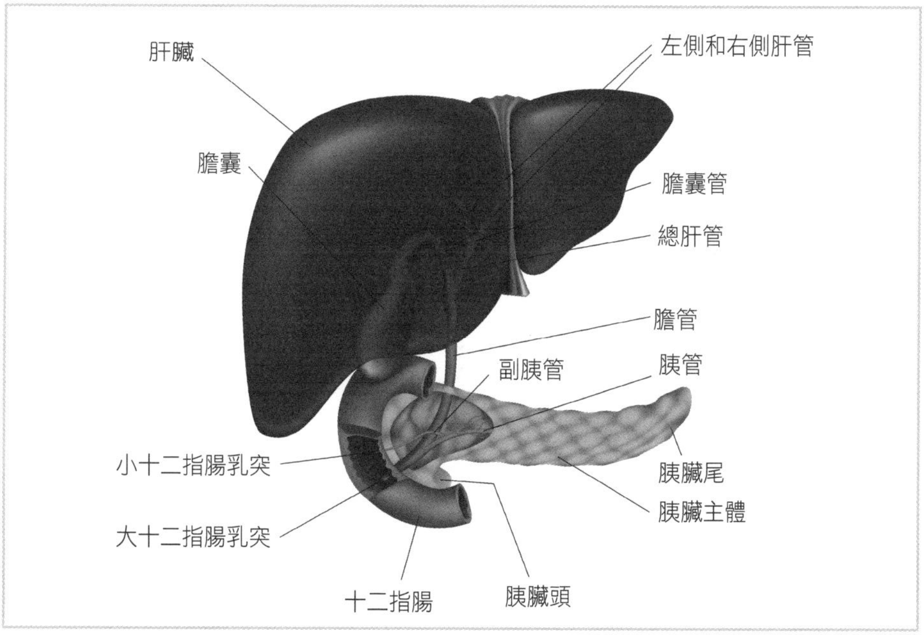

▲ **圖 9**：肝臟、膽囊、胰臟和膽汁的通道

便秘交替發生。

除了腸道阻塞和刺激，透過腸道細菌分解的膽汁鹽不足，導致肝臟裡的膽汁鹽缺乏。如此一來，改變了膽汁成分的平衡。膽汁裡膽汁鹽濃度降低，是肝臟和膽囊形成結石的主要原因。

經常服用抗生素等藥物的人，通常會遭受慢性的腸道害菌的增長，因而有極高的風險形成膽結石。

＊什麼是膽結石？

膽結石是或軟或硬的石頭，由膽汁形成。膽囊裡的膽結石主要由膽固醇結晶、鈣、長鍊脂肪酸和色素如膽紅素組成。雖然膽固醇只占膽汁的百分之五，卻是百分之七十五的膽結石中最常見的成分。很多結石都同時含有上述各種成分，此外，膽結石也含有膽汁鹽、水分、黏液，以及毒素、細菌，有時候還有死掉的寄生蟲和卵磷脂。

在肝臟裡，膽固醇通常是可溶性的狀態，懸浮在液體裡。膽汁鹽，這個稱為微胞（micelles）的物質，能通過膽汁鹽。然而，如果膽汁裡的膽鹽濃度減少，膽汁就會變成濃稠的團狀物（請見圖6）。膽汁團大部分是由膽固醇結晶、黏液和鈣化的膽紅素組成。一旦膽固醇結晶到達了超飽和的境界，膽固醇結石就開始形成了。

當肝臟膽管已累積了一些結石，就非成容易形成膽固醇結石。膽管阻塞造成肝臟累積膽紅素，接著就會增加膽固醇結石的發生機率。

根據刊登在《世界胃腸病學雜誌（*World Journal of Gastroenterology*）》的研究指出，一

些其他類型的結石含有百分之五十至一百的非結晶物質（註6）。它們像固體，但也像液體一樣缺乏晶體結構。超音波和其他的診斷方法都無法偵測到它們。

膽結石的尺寸可以小至一個針頭，大至一顆高爾夫球。

膽囊裡的鈣化膽結石可能有各種不同的質地，而通常是由鈣化膽紅素組成，稱為膽紅素。因為膽紅素的濃度高低的不同，它們可能呈現淡棕色（見圖10）或黑色，或這兩者之間的顏色。患有溶血性貧血（一種相對罕見的貧血類型，患者的紅血球都被破壞了）或肝硬化（肝臟損傷）的人，較容易有黑色的鈣化結石；棕色的結石比黑色的結石含有更多的膽固醇和鈣。

肝臟的肝內膽管和膽囊的膽管內都會形成膽結石，而肝臟內的結石鮮少被辨識出來。此外，多數膽囊裡有膽結石的人自己並不知道。然而，有時膽結石會對膽囊內壁造成刺激和發炎，產生痛苦的痙攣、感染和其他併發症。偶爾，膽結石也會在肝外膽道例如總膽管中形成，這種情況稱為總膽管結石（膽石病）。它只會發生在大約百分之十有膽結石的病人身上。多數堅硬的結石都是在膽囊中形成的。

並非所有的膽囊疾病都是直接由堅硬的膽結石所造成。在一種稱為非結石性膽囊炎的疾病中，病人擁有膽囊結石的症狀，卻沒有證據顯示他的膽囊或膽管中有堅硬的結石。然而，影響膽囊或總膽管的膽汁團塊或軟的膽汁結石可能會造成這種「幽靈式」的膽結石疼痛症狀。超音波描掃往往會漏失了這種阻塞，因為它的組成僅僅是凝結的膽汁，而超音波可以直接穿透它。這種症狀可能是急性，也可能是持續性的，端視阻塞的嚴重程度而定。當供應到膽囊的血液不足，或者膽囊無法充分彈出膽汁時，也會發生同樣的狀況。

德國的醫學教科書《*Pathologie der Leber und Gallenwege*（肝臟及膽管的病理學）》中的第一〇六七頁（註7），作者說明膽結石可以在肝臟膽管中數個月或數年，卻沒有任何症狀，或檢查出明顯的不正常。他們說這些結石很難用超音波、例行的X光或電腦斷層掃描（CT scans）偵測出來。這是一個非常重要的發現，解釋了為何肝內結石鮮少被診斷出來，且為何多數的醫生甚至不知道它們的存在。重點是，發生肝內結石是非常普遍的，卻也最不為廣大的醫療專業人員所知。

通常，膽囊裡的結石在開始出現被注意到的症狀時，其實已經持續增長八年了。較大顆的結石通常是鈣化或半鈣化的（像是圖12和15中所示的結石），能夠容易地透過超音波等放射線方法偵測出來。膽囊中發現的膽結石有約百分之八十五量起來約有四分之三吋寬（約兩公分，見圖12、14），而有些量起來則大到二至三吋寬，如圖15的大顆鈣化膽結石。圖15是我親自檢查和拍

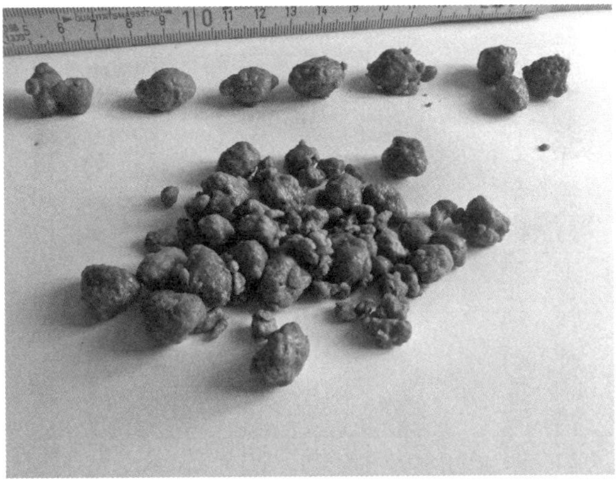

▲ **圖10**：淡棕色結石

照的，那是我太太在她第九次肝臟淨化時，在毫無痛苦的狀態下排出來的。這顆石排散發出極度的惡臭，不同於之前我所見過的。圖16還可以見到更大顆的鈣化結石，這個結石的材質與我在切開的膽囊中所見到的結石吻合。當膽囊裡的膽汁太過飽和而它不能被吸收的成分開始硬化時，這類結石於焉形成，詳情請見第三章。

如果膽結石滑出膽囊，並對膽囊管造成影響，稱為膽絞痛。膽囊炎是因為膽囊管的阻塞伴隨著周圍組織的發炎，也許還會伴隨著細菌性的感染。在膽囊和十二指腸或結腸之間的組織發生潰瘍是非常普遍的，會伴隨著瘻管的形成和纖維化黏連。

如果結石卡在總膽管，就會形成膽石病（總膽管結石，choledocholithiasis，請見圖3）。所有膽道系統的阻塞通常都會伴隨著絞痛。這個強烈的痙攣和疼痛的收縮，有助於將卡住的石頭往上推。

膽絞痛通常伴隨著膽囊明顯的鼓脹而來。如

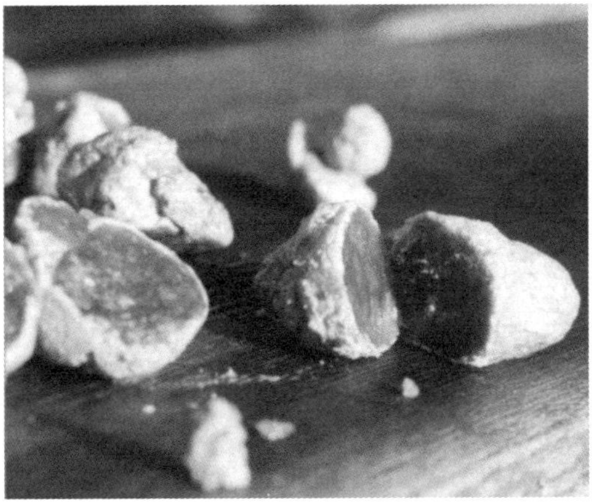

▲ **圖12**：半鈣化的膽結石

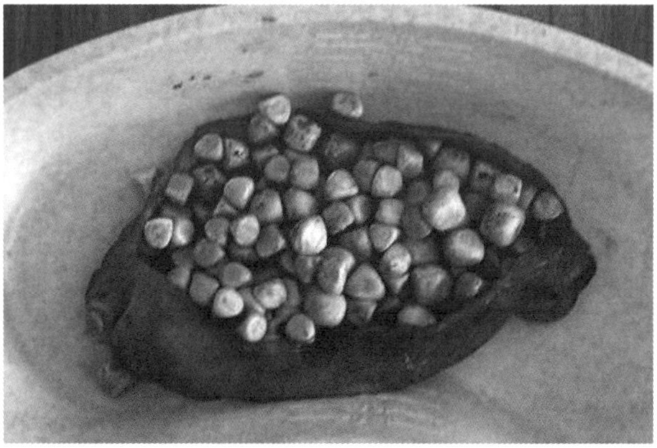

▲ 圖 13：切開的膽囊中完全鈣化的膽結石
（Photograph by Alex Khimich）

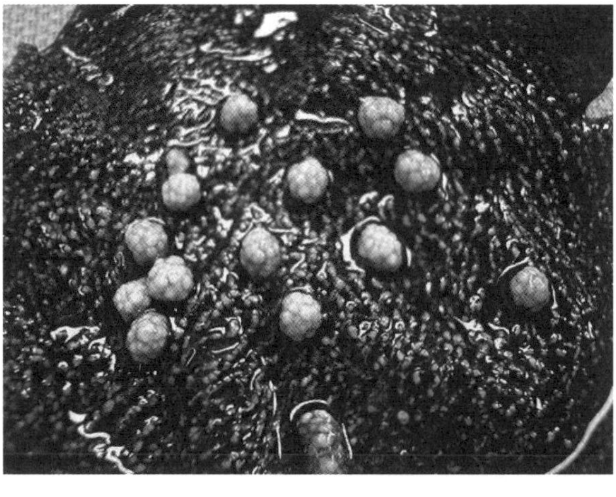

▲ 圖 14：切開的膽囊中的數百顆膽結石

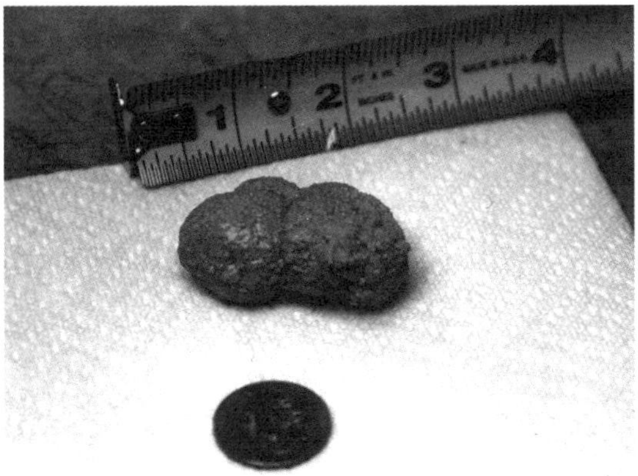

▲ 圖 15：一顆大型的半鈣化膽結石

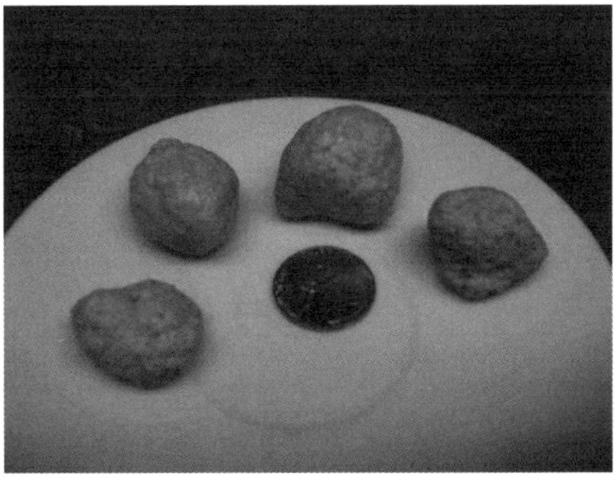

▲ 圖 16：其他大顆的鈣化結石

果膽囊裡有膽結石，也會有極度疼痛的痙攣性收縮。

膽囊疾病一般都是源自於肝臟。當肝臟膽管有膽結石形成，且最後發展成纖維組織，破壞肝小葉的結構，門靜脈的靜脈血壓會開始上升。如此一來，會增加將膽囊的靜脈血排到門靜脈的「膽囊靜脈血壓」。若膽管無法完全排出廢棄物，會造成組成膽囊的組織內有酸性廢棄物。這會逐漸降低膽囊的耐力及表現，也會降低膽囊排出膽汁的能力，進而造成逐漸增加的膽汁繼續留在膽囊裡並凝滯。最終，形成含有礦物質的膽結石就只是時間早晚的問題。

膽囊的膽結石通常是在膽囊中形成的。不過，如果總膽管被阻塞導致結石無處可去，有些結石可能會從肝臟入膽囊。在這種情況下，也會有黃疸。

腸道疾病

小腸連接著胃部幽門的括約肌，長度約為六至七公尺。成人男性的小腸長度平均是六·九公尺，而成年女性則是七·一公尺。它接續著大腸，大約是一至一·五公尺（請見圖2）。它被分成三個部分：十二指腸、空腸和回腸。

小腸是食物多數消化和吸收發生的場所。小腸分泌腸液，以充分消化碳水化合物、蛋白質和脂肪。它也會吸收滋養和維持身體所需的養分，保護身體不受在胃裡胃酸的抗菌行動中存活下來的微生物感染。

當酸性食物從胃部進入到十二指腸時，首先會與膽汁及胰液混合，然後與腸液混合。肝臟及膽囊裡的膽結石會明顯降低膽汁的分泌，並削弱胰臟酵素消化碳水化合物、蛋白質和脂肪的能力。接著，會讓小腸無法適當地吸收這些食物中的營養分子（例如，碳水化合物中的單糖類、蛋白質中的氨基酸，以及脂肪中的脂肪酸及甘油）。這種吸收不完全的情況，會導致營養不良及對食物的渴望。

既然腸道中的膽汁，是吸收對生命所需的脂肪、鈣質和維生素K的必要物質，那麼膽結石就可能造成足以威脅生命的疾病，例如心臟病、骨質疏鬆及癌症。此外，事實上是一種類固醇荷爾蒙的維生素D，若吸收不良，會造成整個身體的損壞。維生素D調節數千個基因及免疫系統，缺乏這種重要的荷爾蒙，會增加因心血管疾病和嚴重感染而死亡的機率，造成年長者的認知功能損傷，導致孩童嚴重氣喘，以及諸多種癌症。

另一方面，位於舊金山的陽光、營養和健康研究中心的格蘭特（W. B. Grant），在二○一一年九月號的《歐洲臨床營養學期刊（*European Journal of Clinical Nutrition*）》一篇研究中指出，增加血液中的維生素D不僅會增加壽命，也能預防許多常見的疾病。

根據研究人員所說，與維生素D有關的疾病要為世上一半以上的死亡負責，包括癌症、心血管疾病、糖尿病、結核病以及呼吸系統疾病和感染。藉由恢復到正常的維生素D指數，這些疾病就能被預防或緩解。

一個刊登在醫學期刊《公共科學圖書館期刊（*PLos ONE*）》（註8）的最新研究指出，缺乏維生素D是如何助長DNA的損傷及結腸癌的風險。結腸癌是全世界第三常見的癌症。理所當然的，我們不只要確保在體內製造足夠的陽光維生素，更要適當地吸收它。

維生素D也是令骨骼和牙齒鈣化的必要條件（唯一一個真正安全獲取足夠維生素D的方式，就是晒太陽和從某些食物中獲得（詳見《神奇的陽石療癒力》一書）。）。鈣質是硬化骨骼和牙齒、凝結血液以及肌肉的收縮機轉的必需品，可說是身體在進行最重要的活動時需要的礦物質，而膽汁分泌不足，會影響鈣質的攝取（牙齒疾病會干擾重要的咀嚼過程且導致無數腸胃道疾病）。

膽汁分泌不足也會妨礙小腸吸收足量的維生素A和胡蘿蔔素。若未能有效地吸收維生素A，上皮細胞就會受損，這些細胞是形成體內所有器官、血管、淋巴管等的必要部分。維生素A也是維持雙眼健康，以及對抗或降低微生物感染的必要物質。必須了解一件非常重要的事：光是補充這些維生素的營養品，並無法解決缺乏它們的問題。與一般觀念大相逕庭的，維生素的補充品通常造成更嚴重的缺乏，尤其若它含有合成的維生素時（多數的維生素營養補充品都含有合成的維生素，對人體不僅無用，還可能有潛在的巨大傷害。關於維生素的迷思，請見《健康與回春之祕》一書）。

簡而言之，若脂肪不能被適切地消化，身體就無法完全吸收這些維生素。無法吸收這四種必要的脂溶性維生素的主要原因，在於膽汁、胰臟脂肪分解酵素以及胰臟脂肪供應不足，膽汁分泌是為了回應攝入的脂肪或油脂。理所當然的，遵循低脂或零脂飲食一定會危及你的生命。認為即使是未精製、天然的脂肪都對我們有害的錯誤觀念，導致了全球心血管疾病的大量成長。

總而言之，少了正常的膽汁分泌及脂肪攝取，身體就無法消化及吸收足夠的這類維生素，進而會對循環系統、淋巴系統、免疫系統、消化系統、消化系統和骨骼系統造成大幅度的損壞。

未被適當消化的食物，會在小腸及大腸中發酵及腐敗，並招來大量的細菌，幫助加速這個分解過程。這些被分解的食物通常很毒，細菌分泌出來的產物也是。這些都會對黏膜造成強烈刺激，而黏膜是身體對抗致病因子（病原體）的第一道防線。因此，經常接觸這些有毒物質，會損壞身體的免疫系統，而免疫系統有百分之六十是位於腸道。若小腸和大腸持續負載過多各種毒物，將會受到一大堆疾病的影響，包括腹瀉、便秘、腸胃脹氣、克隆氏症、大腸激躁症（IBS）、潰瘍性大腸炎、大腸憩室症、疝氣、痔瘡、息肉、痢疾，以及良性和惡性腫瘤。

很多這些疾病導致需要人工造口，例如結腸造口和回腸造口（請見圖17）。這些手術創造出來的腸道開口令糞便得以排出體外，進入一個袋子中。在美國，二〇〇〇年估計有八十萬個接受造口手術的病患。每年大約還有超過十二萬個新增的手術。以這種增加速度，到二〇一一年底，估計會有兩百萬個病患必須接受造口手術。

造成腸道發炎和損傷的毒素，通常是來自未完全消化的食物因細菌而產生腐敗及發酵。高度毒性的物質有數十種，例如膿毒素（sepsin）、尿藍母（indican）、腐胺（putrescine）、屍胺（cadaverine）和章胺（octopamine）等；後者會影響重要的大腦功能，而對兒童，它們會造成發展問題甚至自閉症（註9）。

腸道被毒素影響的典型指標包括以下情形：呼吸有臭味和/或體臭、舌苔、口腔和舌頭潰瘍、鼻塞、胃酸逆流、噁心、免疫系統衰弱、腎臟及膀胱疾病、頭痛、脹氣、放屁、腹脹、腹部痙攣、體重增加、關節疼痛、肌肉緊繃、總是覺得疲倦、心智疾病、憂鬱、焦慮、緊張、記憶力及專注力下降、精神分裂症、類自閉症症狀、腦袋空空、失眠、出現早老症狀如皮膚失去彈性或出現皺紋、神經性皮膚炎、濕疹、乾癬、眼睛疾病、經期痙攣、子宮後傾、荷爾蒙失調以及攝護腺腫大。

充分的膽汁流動，能令食物被完全的消化及吸收，且對整個腸道有良好的清潔作用。身體的每個部位都需仰賴消化系統提供基本營養，以及有效地排除廢棄物。而肝臟及膽囊中的膽結石，會大大地干擾這兩個重要的過程。因此，即使它們不是所有病痛的肇因，至少也是影響身體疾病的大多數成因。排除膽結石，有助於讓消化及排泄功能正常化、改善細胞的代謝狀況，並維持身體和心理的平衡。

蹲式馬桶排便的重要提醒：坐在西式的馬桶上排便，會迫使人們身體扭曲，讓廢棄物無法順利且完全排除。人類天生是要以蹲姿來展現身體的功能，如同在所有原始族群身上所見的一樣。為了擠壓排空，直腸必須透過大腿的壓迫，此外，為了完全排空糞便，恥骨直腸肌必須鬆弛而小腸的迴盲瓣必須關閉。坐式馬桶的設計因為忽視這些需求，讓結腸幾乎無法完全排空。坐著時，恥骨直腸肌迫使結腸脫離了原本的位置

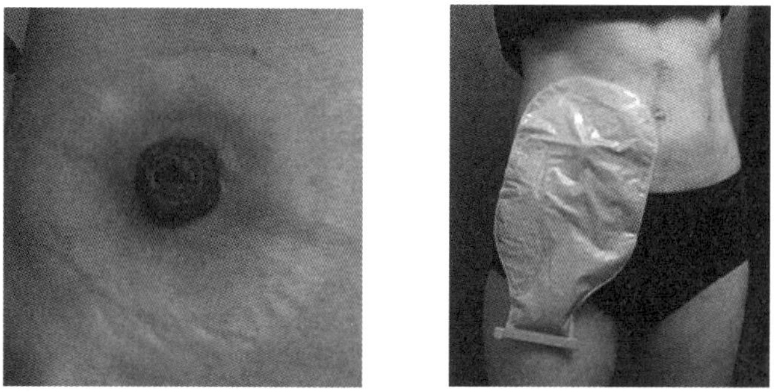

▲ **圖 17**：腸造口和腸造口袋

而「梗」住，因此，空氣和糞便的移動就卡住了，導致糞便滯留而形成痔瘡、闌尾炎、息肉、潰瘍性大腸炎、大腸激躁症、憩室炎和直腸癌。另一方面，蹲姿能放鬆恥骨直腸肌並伸直結腸。每種文化中的嬰兒本能都是採取這種姿勢排便的。如同研究顯示的，如果他們不被訓練坐在西式的馬桶上，他們很少會發生這些腸道疾病，除非他們採取了不平衡的飲食和生活習慣。

循環系統疾病

如同上述，我將循環系統區分成兩個主要部分，也就是血液循環系統，以及淋巴系統。血液循環系統由如幫浦般的心臟以及血管組成，血管是血液循環的管道。淋巴系統包含淋巴結及淋巴管，淋巴具有多種相互關聯的功能。它負責從組織移除細胞周圍的液體，並將脂肪酸從腸道運送至肝臟，它也將白血球帶入或帶出淋巴結，並送入骨骼。

身體內的淋巴液比血液多了三倍，淋巴液會載走細胞的廢棄物與細胞殘骸，並將它們移出身體之外。

所有的免疫細胞，都利用淋巴系統來作為主要的循環系統，包括巨噬細胞、T細胞、B細胞、淋巴球等。一個暢通無阻的淋巴系統，對維持強大的免疫力及體內平衡是絕對必要的。

冠心性疾病

美國死於心臟病的人口，多過於其他疾病。雖然心臟病看起來是突然發生的，然而事實上，，它卻是一種在多年累積之下，隱伏疾病的最後階段，這個疾病就是冠心病。在一九〇〇年以前，幾乎沒有人因這種疾病而死亡，但在這之後，它卻襲捲了多數繁盛的國家，因此我們要說，是現代化的生活形態、非天然食物，以及失衡的飲食習慣，造成了現今心臟病盛行的社會。然而，早在心臟開始失去功能之前，肝臟就已失去它大部分的維生功能及效率。

肝臟影響了包括心臟在內的整個循環系統。在正常情形下，肝臟能完全解毒並淨化來自消化系統的十二指腸、脾臟以及胰臟，且通過門靜脈的靜脈血液。除了分解酒精，肝臟也會去除有毒物質，例如由微生物製造出來的毒性。它也會殺死細菌和寄生蟲，並在特定酵素的協助之下抵銷某些有毒成分。肝臟最巧妙的功績之一，是移除氨基酸的含氮部分，因為在形成新的蛋白質時，並不需要氮氣。它將這個廢棄物，轉換成尿素，經由尿液排出體外。肝臟也會分解身體受損細胞的核蛋白質（細胞核）。這種過程的副產品是尿酸，也是經由尿液排泄出去。

肝臟每分鐘過濾超過一公升的血液，只留下酸性的二氧化碳，並透過肺部排出（請見圖18）。

血液經過肝臟淨化之後，會通過肝靜脈進入下腔靜脈，並由此直接到心臟的右側。由此靜脈血液會被帶到肺部，而這裡也是毒氣發生交換的地方：二氧化碳會被排出，氧氣會被吸收。離開肺部之後，攜氧的血液流經心臟左側，在此注入主動脈，由主動脈負責供應攜氧的血液給所有的細胞。

肝臟膽管內的膽結石，破壞了肝小葉的基本結構。接著，供應這些肝小葉的血管會形成扭結，大大地減少了內部的血液供應。以致肝細胞受損，而有害的細胞殘骸會進入血流中。這進一步削弱了肝臟替血液解毒的能力。最終結果就是，愈來愈多的有害物質滯留在肝臟及血液中。阻塞的肝臟會妨礙靜脈血液流向心臟，導致心悸、甚至是心臟病。很顯然地，未被肝臟中和的有毒物質，最終就會傷害心臟和血管網絡。

這種情況發展到後來，會

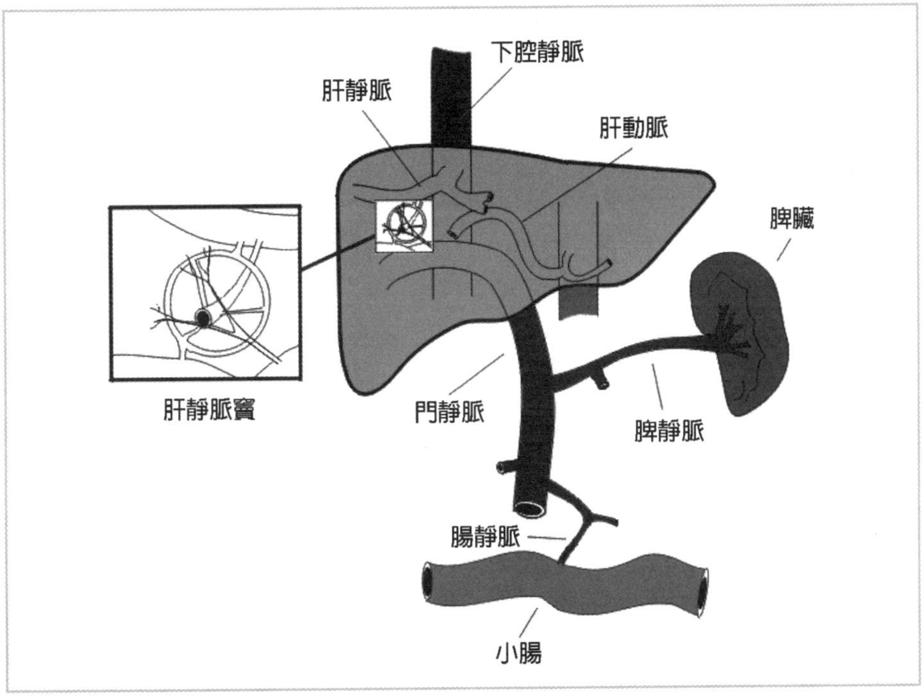

▲ **圖 18**：肝臟循環和過濾血液的方式

形成另一個結果，就是由死亡細胞（每天約三百億個）而來的蛋白質以及未被利用的食物蛋白質無法被分解。接著，就會增加血液中蛋白質的濃度。結果，身體會試著將這些蛋白質儲存在血管壁的基底膜中（下面會針對這點加以解釋），一旦身體儲存蛋白質的能力耗盡，所有血液帶來的蛋白質就會持續留在血流中，造成紅血球細胞數量增加（稱爲血溶積比）到一個不正常的程度。同時間，血流中的血紅素濃度就會開始增加，而這會使得皮膚，尤其是臉部和胸部，外表呈現紅色（血紅素是一種在肺部與氧氣結合，並將氧氣輸送到全身細胞的結合蛋白質）。結果紅血球細胞會變大，因而無法通過微血管網絡的微小血管壁。很顯然，這會造成血液變稠、流動趨緩，因而增加了它結塊（血小板黏在一起）的可能性。

血塊的形成，被視為是心臟病或中風的主要危險因子。因為脂肪不具有凝結能力，因此這個危機的來源，主要是血液中的高濃度蛋白質。研究人員發現，同半胱胺酸（ＨＣ）這種含硫氨基酸促使損傷動脈的微小結塊形成，且加速了心臟病和中風的悲慘事件（註10）。要注意的是，在評估心血管疾病時，同半胱胺酸的預測性比膽固醇還要高出四十倍。同半胱胺酸是由氨基酸蛋氨酸（methiorine）的正常代謝所形成——而那是因為吃了大量的紅肉、牛奶和乳製品所致。血液中的高濃度蛋白質，阻礙了重要養分——尤其是水、葡萄糖及氧氣被持續輸送到細胞。血液中的過剩蛋白質，也要為血液脫水，也就是血液變稠負責，因為這是高血壓及心臟病的首要原因之一。更進一步，這些蛋白質妨礙了基礎代謝廢棄物的完全排泄（請見下述「循環不良」章節）。

如果肝臟因為膽管阻塞而無法移除血液中過多的尿酸，則這些過多的尿酸會傷害血管。在正常的血液值，尿酸像抗氧化劑一樣作用，且能預防對血管內壁造成傷害。但若太多，就會造成傷害而導致心血管疾病、心臟病、中風和關節相關疾病如痛風。

飲食也在尿酸累積上扮演了重要角色。此外，富含普林的食物如海鮮和紅肉，還有啤酒和含糖飲料（含高果糖玉米糖漿）也是造成血中尿酸升高的兇手。

所有這些因素結合在一起，會迫使身體的血壓升高，這種情況就是所謂的高血壓。這是為了盡量減少因血液變稠，而造成危及生命影響的應變措施，也可讓富含養分的足夠血液循環到阻塞的身體中。雖然相較於透過藥物來降低血壓，這種救命的反應機制可能是個較好的發展，然而，對一個已危及性命的情況來說，這種作法會變得過度壓迫血管並造成損傷。

另一方面，身體的血壓升高，比起你用藥物降低它來得好。頂尖的健康專家現在認知到高血壓藥是造成充血性心臟衰竭和其他退化性疾病的主因。充血性心臟衰竭是一種緩慢死亡的進展過程，每個小動作、每次呼吸、或說出的每個字都需要很大的力氣，而即使是這麼簡單的一個任務，身體卻都無法完成。身體避免迫近的心臟病發危機最優先也是最有效的方法之一，是暫時地將過多的蛋白質帶出血液，並儲存在其他位置（請見圖19）。

卓越的健康專家目前將高血壓藥視為是一個造成充（鬱）血性心臟衰竭以及其他退化性疾病的主要原因。充（鬱）血性心臟衰竭是一種走向死亡的漸進式疾病，無論是個小片刻、每一次的呼吸、以及說出口的每個字，都要花費極大的力氣，身體上的各項表現均變得欠佳，即使只是一個非常簡單的任務。

身體為了避免突發性的心臟病，所採取的首要且最有效的方法，是將過剩的蛋白質帶離血液，並將它們暫時儲存在其他任何地方。

唯一一個可讓蛋白質大量累積的地方，是血管網絡，微血管壁能夠吸收大多數過剩、未被利用或無用的蛋白質。身體將可溶解的蛋白質轉換成膠原纖維，它是百之百的蛋白質，並將它們儲存在血管壁的基底膜中。基底膜在它儲存蛋白質的能力耗盡之前，具有增加其濃度達八至十倍的能力。此一身體的緊急反應要付出沉重的代價。在血管壁中儲存蛋白質，也意味著身體無法再傳送氧氣、葡萄糖，以及細胞所需的其他營養。細胞（包括修補心臟肌肉的細胞）被這種「飢荒」影響，結果就會造成心肌無力，且降低心臟效能。接著，它會導致退化性疾病，包括糖尿病、纖維肌痛症、關節炎以及癌症。只要心臟受到影響，整個身體就會遭殃。

一旦微血管壁已無多餘的空間來累積過剩的蛋白質，動脈的基底膜就會開始自行吸收蛋白質。這個行動所帶來的益處是，至少血液仍可維持一段時間的稀薄度，以避免心臟病。然而，這樣一個可預防猝死威脅的方法，卻也同樣會傷害血管壁（只有較首要的身體生存機制，例如打或逃反應、一般感冒或腹瀉，才不會有明顯的副作用）。動脈管壁的內層，會變得粗糙且肥厚，就像是水管裡的鏽蝕情形。進而，裂痕、傷口及潰瘍，會在各種不同的地方出現。

較小的血管損傷，會由血小板來處理。這些微小的血液分子會釋出血清素這種荷爾蒙，有助於收縮血管並減少流血。然而，較大的傷口，像是典型會在生病的冠狀動脈中看到的，就無法單靠血小板來進行修補；它們需要身體更複雜的凝血過程，如果一個血塊脫落，它會進入心臟且造成心肌梗塞，一般稱為心臟病。跑到大腦血管，會造成中風。若血

微血管壁增厚

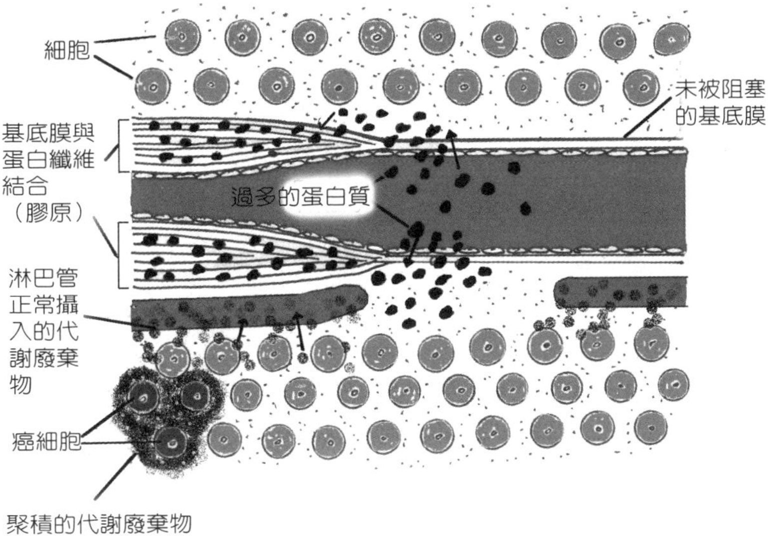

動脈硬化

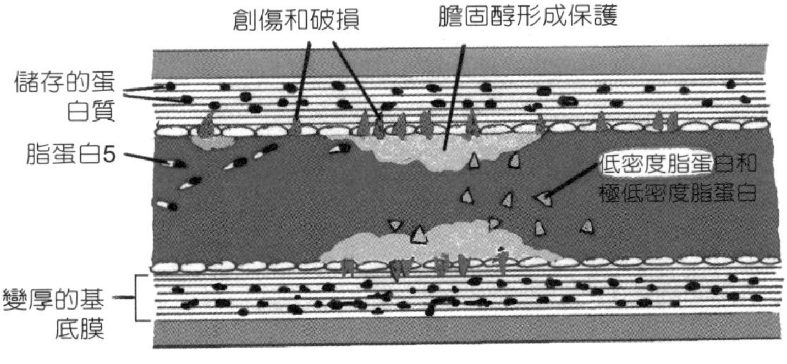

▲ **圖 19**：心臟病的起始階段

塊進入輸送血液到肺部的脈動脈開口處，就可能會致命。

為了避免這種危險，身體會利用整個「軍械庫」來進行急救，包括釋出血液的脂蛋白5（lipoprotein 5，簡稱LP5）及膽固醇。因為它具有濃稠的特性，所以它的作用就像OK繃一樣，能在動脈內的傷口和潰瘍上，製造出一個堅固的封膜。

身體第二個、但同樣重要的急救措施，是把特殊種類的膽固醇附著在動脈受傷的部位（更多描述請見「高膽固醇」一節）。它所提供的保護（OK繃）效果，比脂蛋白5效果還要好。因為膽固醇的沉澱物具有的保護性或防禦能力仍然不夠，所以額外的結締組織和平滑肌細胞，就會開始在血管內生長。

除此之外，身體將鈣丟棄在這些較軟的「繃帶」中，提供它們必要的堅固性及穩定性。這種動脈粥樣硬化斑塊，最後會完全堵住動脈，因而嚴重地妨礙到心臟的血液流動。除非透過繞道手術、血管修復術或置放支架，否則為了回應這種極糟的情況，身體會自行製造出通道，藉由將既有的或新的微血管轉換成小的、供應血液的動脈。雖然這種選擇優於手術，但它卻無法有效降低心臟病的危險性。

與一般的假設相反，事實上，心臟病並不是血管阻塞的結果，反而是因為動脈硬化的血塊和（或）柔軟碎片在心臟裡淤積所致。這些引發心臟病的血塊及膽固醇的軟碎片，幾乎都不是來自於極其結實的動脈中較多堵塞的部位，而是來自新生的潰瘍，以及保護它們的膽固醇補綴片。因此之故，支架或繞道手術不僅不能降低心臟病發的意外，也無法降低因這些狀況而造成的死亡率。

你可以不相信我的話，但聽聽朗德（Dwight Lundell）怎麼說。他是世界上最偉大的心臟外科醫師之一，擔任心臟科醫師及為病患動手術已有二十五年，曾操作過五千例的開心手術。朗德醫師曾是亞歷桑納州梅薩的貝納心臟醫院（Banner Heart Hospital）的外科主任。

朗德醫師二〇一二年三月，在線上的「疾病預防（Prevent Disease）」發表了一封信，寫道（註11）：「簡單來說，體內若沒有發炎，膽固醇就不會堆積在血管壁中並造成心臟病和中風。若沒有發炎，膽固醇會自由地在全身移動，這是自然的。是發炎，造成膽固醇被困住。」他繼續說：「我已看過成千上萬條血管的內部。一條生病的血管看起來就像有人拿了一把刷子，然後不斷地刷著它的內壁，每天刷，一天好幾次。我們所吃的食物會製造出微小的傷害，招致更多傷害，造成身體對發炎持續且不適當地反應。」

雖然這種漸進式的血管阻塞，也就是所謂的動脈硬化症，最初是來保護一個人的性命，使其不會因血塊造成的心臟病而死亡，但它最終仍需為造成這類疾病負責。大多數形式的冠心性心臟病，可透過肝臟淨化，以及透過清除所有已存在於微血管及動脈的蛋白質廢棄物來反轉（請見第三章）。

降膽固醇藥現在已被證明會造成癌症、糖尿病、損傷，甚至失智症，根本無法保護心臟免於心臟病，反而會增加心臟衰竭的風險。朗德醫師這麼說：「儘管事實是有百分之二十五的人服用昂貴的藥物史嗒汀，且儘管事實是我們已降低了飲食中的脂肪含量，但今年死於心臟病的美國人卻是前所未有的高。」他提出了這個重要的問題：「我們還要降低多少數值，才能承認降低膽固醇和心臟病風險之間完全沒有關係？」

根據美國心臟協會（American Heart Association）指出，目前有超過七千五百萬個美國人罹患心臟病，二千萬人有糖尿病，而五千七百萬有前期糖尿病。如你將會發現的，降膽固醇藥與這有很大的關係。

揭發關於膽固醇的謊言

根據二〇一一年九月二十五日刊登在《*Journal of Evaluation in Clinical Practice*》的一項挪威研究（註12），如果你的膽固醇數值高於5.0 mmol/l（193 mg/dl），你會更長壽。女性尤其能從較高的膽固醇數值中獲益。舉例來說，與那些膽固醇低於5.0 mmol/l（193 mg/dl）的婦女相較，數值高於7.0 mmol/l（270 mg/dl）的女性其死亡率降值了百分之二十八，而心血管疾病則降低了百分之二十六。擁有較高膽固醇的男性則比女性有較低的中風機會。與那些膽固醇低於5.0 mmol/l（193 mg/dl）的男性相較，高於5.0 mmol/l（228 mg/dl）的男性死亡率降低了百分之十一，而心血管疾病降低百分之二十。

這個研究報告的標題是：「臨床指南使用膽固醇在死亡風險的計算中是有效的嗎？」駁斥了「降低總膽固醇數值可降低因心血管疾病和其他原因而造成的死亡率」這個醫療理論述。

來自挪威科學與技術大學（Norwegian University of Science and Technology）的研究人員團隊追蹤了五萬二千零八十七位年齡在二十至七十四歲之間的人（兩萬四千二百三十五位男性及兩萬七千八百五十二位女性），這些人在研究初始都沒有已知的心血管疾病，研究進行長達十年的時間。

研究人員發現，先前將高膽固醇數值與增加心血管疾病風險產生關聯的研究有著瑕疵。這些先前研究囊括了數千位年齡在七十五歲或以上，並已有心血管疾病病史，例如心臟病、中風和心絞痛的對象。此外，例如血清膽固醇、血壓的收縮壓和抽菸與否等重要資訊都未提供。這些因素都在因心臟病而死亡的成因中扮演了重要的角色。在這麼重要的臨床研究中利用這種操作性的策略，暗示了膽固醇和心臟病的關聯，進一步產生「膽固醇是心血管疾病和死亡的風險因子」的結論。

「我們的研究對於在許多臨床指南中對心血管疾病風險的演算，提出了一個最新的流行病學指標中的可能錯誤。」研究人員陳述。他們說，「……臨床上和大眾對於膽固醇的『危險』的健康建議，必須被改變。這對女性尤其重要，因為女性一般會有較高的膽固醇（以現今的標準來說），可以證明不只無害，甚至有益。」

這個研究揭露了一個救命的真相，並證實了我所相信並在大約十五年前在《健康與回春之祕》一書裡寫的內容，當時反膽固醇是一種勢力非常強大的運動。在書上，我提出爭論指出，有較高總膽固醇的人，擁有較低的癌症、心臟病、中風和心智疾病的風險。我指出，對於一個六十歲的人，膽固醇二六〇是非常健康的。一個人愈年老，他的膽固醇需要愈高，才能維持健康。一個九十歲的老人膽固醇可以到二九〇，並十分健康、無癌症。

謝天謝地，所有的膽固醇謊言都將被揭穿。

膽固醇為你做了什麼？

膽固醇是身體每個細胞重要的構成要素，而且也是所有代謝過程中不可或缺的，它在製造神經組織、膽汁及荷爾蒙上，尤其重要。沒有了它，你甚至無法產生一個想法、消化一毫克的脂肪或製造一種荷爾蒙。平均來說，我們的身體每天製造約〇・五至一公克的膽固醇，端視身體當時需要多少而定。成人的身體一天能製造出來的膽固醇，比吃下一百公克的奶油所獲得的還多四百倍。膽固醇的主要製造者，依序是肝臟及小腸，通常它們能將膽固醇直接釋放到血液中，在那裡立即與血液蛋白質連結。這些被稱為脂蛋白的蛋白質，負責運輸膽固醇到各個地方。負責輸送膽固醇的脂蛋白主要有三種形式：低密度脂蛋白（LDL）、極低密度脂蛋白（VLDL），以及高密度脂蛋白（HDL）。

研究人員將高密度膽固醇標示為「好的」膽固醇。相較於高密度膽固醇，低密度膽固醇和極低密度膽固醇，都是較大的膽固醇分子；事實上，，都富含膽固醇。它們之所以大，是有道理的。低密度脂蛋白和極低密度脂蛋白不像其他較小型的「親戚」，能夠輕易地通過血管壁，它們注定要走不同的通道；它們就是從肝臟離開血液的。

供應血液到肝臟的血管，其結構非常不同於供應血液到身體其他部位的血管。它們被稱為「竇狀小管」。它們獨特的、網格狀的結構，讓肝臟細胞得以接受所有的血液內含物，包括較大的膽固醇分子。肝臟細胞會重建膽固醇，並將其排泄出來，然後隨著膽汁進入腸道。膽固醇進入腸道之後，會和脂肪結合，被淋巴液吸收，然後進入血液，依序進行。肝臟膽管裡的膽結石阻礙了膽汁的分泌，且部分或甚至完全地阻礙了膽固醇的離開路線。因為壓迫了肝細胞，所以膽汁的製造就會下降。通常，一個健康的肝臟每天製造超過一公升的膽汁。當重要的膽管被阻塞了，流到腸道的膽汁差不多只剩一杯、甚至更少，將會讓很多低密度脂蛋白和極低密度脂蛋白膽固醇，無法隨著膽汁一起排泄出去。

肝臟膽管裡的膽結石扭曲了肝臟小葉的結構性架構，損傷並阻塞了竇狀小管。竇狀小管是類似微血管的小血管，但有孔狀的內皮細胞層。這些孔格是血管壁中的細孔或小管洞，可大大地增加它們的可透性。肝臟、脾臟和骨髓沒有一般的微血管，而是都含有竇狀小管，可讓較大的分子或廢棄物透過竇狀小管這層薄薄的牆進行交換。過剩的蛋白質廢棄物會關閉這些血管的網格狀小洞（請見前述更詳細的說明，或見我的書《健康與回春之祕》）。「好的」高密度脂蛋白膽固醇擁有夠小的分子，得以通過一般的微血管來離開血液，而較大的低密度和極低密度脂蛋白，則或多或少會受困在血液中。結果就是，血液中低密度和極低密度脂蛋白的濃度開始上升，達到一種似乎極有可能會傷害身體的程度。然而，即使是這種情況，也僅只是身體的求生策略而已。身體需要額外的膽固醇，來修補那些因血管壁中過剩的蛋白質累積，所形成的愈來愈多的碎片和傷口。最後，就算是這種湧到身體每個傷口或受傷部位來救命的「壞」膽固醇，也無法完全預防血塊在冠狀動脈中形成，此時一個脫落的血塊都可能進入心臟，並阻斷對心臟的氧氣供應。

除了這個併發症之外，膽汁分泌減少，也會影響食物的消化，尤其是脂肪。脂肪對於維持正常的代謝是必要的。因此，如果沒有足夠的膽固醇，就會發生代謝疾病，包括糖尿病。它們可能導致身體器官和系統嚴重的細胞損傷。

因為肝臟細胞不再能接收到足夠數量的低密度脂蛋白和極低密度脂蛋白分子，肝臟細胞會以為血液裡缺乏這些類型的膽固醇。如此便會刺激肝細胞增加膽固醇的產量，進一步增加血液中低密度脂蛋白和極低密度脂蛋白的數量。因此，「壞」的膽固醇會受困在循環系統中，因為它的逃生路線，也就是膽管和肝臟的竇狀小管，已被阻塞或受損。於此同時，動脈會盡其所能地使「壞」的膽固醇附著在它們的管壁上，以致動脈壁會變成網格狀且硬化。不過雖然如此，也好過於讓它們的傷口及潰瘍直接接觸到流動的血流。

不管是否是由抽菸、飲酒過量、過度攝取蛋白質、壓力或其他任何的因素引起，除非膽結石影響了肝臟的膽管，否則冠心性心臟病通常不會發生。清除肝臟和膽囊中的膽結石，不只能預防心臟病或中風，而且能幫助反轉冠心性心臟病及心肌損傷。當被損害的肝小葉自己再生之後，膽固醇指數就會開始恢復正常。

史嗒汀的騙局

降低膽固醇的藥物（史嗒汀），無法讓身體回到肝臟使血液膽固醇正常化的健康狀態。相反地，史嗒汀是透過阻斷肝臟中負責製造膽固醇的酵素，以人工方式降低血液中的膽固醇數值。然而，製造肝臟中非自然的「膽固醇飢荒」，無法使膽汁適當地分泌，只會增加膽結石的風險，並妨礙對食物的適當消化。如同我將在下面說明的，並沒有證據顯示服用史嗒汀能降低你的心臟病或死亡風險，尤其如果你既不是擁有高膽固醇的健康年輕女性，也不是擁有高膽固醇、年齡超過六十九歲的男性或女性。事實上，低膽固醇的年長病患，比那些高膽固醇的人擁有較高的死亡率。這個說法適用在所有國家。人口中平均膽固醇較美國高的國家，例如西班牙和瑞士，心臟病的發生率也較少。

你也應該知道有心臟病的人有百分之七十五，擁有正常的膽固醇。雖然沒有科學證據顯示高膽固醇會造成心臟病（現在已知血管發炎是主要的元凶），但很多醫生還是繼續對他們的病人推銷史嗒汀。

如果你的醫生開給你Zocor和Zetia這兩種藥物，以期「成功地」降低你的膽固醇，你應該要知道這只會導致血管中有更多的斑塊堆積，而不會有較少的心臟病。讓膽固醇這麼重要的物質被有毒的藥物操控，將要付出沉重的代價。膽固醇是體內所有荷爾蒙的指標；強迫它們往上往下波動而不去理會身體自己的調節機制，將會造成災難性的結果。

降膽固醇藥的副作用多得不勝枚舉，包括引發腎衰竭、肝病，以及心臟病。

一個二〇一一年刊登在《美國醫學會期刊（*Journal of the American Medical Association*）》（註13）的統合分析報告，顯示了服用史嗒汀藥物增加形成新的糖尿病的風險。這個牽涉三萬二千人的資料顯示，糖尿病風險增加與較高劑量的使用有直接相關。過去十五至二十年來，史嗒汀被大量開立給廣大的群眾，可能就是導致現今成人型糖尿病流行的一個主要因素。

根據哈佛醫學院（Harvard Medical School）一項新的報告（註14），四十五歲以上的女性若是服用史嗒汀藥，則有百分之五十有罹患糖尿病的機會。

糖尿病不再是一種只會影響成人的疾病。現在它愈來愈常在工作年齡族群或更年輕者身上發現。根據國際糖尿病聯合會（International Diabetes Federation）指出，第二型糖尿病在兒童身上已經成為全球性的公共健康議題（註15）。現在，史嗒汀甚至被開立給八歲的年幼小孩。

糖尿病在全球每年大約奪走三百八十萬條人性，這是死於HIV/AIDS的人數範圍。估計全球約有二億五千萬人受糖尿病影響，而另外有三億八千萬人因前期糖尿病所苦。

史嗒汀不能被視為是「預防性」藥物，尤其是它們事實上會造成，或間接導致現代社會中常見的嚴重疾病。

根據《美國心血管藥物期刊（*American Journal of Cardiovascular Drugs*）》所做的大型研

究顯示，有超過九百個臨床研究顯示史嗒汀造成無數災難性的負面作用（註16）。常見的不良影響包括認喪失、神經病變、肌肉流失、胰臟和肝臟失能、性功能障礙；但這些卻鮮少被醫生所承認。

這個研究的作者是來自加州大學聖地牙哥分校醫學系（Department of Medicine at the University of California），他們說：「據了解，醫生對於史嗒汀的不良副作用的認知非常低，即使病患的報告是非常高的。」

舉個例子，病患在服用史嗒汀藥之後，可能經歷嚴重的肌肉問題或形成癌症（註17），但多數醫生根本不會將它怪到藥物頭上。他們只會錯誤地假設病患是患了另一種疾病，但事實上根本是史嗒汀所造成的。

特別令人憂慮的是，開立史嗒汀給年輕人，尤其是開給打算懷孕並產下健康寶寶的婦女。史嗒汀事實上被歸類為X級妊娠藥品（pregnancy Category X medication），意思是史嗒汀會造成嚴重的生產缺陷！然而，幾乎沒有一個婦產科醫師不願意開立史嗒汀給懷孕的婦女或計畫懷孕但擁有較高膽固醇數值的婦女。

史嗒汀對於他們原本想要達成的目的，甚至沒有效果。它顯示了有一百五十五人容易發生心血管疾病如心臟病發，需要服用積極的史嗒汀劑量為期一年以預防心血管疾病。當然這些全部都會增加他們形成糖尿病或其他類似的災難性副作用的風險。

史嗒汀的一個重要嚴重副作用是它們會耗盡身體的維生素D。維生素D是必要的類固醇荷爾蒙，身體用它來調節數千個基因、免疫系統，以及部分最重要的機能。身體也需要利用維生素D來預防或降低糖尿病的主要成因——胰島素阻抗。為了製造維生素D，身體需要膽固醇，以人為方式降低膽固醇就像是排乾了一株植物的汁液，沒了汁液，植物就無法生長。

史嗒汀造成心臟病和損傷

吊詭的是，史嗒汀也因為阻塞了膽固醇和CoQ10製造的路徑，而增加人們患有慢性心臟衰竭、高血壓和心臟病發的機率。CoQ10是強力的抗氧化劑，可以保護細胞和粒線體DNA。透過降低血液膽固醇，史嗒汀妨礙了CoQ10和其他脂溶性的抗氧化物到達肌肉細胞，包括那些可修補心臟的細胞。結果就是自由基活動增加，而粒線體受損。簡單來說，一顆缺乏膽固醇和CoQ10的心臟無法運作，它會死亡。

一項於二〇〇九年在密西根州立大學（Michigan State University）進行並刊登在《臨床心臟病學（*Clinical Cardiology*）》期刊的研究（註18），發現安慰劑組的心肌功能比服用史嗒汀藥物組的功能，顯著地好上很多。在結論中，研究人員提到：「史嗒汀療法與降低心肌功能有關。」換言之，如果你服用史嗒汀，你就能期望它會削弱你的心臟並讓它失去作用。

當然，藥廠無法做出任何合法的聲明，說使用史嗒汀會降低心臟病和中風的風險，但他們卻成功地在一般大眾心中建立了這樣的思維觀念。

如果醫生曾經告訴你，利用史嗒汀降低你的膽固醇，能讓你免於受到心臟病的威脅，那麼他就是在誤導你。降低膽固醇第一名的藥物是「立普妥」（Lipitor），我建議你閱讀以下發表在「立普妥」官方網站上的警告聲明：

「立普妥（LIPITOR；阿托伐他汀鈣，atorvastain calcium）是一種配合飲食使用的降膽固醇處方用藥。立普妥並不是所有人都可以使用的，例如有肝病或潛在肝病者，以及處於哺乳期、懷孕期或計畫要懷孕的婦女。立普妥不具有預防心臟問題或心臟病的效果。」

也請注意立普妥的網站，就像其他史嗒汀網站一樣，做了類似的陳述：

「如果搭配飲食和運動，立普妥被證明能夠降低壞膽固醇達百分之三十九至六十（平均值要視劑量而定）。」

該藥的製造商知道沒有確切的證據證明單靠史嗒汀能夠降低「壞」膽固醇。事實上，可證明明顯降低膽固醇的追蹤記錄，是飲食和運動，無論服不服用史嗒汀藥。而且如果病人服用了該藥卻沒有運動或改變飲食習慣，醫生和藥商就能完全脫離關係，即使預期效益未出現，他們也不會被怪罪。

你是否曾經想過，為什麼這些藥物製造商在建議人們服用他們的藥物時，這麼積極地推廣健康的飲食和運動，畢竟他們感興趣的是銷售他們的藥，而不是飲食書或運動器材？這麼說吧，沒了這兩項，史嗒汀一點用也沒有。

而且，並沒有任何臨床證據顯示史嗒汀能降低膽固醇。目前所有的史嗒汀研究都是使用未公開的安慰劑。藥廠的典型作法是，使用一種讓安慰劑組的結果比接受真正藥物組的結果來得差的安慰劑。那麼當藥物表現比安慰劑「好」，就會自動被認為是有效的。他們所使用的花招就是選擇含有高濃度升高膽固醇的脂肪物質的安慰劑。

在可信度高的研究中（不像那些由製藥公司贊助的研究），你可能會得到完全不同的結果。如同在密西根大學研究裡顯示的，心臟的健康在那些沒有接受史嗒汀的人身上，比有服用的人，明顯比較好。

醫療產業為了防止史嗒汀銷量下滑，情急之下拼命地進行的宣傳活動，的確增加了銷量，但這些宣傳反應了一項在二〇一一年的研究，企圖將使用史嗒汀與其他益處連結，而不只是降低血液膽固醇。這個研究的結論，發表在二〇一二年一月的《感染病期刊（*Journal of Infectious Diseases*）》中（註19），研究人員表示：「史嗒汀的使用可能與降低百分之五十因為流感而住院的病患的死亡率。」據此，大眾媒體立刻宣布：「研究顯示，史嗒汀降低流感的死亡率達一半。」

這個研究的摘要省略不提有百分之三十三的病人被給予史嗒汀，其他的則給予抗病毒藥物。換言之，這根本不是臨床研究。現今所有的科學研究都必須包含一個安慰劑群組以確認特定藥物治療的功效與效率。在這個研究中，史嗒汀藥物是拿來跟有毒的抗病毒藥物比較，而非安慰劑。

換言之，這個研究真正的發現是，抗病毒藥殺死感染流感的人比起史嗒汀快上兩倍。這不能算是個驚喜，因為病毒藥例如克流感（Tamiflu）和瑞樂沙（Relenza）的副作用可能非常嚴重，尤其是對那些已經因為其他疾病或免疫受損而住院的人而言。他們在研究中也沒有提出任何解釋，說明為何史嗒汀能夠預防流感的死亡。

研究人員忽略做一個明顯的假設，那就是服用抗病毒劑的病患，死亡人數比服用史嗒汀的病患還要多。

但這些研究人員明顯誤導的陳述，並沒有讓他們停止宣傳史嗒汀另一個「不在預期中」的好處：「當你服用史嗒汀，如果夠幸運的話，你死於各種流感的保護力是選擇不服用它的人的兩倍。」誰想要死於流感啊？

這個詐欺事件的一切在更新的發現中達到高峰，就是有兩個任職於通訊公司的員工承認，他們受僱替某些克流感研究代筆，明確指示要提到克流感的有效性（註20）。你可能還記得，布希總統（George W. Bush）花了納稅人的錢十億元以上來儲備該藥，以消弭沒有發生的H1N1大流行。

根據一篇二〇一二年刊登在《洛杉磯時報（*Los Angeles Times*）》，由芬科斯坦（David Finkelstein）所寫，名為「流感沒有特效藥（No Magic Bullet on the Flu）」的文章指出（註21），在重新分析了最終提供的原始資料後（他們始終未提供）：「……沒有證據顯示克流感能降低嚴重的流感併發症如肺炎或死亡。簡言之，顯示出藥廠……在健康事務上欺騙了大眾……。」

虛假的科學是很普遍的。由加州大學（University of California）的研究人員發表在二〇一二年十月的《醫學年鑑（*Annals of Medicine*）》的發現，顯示在二〇〇八和二〇〇九年進行的臨床試驗，大約有百分之九十二是無效的，因為他們不肯公布他們使用哪一種安慰劑。透過選擇實際上會升高控制組成員膽固醇指數的安慰劑，研究人員能輕易地證明史嗒汀藥物比安慰劑更有效。聯邦藥物管理局（FDA）認可這個對於客觀科學研究中明顯完全不科學的作法，不難看出為什麼：因為FDA的主要資金是來自於藥商。

很多醫生和科學家參考知名的JUPITER研究（註22）以認同史嗒汀的治療。這個刊登在二〇〇八年《新英格蘭醫學期刊（*New England Journal of Medicine*）》的研究，吹噓史嗒汀能降低心臟病的風險達百分之五十四，降低中風風險百分之四十六。這個研究是由阿斯特捷利康（Astra-Zeneca），史嗒汀藥物冠脂妥（Crestor）的製造商所贊助。

研究的正向結果，當然令史嗒汀的銷售在全球一飛沖天，每個人都很開心。然而，兩年過後，製藥商開始出現了問題。宣稱史嗒汀能夠預防心臟病和中風的言論，遭到刊登在《內科醫學檔案（*Archives of Internal Medicine*）》中的三篇文章的駁斥。

特別是，三篇文章中的其中一篇檢視了JUPITER試驗的方法和結果，發現研究造假。根據它的摘要，「試驗中產生偏頗的可能性尤其要注意，因為研究有強大的商業利益。」史嗒汀試驗在追蹤不滿兩年就停止了，在兩個組別（藥物組和安慰劑組）的多數客觀標準中並沒有區別。

研究人員做了總結：「試驗的結果並未支持使用史嗒汀治療可預防心血管疾病，而且彰顯出商業贊助者的角色問題（註23）。」同時間，藥商靠著銷售據說可以預防心臟病和中風的「仙丹」賺進了數十億元。病人不僅沒有獲得他們所說的好處，甚至還遭受嚴重的有害副作用。被暱稱為「巨星史嗒汀」（gorilla statin）或「超級史嗒汀」（super-statin）的冠脂妥（*Crestor*），在華爾街和有利可圖的膽固醇銷售市場上皆有亮眼的表現。當它賣得這麼好時，誰管它是否無效甚至有害？

病人和醫療專家不僅被造假的研究騙了，甚至科學理論支持的標準研究方法也是造假且未經證實的。來自牛津大學（University of Oxford）、漢堡埃彭多大學醫學中心（University Medical Center Hamburg-Eppendorf）、劍橋大學（Cambridge University）和慕尼黑工業大學（Technical University, Munich）的卓越研究人員，發現一種藥物是否有效，其最終且最具影響力的決定性因素在於病患自己的心智。他們的研究刊登在二〇一一年二月十六日的醫學期刊《科學轉譯醫學（*Science Translational Medicine*）》中（註24），去除了是安慰劑效應導致治癒的疑慮，也非藥物或甚至是手術的功勞。

研究人員在研究摘要裡這麼陳述：「來自行為和自我陳述式的資料顯示，病患的信念和期待能突顯所有藥物的治療和負面反應。」他們發現病患不同的期望透過利用大腦圖像改變了強效類鴉片（止痛劑）對健康的志願者的止痛有效性。

在這個研究中，當試驗的受測者被告知他們並未接受止痛劑（即使事實上有），該藥就被證明完全失效。事實上，該研究顯示止痛劑的效益能透過操縱受測者的預期而被強化或完全抹除，基本上這意味著疼痛是否真能緩解，完全要看病患自己。

瑞典藥物不良反應諮詢委員會（Swedish Adverse Drug Reactions Advisory Committee）從一九八八至二〇一〇收到，關於史嗒汀最常見的副作用，是嚴重的肝臟損傷。雖然醫師們被教導要詢問他們的病患是否有既存的健康問題，但他們仍很少告訴病患服用史嗒汀會導致黃疸、心臟移植以及急性衰竭造成的死亡。這類反應，可能會驟然發生而無任何警示，占所有史嗒汀相關副作用的百分之五十七。

當你的膽固醇指數降到太低，就會發生各種其他不良的反應，包括憂鬱、焦慮、行為暴力、荷爾蒙失調、性功能障礙、貧血、免疫力受抑制、白內障、胰臟失能、帕金森氏症、手腳神經損傷、癌症風險增加（膽固醇愈低，風險愈高）和中風。

根據一項刊登在《美國醫學會期刊（*Journal of the American Medical Association*）》的大型研究（註25）顯示，膽固醇指數330 mg/dl的男性比膽固醇指數低於180 mg/dl的男性，其出血性中風的機率較低。很顯然的，血清膽固醇數值高，可保護人們免於出血性中風。

當史嗒汀將低密度膽固醇降得太低，病患就會出現記憶問題或發生阿茲海默症前期的狀況，甚至完全失憶。阿茲海默症的發生率前所未有地增加，和史嗒汀變成最受歡迎的藥，兩者之間難道只是巧合嗎？

當每個人的身體在回應每天體內所製造出來的數百萬個癌細胞時，膽固醇是免疫系統維持正常功能時的必需物質，了解這點是非常重要的（欲了解癌症的成因與如何治療癌症，請見我的書《癌症不是病》）。

儘管所有的健康問題似乎都和高膽固醇有關，但這個重要的物質卻不是我們必須試著消滅的東西。膽固醇在「犯罪現場」被發現，並不代表它就是「兇手」。膽固醇的好處遠比壞處多很多，而所謂的壞處只是其他問題呈現出來的症狀。我希望在此再次強調，「壞的」膽固醇附著在動脈管壁上是為了防止立即的心臟問題，而不是造成心臟問題。身體不會意圖自殺，即使醫生喜歡利用抑制性、干預性的治療，來這麼暗示你。

膽固醇不會附著在靜脈血管壁，這個事實值得成為討論膽固醇時的一部分。當醫生檢驗你的膽固醇指數，血液的樣本是取自靜脈，而不是動脈。因為靜脈中的血液流動比動脈裡的還要慢上許多，膽固醇在靜脈中的阻塞應該比動脈還要厲害，但事實卻不是這樣。因為根本沒有必要這樣。為什麼？因為靜脈裡沒有磨損或裂傷需要修補。膽固醇只會附著在動脈中，以覆蓋在傷口處，形同防水ＯＫ繃一樣保護底下的組織。靜脈不像微血管和動脈會吸收蛋白質進入細胞膜，因此不會產生這種傷害。

「壞」的膽固醇不會奪走人的性命，反而能救命。低密度脂蛋白讓血液流經受傷害的血管，不會造成危害性命的情況。「低密度脂蛋白過高，會造成冠心性心臟病」的理論，是未經證實且沒有科學根據的。它誤導了人們，使我們相信膽固醇是我們的敵人，應該不計一切地去反抗並摧毀它。人類的研究並未顯示膽固醇和心臟病之間，存在因果關係。

有數以百計的研究試圖證明這種關係的存在，但它們所揭示的只是膽固醇和心臟病之間的統計的關聯性——我必須說，這很幸運。如果「壞」的膽固醇分子沒有將自己附著在受傷的動脈上，死於心臟病的，將會比現在多出數百萬人。相對而言，有數十個確實的研究顯示，如果人們的高密度膽固醇含量減少，則心臟病的風險會顯著增加。所以，找出是什麼讓高密度膽固醇維持正常，比起去限制肝臟中的膽固醇產量，卻因此摧毀了這個珍貴的器官，還要明智得多。低密度膽固醇升高並不是造成心臟病的原因，反而是肝臟功能失衡、循環系統阻塞且脫水、糟糕的飲食習慣和生活形態，所造成的結果。

根據一篇刊登在《美國醫學學會期刊（*Journal of the American Medical Association*）》，名為〈膽固醇與死亡率〉的研究報告，超過五十歲的人，其與高膽固醇相關聯的整體死亡率，並未有增加的現象。同一個研究報告中也顯示，你身體裡的膽固醇每下降1 mg/dl，你的死亡風險就會暴增百分之十四。換言之，服用史嗒汀可能會要你的命。

我的問題在於：為什麼要開立對預防疾病沒有任何效果的藥物給病人，而讓他的健康或性命處於危機中？降低膽固醇之所以無法預防心臟病，就是膽固醇並不會造成心臟病。

根據一項最近發表的HUNT 2研究顯示，高膽固醇是可救命的（註26）。挪威科技大學（Norwegian University of Science and Technology）的研究人員發現，膽固醇較高（高於270 mg/dl）的婦女，比膽固醇較低（低於193 mg/dl）的婦女，其死亡的風險低了百分之二十八。至於心臟病、心跳停止和中風等死亡主因，也會隨著膽固醇的升高而降低。換言之，應告訴婦女降低膽固醇是極度危險的醫療建議——也要試著告訴開立史嗒汀的醫生！

關於膽固醇最重要的議題是，人的身體是如何有效率地利用膽固醇和其他脂肪。身體消化、處理以及利用脂肪的能力，端賴其肝臟膽管有多乾淨、多暢通。當膽汁的流動透過一連串的肝臟淨化而不再受阻，再輔以平衡的飲食和生活型態，那麼低密度膽固醇和高密度膽固醇數值自然就會平衡。除此之外，經常讓身體曝晒在陽光下，也能讓膽固醇數值處於它們該在的數字（欲知晒太陽如何能令血液膽固醇維持正常，請見《神奇的陽光療癒力》一書）。採取這些基本的原則，是你為預防冠心性心臟病所能做的事中最佳的手段。

循環不良、心臟及脾臟肥大、靜脈曲張、淋巴阻塞、荷爾蒙失調

肝臟中的膽結石會導致循環不良、心臟及脾臟肥大、靜脈曲張、淋巴管阻塞，以及荷爾蒙失調。當膽結石大到足以嚴重地扭曲肝小葉的基礎結構，通過肝臟的血流也會相對變得困難。這不只會增加肝臟靜脈血液的壓力，也會增加身體所有器官和區域，透過各自的靜脈排放利用過的血液到肝臟門靜脈的壓力（請見圖8）。門靜脈中受阻的血液流動會造成堵塞，尤其是在脾臟、胃、食道、脾臟、膽囊、小腸和大腸。這會導致這些器官的腫脹，降低它們移除細胞廢棄物的能力，以及阻塞它們各自的靜脈。

靜脈曲張是因管壁擴張，瓣膜未能有效關閉以防止血液回流所造成。大腸裡直腸和肛門連接處的靜脈持續受到壓迫，會導致痔瘡，它也是靜脈曲張的一種。另一個常發生靜脈曲張的部位，是在腿部、食道以及陰囊。但是，身體的任一部位都可能發生靜脈和小靜脈擴張，其代表了血液流動受到阻塞。

註：在德國，醫生對有靜脈曲張的病人，會採取一種非常有效的另類療法而不用手術，那就是草藥配方七葉樹種子（horse chestnut seed）或板栗（conkers），它對治療「鐵腿」（腿部肌肉痠痛）、痔瘡以及抽筋，非常有效。若與肝臟、結腸和腎臟的淨化配合，板栗會令病人完全痊癒。

流經肝臟的血液流動不良，一定會影響心臟。如果消化系統器官因為靜脈壓力增加而受影響，則它們就會逐漸阻塞，並開始累積有害的廢棄物，包括被分解的細胞殘骸。而當脾臟因移除受損或死亡的血液細胞而負荷過重時，脾臟會腫大。這進一步促使流入和流出消化系統器官的血流速度變慢，進而壓迫到心臟，讓血壓升高，並傷害血管。心臟的右半部，是接收來自肝臟和肺部以下所有部位經由下靜脈腔的靜脈血液，它會因有毒物質、有時是感染性物質，而不堪負荷。最終會造成心臟右側的腫大，而且也可能受到感染。

幾乎所有的心臟疾病都有一個共通性：血液流動受到了阻礙。但血液循環不會輕易就受到干擾，一定是因為肝臟膽管受到嚴重阻塞所致。若膽結石阻塞了膽管，就會大大地減少或阻斷供應到肝細胞的血液。而通過肝臟的血液減少，影響到整個身體裡的血液流動，接著就會對淋巴系統造成不利的影響。

淋巴系統與免疫系統有著相當密切的關係，它能幫助清除身體代謝產生的有害廢棄物、雜質，以及細胞殘骸。所有的細胞會釋放代謝廢棄物進入周遭所謂的「細胞間液」或「結締組織」中，同時也從這裡獲取養分。細胞的營養及效率性，端賴細胞間液的有毒物質是否能快速且完全地被排除。由於大多數的廢棄物無法直接透過血液來排泄，所以它們會累積在細胞間液中，直到被淋巴系統移除並解除其毒性。策略性散布在全身的淋巴結，會過濾並中和潛在的有害物質。淋巴系統的主要功能之一，就是確保細胞間液的有毒物質已被清除，因而這個系統極為重要。

身體的血液循環不良，會造成細胞間液裡異樣、有毒的廢棄物質過多，接著，淋巴管及淋巴結裡也會有同樣的情形。當淋巴液的流動變慢或阻塞，胸管、扁桃腺和脾臟，就會開始非常快速地敗壞。這些器官形成了非常重要的身體潔淨及免疫系統。除此之外，膽結石裡聚積的微生物，是造成身體反覆感染的一個持續性來源，它會讓淋巴及免疫系統無法去對抗更重要的感染，例如感染性多核球過多症（infectious mononucleosis，也就是愛巴氏病毒〔EBV〕感染或腺熱）、麻疹、傷寒、結核病、梅毒，以及諸如此類等。

肝臟及膽囊的膽汁流動一旦受到限制，小腸消化食物的能力也會下降。這會令大量的廢棄物及有毒物質，例如屍胺和腐胺（動物蛋白質在腐敗的過程中所產生的腐臭味分子）滲進淋巴管。這些毒物跟著脂肪和蛋白質進入體內最大的淋巴管，也就是胸管的乳糜池。乳靡池是一個袋狀的擴張淋巴管，位於前兩節腰椎前方（請見下頁圖20），約在肚臍的位置。它形成主要的淋巴管，將淋巴和乳糜從腹部透過主動脈的開口運送到左鎖骨下靜脈和頸內靜脈的接合處。

雖然乳糜池/胸管是身體絕大部分淋巴活動最常見的排泄管道，但大部分的醫生鮮少認知到它的阻塞狀態是造成疾病的一個主要原因。然而，你會在此了解到它在體內扮演了最重要的角色之一。

來自魚、肉、禽、蛋和乳製品等動物性來源的毒物、抗原和未消化的蛋白質，以及漏

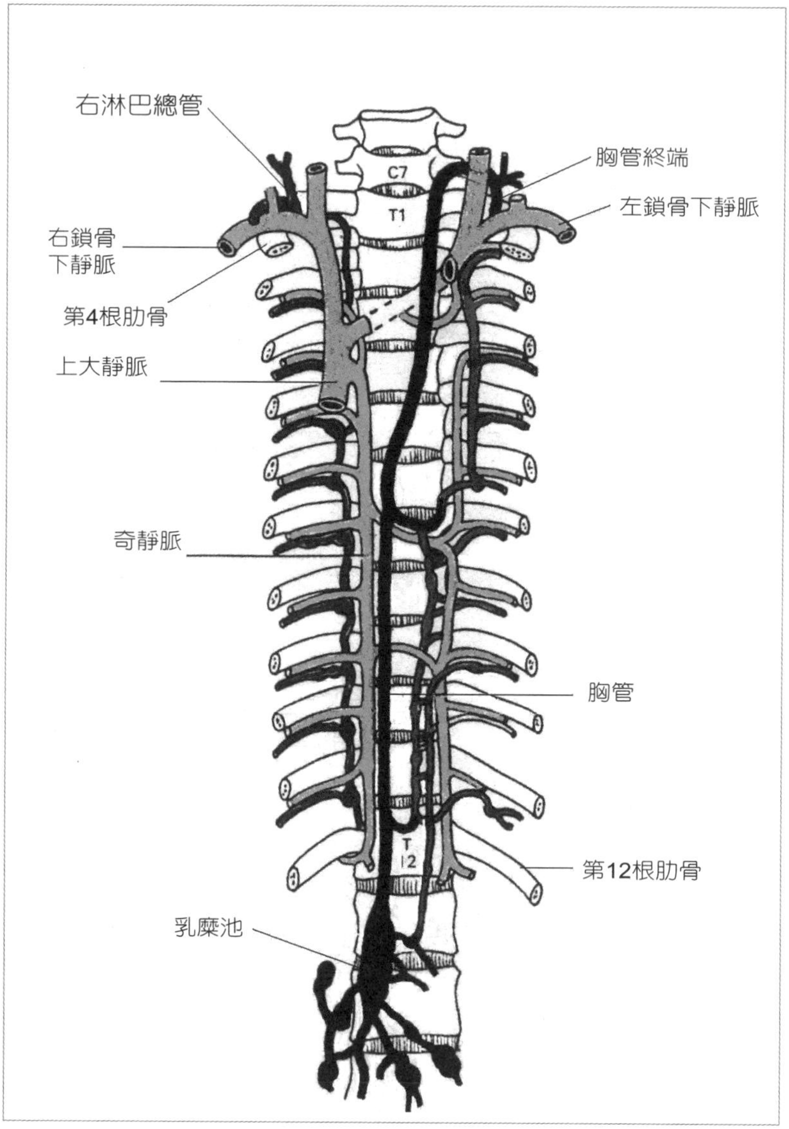
右淋巴總管
胸管終端
C7
T1
左鎖骨下靜脈
右鎖骨
下靜脈
第4根肋骨
上大靜脈
奇靜脈
胸管
T
12
第12根肋骨
乳糜池

▲ **圖 20**：乳糜池及胸管

出來的血漿蛋白，均會造成這些淋巴池腫脹且發炎。動物被殺死後，其細胞會立刻出現損傷或死亡，其蛋白質結構會被細胞酵素分解。這些「退化」的蛋白質，不僅對身體毫無用處，事實上，還會造成傷害，除非它們立刻從淋巴系統中被移除。死亡的肉也會招致微生物活動的增加，根據一項由美國農業部（US Department of Agriculture）所做的研究顯示，將近百分之八十的牛絞肉都被致病微生物汙染了。一旦這些肉類食物到達依賴廢棄物的細菌、黴菌、蠕蟲和寄生蟲存在的腸道中，這些汙染會更形惡化。

因為人體一次的消化量，大約只有一個普通小大的漢堡（約七十公克）的百分之十五或二十，因此它們多數都會轉變成廢棄物成為腐敗的目標。關於吃肉類食物的風險，可以看「攝取肉類致死的人數比先前以為的還多（Eating Meat Kills More People Than Previously Thought）」這篇文章（註27）。未分解的肉類變成退化的蛋白質和高度毒性的物質來源，被吸收之後，最終就會阻塞乳糜池淋巴管。

當乳糜池負擔過重且出現壅塞時，淋巴系統會連自己身體因破損細胞產生的蛋白質，都無法有效地處理，因而形成了淋巴水腫。

當你仰躺下來時，在腹部大約肚臍位置的淋巴水腫摸起來就像堅硬的石頭，有時會大如拳頭。這些「石頭」是造成中間或下背痛，以及腹部腫脹的主要原因，事實上，非常多不適症狀也是因它所致。很多有了「鮪魚肚」的人，認為這只是一種無害的小麻煩，或者是年紀增長的自然現象。他們不知道自己啟動了體內的定時炸彈，說不定哪一天會爆炸，且傷害身體最重要的部位。所有擁有大肚子的人，幾乎都有淋巴阻塞的問題。

身體的免疫系統和淋巴系統天生是相連結的。約有百分之八十的淋巴系統與腸道相關聯，讓人體的這個區域成為免疫活動的最大中心，這絕非偶然。人體中大多數造成疾病因子戰鬥或產生的部位，事實上是在腸道中。然而，這個部位如果沒有適當地發揮功能，也會變成毒素和病原菌的溫床。所有的淋巴水腫和各種的阻塞，都會導致身體其他部位嚴重的併發症（請見圖21）。

因為胸管必須移除百分之八十五身體每日製造的細胞廢棄物，以及其他潛在的有害物質，因此若此處被阻塞了，就會造成身體其他離此處較遠的部位有廢棄物累積。

如果每日生產的代謝廢棄物和細胞殘骸，長時間停留在身體的某個區域未被移走，就會開始出現疾病症狀。下列是一些典型的疾病症狀範例，可直接代表慢性、局部性的淋巴阻塞：

肥胖、子宮或卵巢囊腫、攝護腺肥大、風濕性關節炎、左心室肥大、充（鬱）血性心臟衰竭、支氣管及肺部充血、頸部肥大、頸肩僵硬、背痛、頭痛、偏頭痛、頭暈目眩、眩暈、耳鳴、耳痛、耳聾、頭皮屑、經常感冒、鼻竇炎、花粉症、某些種類的氣喘、甲狀腺腫大、眼疾、視力不良、乳房腫塊、腎臟疾病、下背痛、腳部和足踝的腫脹、脊椎側彎、大腸激躁症、疝氣、結腸息肉，以及更多其他的疾病。

胸管通常會將解毒過後的廢棄物排空，使其進入脖子根部的左鎖骨下靜脈。這條靜脈會匯入上大靜脈，直接進入心臟。乳糜池及胸管的阻塞，除了會妨礙從身體各個器官及部位而來的適當淋巴流之外，還會讓有毒物質進入心臟及心臟動脈，過度地壓迫心臟。它也會讓這些有毒物質及致病因子進到循環系統中，而擴散到全身。幾乎沒有一個疾病不是因

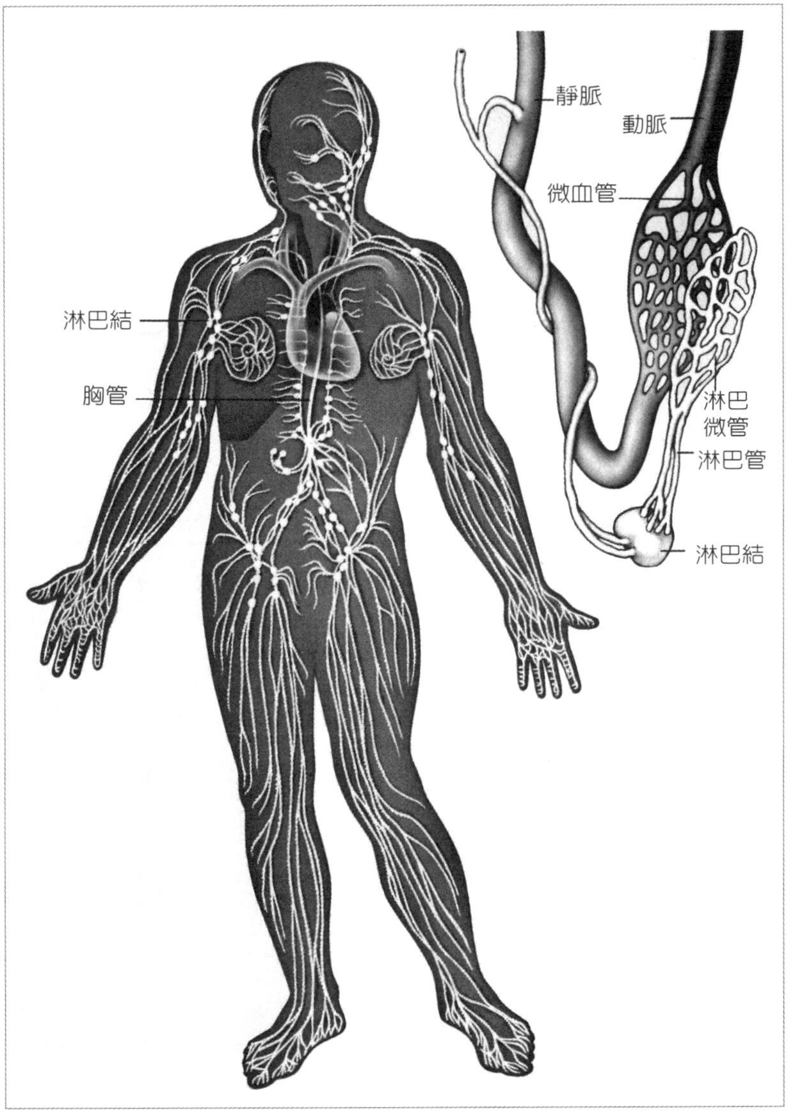

▲ **圖 21**：淋巴系統及淋巴結

淋巴阻塞所造成的。在大多數的情形中，淋巴的阻滯，是源於肝臟阻塞，接著就會造成消化問題，例如便秘、腹瀉、營養吸收不良、腸道滲漏、大腸激躁症、腸道菌叢破壞、食物過敏、念珠菌過度生長、寄生蟲感染等。到了最嚴重的程度，淋巴瘤或淋巴癌就會出現，最常見的類型就是何杰金氏症。

當循環系統開始因為肝膽結石而失去功能時，內分泌系統也會開始受影響。像是內分泌腺製造的荷爾蒙會直接從腺體細胞流入血液中，影響身體的活動、成長和營養。最常被阻塞情況所影響的，包括胰臟、腎上腺皮質、卵巢、睪丸，以及最重要的，甲狀腺和副甲狀腺。

甲狀腺機能不足，特別容易導致諸多疾病，它們可能不被認為是膽結石以及因膽結石造成的淋巴阻塞造成。

在一個德國研究中，研究人員發現甲狀腺和膽結石疾病有所關聯，甲狀腺機能低下和膽石病有著性別差異關係（註28）。就我治療甲狀腺功能低下的患者的經驗，當他們進行一系列的肝臟和膽囊淨化之後，其甲狀腺功能就恢復正常，讓我有理由相信這種關聯實際上是因果關係。

因此我同意該研究的作者所說，一旦甲狀腺荷爾蒙分泌不足，就可能發生膽道排空延遲的狀況，但我的發現清楚地顯示，肝臟和膽囊的表現不良，導致甲狀腺功能失調以及諸多相關症狀，例如：疲倦、皮膚和頭髮乾燥、髮絲變細/掉髮、憂鬱、晨起頭痛之後會好一些、意識模糊、記憶喪失、聲音沙啞、無法專注、怕冷、體溫降低、四肢循環不良/麻痺、肌肉痙攣無法行動、體重增加難以減重、食慾減退、便秘、膽囊疾病如膽結石、慢性消化疾病例如胃酸過少。

若循環功能被干擾得更嚴重，就會導致胰臟的胰島素、松果體和腦下垂體的荷爾蒙分泌不平衡。因為血液變稠造成血液阻塞，讓荷爾蒙無法以有效的數量及時到達它們的目的地。最後，這些腺體就會進入荷爾蒙分泌亢進（生產過剩）的狀態。

當從腺體而來的淋巴無法充分排泄時，腺體就會堵塞，而這會引起荷爾蒙的分泌不足。與甲狀腺失衡相關的疾病，包括：中毒性甲狀腺腫、甲狀腺機能亢進、呆小症、黏液水腫、甲狀腺腫瘤、甲狀腺機能減退。甲狀腺失調也會降低鈣質的吸收，造成白內障、掉髮，以及行為異常和失智症。鈣質吸收不足，也會造成相當多的疾病，包括骨質疏鬆症（骨質密度流失）。如果循環問題擾亂了胰臟胰島分泌胰島素的數量平衡，就會形成糖尿病。

肝臟中的膽結石，也會造成肝臟細胞阻斷蛋白質的合成。蛋白質合成降低，接著會促使腎上腺過度生產可刺激蛋白質合成的皮質醇。血液中的皮質醇太多，就會造成淋巴組織萎縮以及免疫反應低下，而那正是被認為造成癌症，以及許多其他重大疾病的主要原因。

提醒：容我在這裡提出，我對「疾病」的解釋，不同於主流醫學所抱持的觀點。我有強烈的理由相信，疾病的症狀，例如癌化腫瘤，是身體啓動的療癒企圖，是爲了平衡並矯正極爲艱難且可能危及性命的情況。傳統醫學大部分專注在處理掉疾病的症狀，而不是疾病本身。

腎上腺荷爾蒙的分泌失調，也會造成廣泛的各種疾病，例如造成虛弱的發燒反應，以及降低蛋白質合成。蛋白質是組織細胞、荷爾蒙等的主要構成元素，肝臟能夠製造許多不同的荷爾蒙。荷爾蒙決定了身體的成長和療癒能力是否良好。

肝臟也會抑制某些荷爾蒙，包括胰島素、胰高血糖素（升糖素）、皮質醇、醛固酮（aldosterone）、甲狀腺劑以及性荷爾蒙。肝膽結石會妨礙這個重要功能，因而增加血液中的荷爾蒙濃度。荷爾蒙的不平衡是極度嚴重的情況，且肝膽結石亦破壞了同時是荷爾蒙通道的循環通道。

舉例來說，如果無法維持血液中皮質醇濃度的平衡，人們會在身體裡累積過多的脂肪；如果雌激素沒有被適當地分解，罹患乳癌的風險就會升高；如果血液中的胰島素沒有被適當分解，癌症的風險就會升高，身體內的細胞會開始去抵抗胰島素，而那正是糖尿病的主要前兆。

當血液及淋巴的流動都能不受阻礙且趨於正常，那麼疾病自然就不會找上門。循環系統和淋巴系統這兩大問題，都能透過一連串的肝臟淨化來消除，也能透過遵循平衡的飲食及生活習慣而預防。

呼吸系統疾病

無論是精神上或身體上的健康，都有賴於身體細胞的效率性及活力。身體細胞從氧氣出現時發生的化學反應，來獲取它們的活力。其中會產生的廢棄物之一，就是二氧化碳。

呼吸系統提供了一個路徑，透過它，人體得以吸入氧氣並排出二氧化碳。血液則擔任運輸系統的角色，讓這兩種氣體在肺和細胞之間進行交換。

肝內結石會削弱呼吸功能，並造成過敏、鼻子和鼻腔的問題，以及支氣管和肺部疾病。當膽結石扭曲或傷害了肝小葉，肝臟、小腸、淋巴系統和免疫系統的血液淨化能力就會消失。這些器官和系統如平常般所產生的無害廢棄物，此時會開始滲入心臟、肺部、氣管，以及其他的呼吸通道。持續接觸這些刺激性物質，會降低呼吸系統對它們的抵抗力。在腹部區域，尤其是在乳糜池和胸管的淋巴阻塞，則妨礙了呼吸器官適當的淋巴流動，多數呼吸疾病就是因為這種淋巴阻塞而發生的。

當預防被吸入或源於血液的微生物到達並占據肺部的方法失敗，肺炎於焉產生。膽結石會讓有害的微生物聚積，像是透過因肝膽結石而受損的區域，而進入血管裡的高毒性、高刺激性的物質。膽結石是免疫力低下的持續來源，它令身體，尤其是上呼吸道，容易受到外部及內部致病因子的感染。這些致病因子包括血液及空氣傳播的微生物（一般相信會造成肺炎）、菸、酒、X光、皮質類固醇、過敏原、抗原、一般空氣汙染物、食物和飲水中發現的化合物、消化道的廢棄物等。

當肝臟膽管中累積一些膽結石，導致肝臟腫大，就會更進一步產生呼吸道併發症。位於上腹腔的肝臟，大約與整個身體同寬。它的上部及前面的表面是平滑的，形狀剛好符合橫膈膜下方的位置。肝臟腫大時，會妨礙橫膈膜的移動，並使肺部在擴張時無法擴大到它正常的大小。相反地，一個平滑、健康的肝臟能讓肺輕易地延伸進入腹部區域，對腹部施加壓力並擠壓淋巴管和血管，迫使淋巴液和血液流入心臟。這個呼吸機制通常被稱為「腹式呼吸」，健康的嬰兒即是以此方式呼吸。腫大的肝臟會令橫膈膜和肺部無法完全擴張，造成肺部氣體的交換量減少、淋巴阻塞、以及過多的二氧化碳滯留在肺部。氧氣的吸收受限，就會對全身的細胞功能造成負面影響。

大多數生活在工業社會的人，都有顆肥大的肝臟，尤其是那些體重過重及肥胖的人。醫生一般認為是「正常尺寸」的肝臟，實際上皆已過大。只要進行一連串的淨化法將膽結石排除，肝臟就能逐漸恢復其原本的大小。

幾乎所有的肺部、支氣管、上呼吸道疾病，都是由肝膽結石所造成，或是因它而惡化的。不過，它也能透過肝臟淨化法，來排除這些石頭以改善或減輕這些疾病。

泌尿系統疾病

泌尿系統是人體內非常重要的排泄系統，包含了：兩顆腎臟，負責製造並排出尿液；兩條輸尿管，將尿液從腎臟輸送到膀胱；膀胱，收集尿液並暫時儲存尿液；以及尿道，尿液經由它從膀胱排出體外（請見圖22）。

泌尿系統功能運作順暢是必要的，藉由控制水分從尿液被排泄出去的量，可維持體內適當的液體量。它的其他功能包括控制血液中各種電解質的濃度（電解質是指能溶於水，並能導電的離子。人體中，電解質的平衡是細胞和器官正常運作的必要條件。最常見的電解質包括鈉、鉀、氯和碳酸氫鹽），並維持血液正常的pH值（酸鹼平衡）。它也需處理由肝臟細胞分解的蛋白質廢棄物。

多數腎臟及其他泌尿系統疾病，都跟腎臟的過濾功能失衡有關。兩顆腎臟每天平均產出一百至一百五十公升的稀釋過濾液。其中，只有一至一．五公升會變成尿液（其他的都被吸收及再循環了）。除了血液細胞、血小板及血液蛋白質，所有其他的血液成分，都必須經過腎臟。這個過濾的過程，會因消化系統，尤其是肝臟的功效不彰，而受到破壞並耗弱。

肝臟及膽囊中的膽結石，減少了肝臟所能製造的膽汁量。因此，它不再能適當地消化食物。大部分未被消化的食物，開始發酵腐敗，在血液和淋巴液中留下有毒廢棄物。身體正常的排泄，包括尿液、汗液、氣體及糞便，只要它們的排泄通道保持乾淨及暢通，通常不會含有產生疾病的廢棄物。

血液及淋巴液中微小分子裡包含的致病因子，只有透過高倍數的電子顯微鏡才看得到。這些分子對血液造成很強的酸性效應，為了避免危

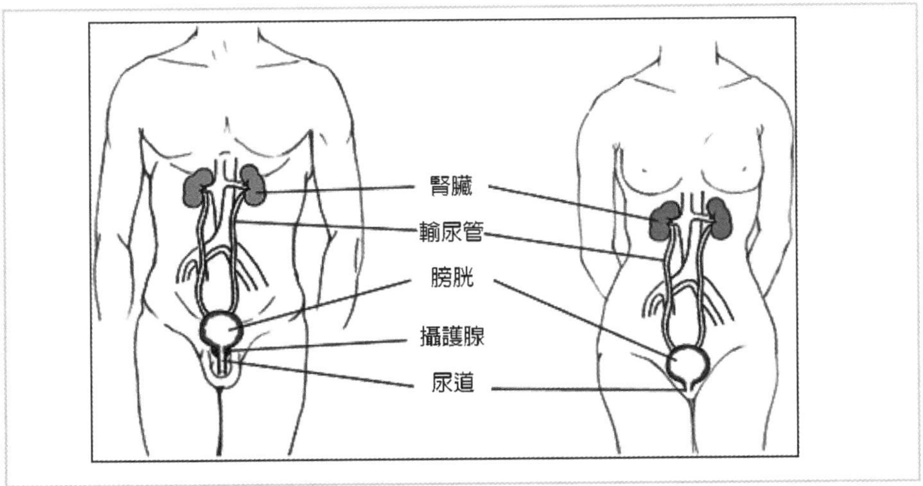

▲ 圖 22：泌尿系統

及性命的疾病及昏迷，血液必須擺脫這些有毒物質。據此，它把這些不要的入侵者丟棄在器官的結締組織中。結締組織是由所有細胞周圍膠狀的液體（淋巴液）組成，細胞被「浸泡」在這個結締組織裡。

正常情況下，人體知道如何處理這些被丟在結締組織中的酸性廢棄物。它會釋放鹼性的碳酸氫鈉（NaHCO3）進入血液中，藉此回收酸性毒物，中和它們，然後透過排泄器官將它們排出體外。然而這個緊急系統，會因為毒物被拋棄的速度快過它們被回收及排泄的速度而失效。結果，結締組織會變得像果凍一樣濃稠。養分、水分及氧氣不再能自由通過，器官細胞就會因此而營養不良、脫水及缺氧。

一些最酸的分子，是由動物性食物而來。膽結石阻礙了消化系統適當消化這些蛋白質並將它們分解成可利用的胺基酸的能力，胺基酸必須是完整且未受損的，才能快速地被運送通過消化細胞膜以讓身體能從中獲得益處。

透過烹煮、烘焙或煎炸等動作加熱動物性蛋白質食物例如肉類、禽肉、魚、蛋和起司，會破壞它們的三維結構，令它們凝結。舉例來說，正常液狀的蛋在煮熟後會硬化，熱度會撕裂蛋白質分子的鏈結，這種改變就是所謂的蛋白質變性。

蛋白質變性也意味著在水中的溶解性和鹽的稀釋度喪失。然而，溶解度對於適當的利用並傳送胺基酸通過消化細胞和細胞膜是必要的。變性的蛋白質造成嚴重的健康危機，它們會啟動血管、淋巴管、關節、神經、和身體其他部位的發炎反應。它們也要為無數的疾病過程，包括癌症、冠狀心臟病、關節炎、神經系統疾病等負責。

熱度並非蛋白質凝結和變性的主因。然而，特定毒素鹽、酒精、身體受傷、游離性輻射（X光、電腦斷層掃描）和超音波，也會改變蛋白質並阻礙它在體內的溶解度。

我們必須記得蛋白質是建造身體細胞的基石。經常接受醫療輻射和暴露在超音波下能導致修補我們細胞的蛋白質群嚴重且不可逆的損害。

無論如何，身體擁有補救方案，讓它盡可能的將受損的蛋白質移出血液。變異且過剩的蛋白質會「暫時地」儲存在組織中，並轉換成膠原纖維。膠原纖維被儲存在微血管壁的基底膜中（請見圖19）。

基底膜因而會比平常厚上十倍。類似的情形也會發生在動脈中。當血管壁愈來愈壅塞，能從血流中離開的蛋白質也就愈少，導致血液變稠，愈來愈難被腎臟過濾（註：腎臟只會過濾血液的血漿部分，裡頭包含了所有的養分、抗體、廢棄物、荷爾蒙、礦物質、維生素等，但沒有血球。）

同時間，供應到腎臟的血管基底膜也會變得壅塞，而讓它們變得更硬且更粗糙。而當血管硬化的過程進展得更快速時，血壓會開始上升，腎臟的整體表現會下降。愈來愈多從腎細胞排泄出來的代謝廢棄物，本來應該經由靜脈血管和淋巴管排出去，現在卻滯留在體內，而對腎臟功能造成更加不利的影響。

經過這些事情，腎臟變得負荷過重，且再也無法維持體內正常的液體及電解質平衡。此外，尿液分子會沉澱並形成各種形態和大小的結晶和石頭（請見下頁圖23），大小從沙粒到高爾夫球都有。這些腎結石會引發腹部、脅腹或鼠蹊部極度疼痛，並造成尿中有血。晶體狀的結石（請見下頁圖24）特別具有傷害性，因為它們能輕易地劃破血管並讓脆弱的腎臟組織發炎。

每二十個人就有一人在一生中會形成腎結石，通常是因為飲食的關係。最常見的結石種類會在尿液的尿酸濃度增加2~4 mg百分比時形成。這個量在一九六〇年代中期之前，被認為是可容忍的範圍，後來這個數據才被往上調整。尿酸是肝臟中蛋白質被分解的副產品。在那個年代肉品的消耗量急劇升高，所以「在正常範圍內」的指標就被調整到7.5mg/dl（百分比）。在飲料中糖的攝取量增加（高果糖玉米糖漿）也會大大地增加一般民眾的尿酸值（註29）。

然而，這個調整並未減少尿酸對身體的傷害。4mg/dl或更高的尿酸濃度形成的石頭（請見圖25的「膀胱結石」）會導致泌尿系統阻塞、腎臟感染，以及最後的腎衰竭。

當腎臟細胞逐漸被剝奪了維生的營養，特別是氧氣，惡性腫瘤就會形成。而未被腎臟排除的尿酸結晶，就會沉積在關節中，因而造成關節炎、痛風，以及水分滯留。

腎臟疾病的初始症狀通常都非常溫和，之後

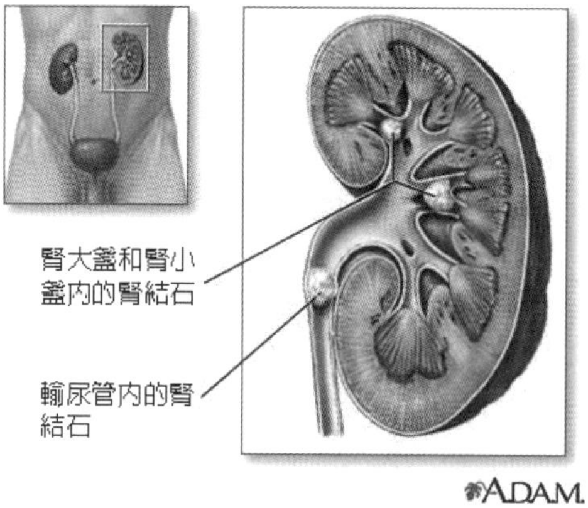

▲ **圖23**：嵌於腎臟內的腎結石

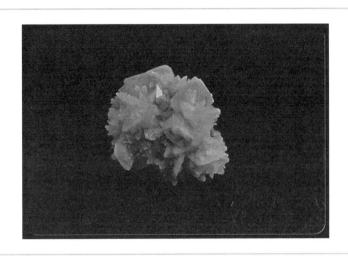

▲ 圖 24：結晶狀的腎結石（圖片來源：Flickr / Ken Gantz）

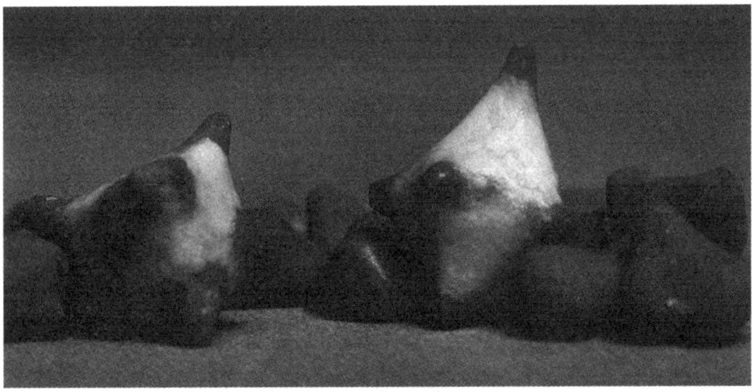

▲ 圖 25：膀胱結石

卻會轉變成嚴重的腎臟病。最容易觀察且最普遍的腎臟疾病症狀，是排尿量、頻率以及顏色的異常改變。這些症狀通常會伴隨著眼睛、臉部以及腳踝的浮腫，還會有上背及下背的疼痛。如果病情進一步惡化，可能會視力模糊、倦怠、表現不佳以及噁心。以下症狀也顯示出腎臟的功能失調：高血壓、低血壓、從上背延伸到下背的疼痛、深棕色尿液、後腰部上方疼痛、極度口渴、尿液增加（尤其是在夜間）、每天排尿少於五百毫升、膀胱脹感、排尿時疼痛、膚色暗沉、晚上腳踝腫脹、早晨眼皮浮腫、瘀血，以及出血。

所有泌尿系統的重大疾病，都是有毒的血液造成；換言之，是由充滿廢棄物及過剩蛋白質的微小分子的血液造成的。肝臟中的膽結石影響了消化功能，造成血液及淋巴阻塞，妨礙了包括泌尿系統在內的整個循環系統。

當膽結石被排除了之後，泌尿系統就有了復原的機會，讓自己擺脫累積的毒物及結石，並維持液體的平衡及正常血壓。而這對讓身體所有程序運轉順利及有效率，是非常必要的。

建議：確保每天喝足六至八杯的水，保持身體的含水度，並避免體重過重。脫水和體重增加是形成腎結石的重要風險因素，而攝取動物性蛋白質、飲食中含有高量的精製鹽和其他加工食品、攝取過多糖、服用太多維生素D營養品，也是風險因素。如果你有腎結石，就需要淨化腎臟，還有肝臟和膽囊（請見第五章，保持腎臟乾淨）。

神經系統疾病

我們的整個生活，受到我們的感受方式所支配。我們扮演的角色、我們實現自我的方式、我們與其他人的互動、我們的心情、渴望、耐心及容忍度，以及我們對生命中發生的事情的反應，都強烈地受到我們神經系統狀態的影響。在現今步調快速的世界，我們接觸到的各種不同狀況都對我們的身體造成大浩劫。大腦是身體的控制中心，除非它接收了適當的養分，否則你的整個身心狀態都會極易變得混亂。持續的緊張、焦慮、無耐心、生氣、易被激怒、挑釁、憂鬱等，都是神經系統耗弱和超出負荷的指標。

一般而言，大腦細胞能輕易地大量製造它們在達成複雜任務時所需的化學物質，日復一日，年復一年。然而，它們的生命支持器，倚賴製造這些化學物質的必要營養是否能不間斷地供應。現代化的集約農業，幾乎耗盡了種植用的土壤的所有基礎養分（請見第五章的「攝取離子化的必要礦物質」）。掠奪了土壤裡的營養素並讓它充滿了化學毒物（農藥、殺蟲劑），以及透過現代化的食物加工方式對食物做出同樣的事，當然就令這種營養缺乏的狀況在工業化國家的人口中變得十分普遍，但大多數營養缺乏的情況，事實上，是因為消化系統，尤其是肝臟的功能不佳。缺乏這類營養素，會妨礙大腦製造發揮有效功能的化學物質。

雖然大腦在營養低於標準的情形下，仍能維持運作一段時間，但人們需付出極大的代價，包括不健康、疲勞、缺乏活力、情緒不穩、沮喪、生病、疼痛及痛苦，以及一般常見的不適症狀。有些營養的缺乏會造成精神上的疾病，如精神分裂症、自閉症和阿茲海默症。

血液的品質，對涵括大腦、脊髓、脊椎和腦神經，以及自主功能在內的神經系統健康與否，有很大的影響。血液包含血漿（一種稻草色的清澈狀液體）以及細胞。血漿由水、血漿蛋白、礦物質、荷爾蒙、維生素、營養物質、有機廢棄物、抗體和氣體組成。而血液細胞共有三種：白血球細胞（leukocytes）、紅血球細胞（erythrocytes）以及血小板（thrombocytes）。血液中任何不正常的改變，都會影響神經系統以及身體其他部位。

這三種血液細胞都是在紅骨髓中形成，並由消化系統供應的營養所滋養及維持。肝膽結石干擾了食物的消化及排泄，讓血液的血漿充滿了過多的廢棄物，並減少供應到骨髓的營養。接著，它會破壞血液細胞的成分，擾亂荷爾蒙通道，造成神經系統的異常反應。大部分影響神經系統的疾病，根源於失能的肝臟，以及不斷在腸道中累積的廢棄物所導致不當形成的血液。

在肝臟的眾多功能中，每一項都對神經系統有直接影響，尤其是大腦。肝細胞會將肝醣（複合糖）轉換成葡萄糖，對神經系統而言，除了氧氣和水分之外，它也是最重要的營養，葡萄糖可供給這個系統大部分的能量需求。

大腦雖然只占人體重量的五十分之一，但它的含血量卻占全身的五分之一。它需要利用大量的葡萄糖，而肝膽結石會顯著地減少葡萄糖供應到大腦以及其他神經系統的數量，進而影響到器官、感知和心智的表現。在失衡的早期，人會產生對食物的渴望，尤其是對甜的或澱粉類的食物，並經常感到情緒不穩或情緒上的壓力。

肝臟中有膽結石時，還會有另外一個更嚴重的問題發生。肝臟會製造血漿蛋白，及大部份利用氨基酸製造的血液凝結因子，肝臟膽管出現的膽結石會妨礙這個重要功能。當凝血因子的產量下降，血小板的數量也會下降，導致不自主的微血管流血或出血性疾病。如果出血發生在大腦，就會造成大腦組織的損傷、癱瘓或死亡。流血的嚴重程度會因多種因子而啟動，例如高血壓及酗酒。然而，當新細胞的製造速度未能跟上受損或老舊細胞的毀壞速度時，血小板數量也會下降；在膽結石阻斷了血液對肝細胞的供給時，這種情況就會發生。

維生素K是凝血因子合成時另一個主要的必要元素，這種脂溶性維生素儲存在肝臟中。為了在腸道中吸收脂肪，身體需要取得膽汁鹽。肝臟及膽囊中的膽結石阻礙了膽汁流動，導致脂肪未能被適當吸收，結果就會造成維生素K的缺乏。

如同先前提到的，肝膽結石會導致冠心系統的疾病。當血液產生變化且變得過度濃稠，血管就會開始硬化且受損。如果在受傷的動脈中形成血塊，可能會有一塊血塊（血栓）嵌在離受傷處有一段距離的小動脈中，並阻塞血流，造成局部缺血和梗塞。如果梗塞發生在大腦動脈，就是所謂的中風。

所有循環方面的干擾，都會影響大腦和其他的神經系統。肝功能損傷，尤其會影響星狀細胞（astrocyte），也就是形成中央神經系統主要支架組織（supporting tissue）的細胞。這種情況具有以下特徵：冷漠、迷惘、腦霧（brain fog）、精神錯亂、肌肉硬化以及昏厥。含氮的細菌廢棄物在結腸被吸收，除非透過肝臟解毒，否則會經由血液到達細胞。其他的代謝廢棄物，例如氨（阿摩尼亞），會達到有毒的濃度，並改變大腦血管的滲透性，因而降低了血腦障壁的功能。這樣會讓各種有毒物質進入大腦，造成更大的傷害。如果太多大腦的神經元接收不到足夠的養分，神經組織就會萎縮，導致失智症及阿茲海默症。當負責製造大腦荷爾蒙和神經傳導素多巴胺的神經元，有一定數量營養不良時，就會形成帕金森氏症。重複接觸某些環境或體內本身的毒性，是其原因。

當製造髓磷脂（一種在神經細胞軸索周圍的脂肪鞘）的細胞營養不良，或淋巴流不足時，就會形成多發性硬化症（ＭＳ）。此時髓磷脂會消失，而軸索會受傷。多發性硬化症的病患都是大腸裡有漸進式的阻塞，這會令營養無法適當吸收。淨化這些排泄器官以及改善營養，是停止多發性硬化症惡化最有效的方法之一，而且還有可能反轉這種病。

肝臟控制全身的消化、吸收以及脂肪物質的代謝，而膽結石會中斷脂肪代謝過程，並影響血液中的膽固醇含量。膽固醇是建造我們身體所有細胞的必要元素，同時是每個代謝過程所需的物質。我們的大腦含有超過百分之十的純膽固醇（去除所有水分），膽固醇對大腦發展及大腦功能而言，是非常重要的。它亦保護神經不受損害或受傷，血脂肪若是不平衡，可能會嚴重影響神經系統，並因此造成幾乎所有類型的身體疾病。清除肝臟和膽囊中的膽結石，能增加供應到所有細胞的營養，進而恢復神經系統，並改善身體所有功能。

骨頭疾病

雖然骨頭是人體最硬的組織，卻是非常有活力的。人類體內包含百分之二十的水分，百分之三十至四十的有機物（例如活細胞），以及百分之四十至五十的無機物（例如鈣質）。骨頭組織包含許多血液及淋巴血管和神經。負責平衡骨骼生長的細胞，是成骨細胞以及破骨細胞。成骨細胞負責形成骨頭，而蝕骨細胞負責回收骨頭細胞以維持其最理想的形狀。細胞的第三群，也就是大家所知的軟骨細胞，負責形成軟骨。骨頭密度較低的部分，稱為海綿骨，包含了製造紅血球及白血球的紅骨髓。

大多數的骨頭疾病，都是發生在骨頭細胞無法接收到足夠的營養時。平衡膽汁分泌扮演了關鍵的角色，舉例來說，消化和吸收必要的礦物質例如鈣、鎂和鋅，對於健康的骨骼是重要的建築材料。成骨細胞以及蝕骨細胞功能的持續平衡，才能造就骨頭的健康。當營養供應不足，並因此減緩了成骨細胞製造新的骨頭組織的速度，則這個完美的平衡就會被擾亂。當新生骨頭未能跟上舊骨頭毀壞的速度，而使得骨頭組織的數量減少時，就會形成骨質疏鬆。鬆質骨通常比密質骨先受到影響，密質骨負責修補骨頭的外層。

廣義的骨質疏鬆，是過多的鈣質從骨頭被再度吸收，因而提高了血液和血液中的含鈣量。血鈣過多也會導致膽囊中出現鈣化的膽結石，膽結石接著會減少膽汁的生產。因為膽汁是從小腸吸收鈣質時的必要物質，如此一來就會產生惡性循環，導致更多的鈣化及更少的骨骼建造。即使身體吸收了非常多的鈣質食物或補充品，但缺乏膽汁，會使得大部分被攝取的鈣質在建構骨骼以及其他重要的代謝過程中，變得毫無用武之地。除此之外，肝臟內膽結石的出現妨礙它移除血液裡的酸性代謝廢棄物和毒素。為了避免血液pH值（酸鹼平衡）危險的變動，血液會從骨骼和牙齒中溶出礦物質。類似的情形也會發生在人喝牛奶時。為了中和牛奶裡頭高濃度的磷，身體不只會利用到牛奶的鈣質，也會利用骨頭和牙齒中的鈣質。

最後，身體鈣質的存量被耗盡了，降低了骨頭密度或骨質。這會導致骨頭和髖骨骨折，甚至死亡。在工業化國家，超過五十歲的女性，有一半以上有骨質疏鬆症。很顯然的，目前用荷爾蒙或鈣質補充品的方法，只是個沒有成功希望的嘗試；它並沒有把問題放在因膽結石造成膽汁輸出減少，引起肝臟和膽囊功能失調的處理上。

令人遺憾地，延緩身體骨骼分解的處方藥，並不能降低骨質疏鬆症的發生率。事實上，它們通常導致嚴重副作用，包括嚴重的成骨不全，一旦有輕微的衝擊，也可能造成骨頭粉碎。

佝僂病和軟骨症是骨頭的鈣化過程受到影響，而產生的疾病。在某些情況裡，骨頭會變軟，尤其是因身體重量所致彎曲的下肢。脂溶性的維生素D、維生素D_2（鈣化固醇），是平衡鈣質及磷的新陳代謝，以及形成健康骨頭結構的必要物質。膽汁的分泌無效率以及膽固醇代謝受干擾，都是因肝膽結石造成的，而它們都會導致維生素D的缺乏。而缺少接觸自然陽光，則令這些情況更進一步惡化。

若身體淋巴長時間阻塞，則會造成骨頭感染或骨髓炎，尤其是骨頭組織內部或周圍處。接著，血液微生物（blood-borne microbes）會不受妨礙地進到骨頭裡。如同前面提到的，感染性的微生物只會攻擊那些酸化、虛弱、不穩定或受損的組織。這些組織可能源於膽結石、牙齒的膿瘡或一顆癤子。

若身體的淋巴受阻，且已經到達了十分嚴重的程度，就會在骨頭中形成惡性腫瘤。免疫系統會受到抑制，而從乳房、肺部或攝護腺而來的惡性腫瘤，也會擴散到那些組織最柔軟、且更容易壅塞和酸化的骨頭處（也就是海綿骨），或直接在那裡發展。骨癌和其他所有的骨頭疾病，均代表了骨頭組織缺乏營養。這些疾病通常讓治療失效，除非肝臟中的所有膽結石能被清除，且所有其他的排泄器官及系統存在的阻塞也都被解決。

關節疾病

我們身體的關節包含了三種形態，纖維關節（fibrous or fib joints）、軟骨關節或少動關節（cartilaginous or slightly movable joints），以及滑液關節或可動關節（synovial or freely movable joints）。最容易患病的關節，是在手、腳、膝蓋、肩膀、手肘和髖部。類風濕性關節炎、骨性關節炎和痛風，則是最常見的關節疾病。

大多數關節炎疾病患者，都有很長的腸道主訴病史：脹氣、腸胃脹氣、火燒心、打嗝、便秘、腹瀉、手腳冰冷出汗、排汗量增加、一般疲勞（general fatigue）、喪失食慾、體重降低，以及更多。因此，斷定類風濕性關節炎與這些主要的腸道症狀和代謝失調的情況有關，是有其道理的。我個人在兒童時期患有幼年型類風濕性關節炎時，就經歷了上述所有症狀。我個人也曾患有多種消化疾病，包括胃食道逆流、有時便秘有時腹瀉，以及營養不良。我的關節炎症狀在我恢復了健康的消化功能之後，很快就完全消失了。

因為我認為關節炎是許多不同的疾病和某些根本原因綜合起來所造成，所以我要在下面關於自體免疫的章節裡闡述這個重要的主題。

自體免疫疾病的迷思未被解開

腸道經常會接觸到大量的病毒、細菌和黴菌。除了包含在食物中的許多抗原（外來物質），消化系統也必須處理現代食物中諸多的殺蟲劑、農藥、荷爾蒙、抗生素殘留、防腐劑以及色素，除此之外，還有有機塑膠分子雙酚Ａ（ＢＰＡ）——一種在塑膠瓶和食物外包裝裡的抗氧化物——溶出ＢＰＡ到我們的食物和飲料中。這個有害的成分也可在食物和飲料的金屬罐中被發現。

美國和其他國家中仍然有很多人暴露在添加於自來水中、高度毒性的化學氟化物中。一些大分子的藥物，例如盤尼西林。可能的抗原包括花粉、植物、植物抗體、真菌、細菌，以及諸如此類等。大多數位於腸壁中的免疫系統，其任務是保護我們免於所有這些潛在有害的入侵者及物質的傷害。為了能達成這個每天的任務，消化系統和淋巴系都必須維持在不受阻塞及有效率的狀態中。肝膽結石嚴重干擾消化過程時，那會導致血液及淋巴液中的有毒物質負荷過重，就如同先前提到的一樣（請見「循環系統疾病」）。

醫生們認為關節炎是一種影響滑膜（synovial membrane）的免疫系統疾病。所謂自體免疫，是一種免疫系統對自己的細胞形成免疫的情況，當抗原／抗體複合物（類風濕因子，rheumatoid factors）在血液中形成時，就會發生。當然，在接觸到這些抗原時，腸道壁中的Ｂ淋巴球（免疫細胞）會受到刺激，並製造抗體（免疫血球素）。免疫細胞在血液中循環，而部分會存在於淋巴結、脾臟、唾液腺黏膜、支氣管的淋巴系統，陰道或子宮、胸部產乳的乳腺，以及關節的囊組織裡。

很重要的是要知道，T細胞要先行啟動，免疫系統才能在腸道及身體其他各處發動發炎反應。儘管這是個基礎穩固的醫學事實，現代醫學仍然假設這種發炎反應代表身體正錯誤地攻擊它自己的細胞。然而，這個理論有重大缺失，它認為身體會犯下極其嚴重的錯誤。然而，我們不能因為我們不懂身體為何要這麼運作，就妄下這種結論。我們對於疾病和療癒的真正機制缺乏洞察力和了解，不應誤解身體做出了不稱職的行為。

以身體為師

身體在自體免疫反應期間採取的行動是不會被誤估或不小心發生的；事實上，它們是建構在身體的固有智慧上，是有其目的性的。

T細胞啟動的免疫細胞在血液裡循環，有些會在淋巴結、脾臟、唾腺的黏膜細胞膜、支氣管的淋巴系統、陰道和子宮、乳房製造乳汁的乳腺以及關節的囊組織中安頓下來。如果腸道內壁一直接觸到相同的有毒抗原，就會顯著增加抗體的生產，尤其是在體內因先前遭遇外來、潛在有害的入侵者而令免疫細胞停駐的部位。因此，身體就會進入發炎模式。

現在有超過百種不同的疾病被認為是自體免疫疾病，包括自閉症、阿茲海默症、多發性硬化症、潰瘍性大腸炎、克隆氏症、狼瘡、腦脊髓炎、禿頭症、第一型糖尿病、癲癇、慢性疲勞症候群、葛瑞夫茲氏症、格林─巴利症候群、帕金森氏症、乾癬症、甲狀腺炎、心肌炎和關節炎（超過一百種影響關節的不同疾病的統稱）。

所有這些自體免疫疾病都顯示了相同的基礎機制，對症醫療基本上也是以相同的方式來治療它們，也就是使用靜脈注射免疫球蛋白、血漿分離術或其他細胞毒性或免疫抑制劑等。這些治療通常造成嚴重的副作用，例如腎衰竭、水腫、腫瘤、心臟病、中風和死亡。

標準的醫療方法忽略了一個事實：自體免疫疾病事實上是由病毒、細菌、食物或其他物質表面上的蛋白質所引發。T細胞只有在感染已發生或當它們與食物中的有害化學物質或蛋白質接觸之後，才會啟動B細胞的行動。透過避免攝取誘導抗體/抗原的食物和物質，自體免疫反應便會減輕，由此也同時發現了，蛋白質可以用來引發自體免疫反應。

攝取煮熟的肉類會製造體內過多的尿酸和胺基酸，兩者對系統都是深具毒性的。當被施加熱度時，這種蛋白質食物會變得凝結（硬化）且改變性質。另一個例子是煮蛋時，高溫讓它的液體變硬，結果，多肽鏈結就會被分解成胺基酸。免疫統將這些受損的胺基酸視為有害的入侵者，首要之務就是結合T細胞，並製造出導致發炎的抗體複合物。

低溫消毒乳品，例如牛奶、乳酪和優格，也會造成對食物多肽的損害，因此導致身體的自體免疫反應。我一再見證到患有嚴重且致命的自體免疫疾病克隆氏症的病患，在我建議他們停止吃乳製品（或花生——每年都造成數百萬人嚴重的過敏反應）後快速痊癒，不需要其他的治療。

最常發生自體免疫疾病的人，通常有因不常照射太陽或使用防曬產品導致的維生素D低下的情況。另一個原因是喚起造成免疫系統對環境毒素或食物過度反應的細菌、病毒或黴菌感染的高度毒性。第三個原因是缺乏免疫力，缺乏免疫力並不是只在老年人身上才會發生的特有情形，現今在年輕成人甚至是兒童身上也變得愈來愈普遍。

疫苗接種的困境

除了維生素D過低之外，造成免疫力缺乏和免疫抑制的最常見因素是疫苗接種。疫苗充滿了數十種的致癌化學物質、有毒金屬以及來自動物身體的蛋白質殘骸、外來的DNA、甲醛、抗生素例如紐奧黴素（neomycin）和鏈黴素，以及已知會造成免疫系統不正常地被過度激發的佐劑，不斷導致身體天然免疫力的衰弱和受抑制。

最常用的佐劑含有鋁鹽（磷酸鋁），已知它具有強力的神經毒性，與阿茲海默症和其他神經性疾病有關（註30）。

身體天生就會製造天然的免疫力，它和利用注射疫苗進入體內而啟動的免疫力是不同的。這個主要的免疫系統，也就是大家所知的免疫球蛋白A免疫系統（IgA），策略性地處於身體的黏膜細胞中，那裡正是病原菌和抗原正常和身體接觸的地方。

黏膜細胞組成身體的第一道防線。在這裡，入侵的病原和毒素會被分析，並以最適當的方式被處理掉，通常不需要啟動免疫系統。換言之，除了相當少數的例外，兒童時期一些免疫提升的感染（自體免疫），你甚至不會注意到身體正遭逢病原菌的攻擊。

然而，當疫苗中的病毒被注射進你的體內，尤其當它混合了像是磷酸鋁或角鯊烯等的佐劑時，情況就大不相同了。你的免疫球蛋白A免疫系統不只會被引開，而且也會被抑制，而你身體的免疫系統會被迫進入高度警戒狀態以回應有害的疫苗成分。注射疫苗之後，身體會認為佐劑是外來的，因此它快速地引出密集、頻繁且長期的免疫反應。

佐劑有助於疫苗製造商大幅降低生產成本，讓廠商製造更多多劑量的藥瓶而不是單劑量的藥瓶，並更方便地運送大量的疫苗到醫生的辦公室和診間。疫苗的佐劑也能降低引發同樣反應所需的疫苗血清的量。然而，疫苗裡的佐劑帶有嚴重的健康風險，包括自體免疫疾病、昏迷和死亡。

佐劑是非常危險的，可能只接受一次疫苗注射就會永久損傷免疫系統。根據一項在二〇〇〇年發表在《美國病理學期刊（*American Journal of Pathology*）》的文章，單一次注射佐劑角鯊烯進入老鼠體內，能引發「慢性、免疫媒介的關節特異性發炎」，也就是大家所知的類風濕性關節炎。

從一九三〇年代起，就知道佐劑會造成自體免疫疾病。如果科學家們想要令實驗室中的動物產生自體免疫疾病，只須將它隨著佛朗氏佐劑（*Freund's Complete Adjuvant*）注射進去即可。如果隨著疫苗注射進入人體，佐劑會引發免疫系統強烈的過度反應，讓它失去分辨什麼是外來的、什麼是自己原有的東西的能力。這是容忍的失控點，崩潰的免疫系統開始不分青紅皂白地屠殺朋友或敵人，而朋友就是身體自身的細胞（註31）。這就像一頭被西班牙鬥牛士刺中的公牛，因為處於極度沮喪情緒下，牠會攻擊任何移動的東西。

外來的無害物質，一般免疫系統是不會對它有所反應的，但現在卻也開始被攻擊了。這也就是為何過敏在有接受疫苗的個體中比未接受疫苗者還要高的原因。一九九二年，由紐西蘭關懷免疫協會（New Zealand Immunization Awareness Society, IAS）所做的研究發現，接受疫苗接種的兒童其患有氣喘的機會，比未接種者要高出五倍，過敏則高出三倍。

過敏是免疫系統過度被激發的一種疾病，造成身體對環境中正常的無害物質起反應。疫苗中的佐劑就是過度反應和敏感的免疫系統的最大元凶。

當然，在疫苗和其他藥物中添加含汞的防腐劑硫柳汞，只會讓免疫系統變得更敏感。根據北美接觸性皮膚炎組織（North American Contact Dermatitis Group, NACDG）的統計，硫柳汞是現今第五個常見的過敏原（註32）。每年提供給數百萬兒童及成人的多數流感疫苗都含有這種神經毒素，且是廣泛的過敏性流行病盛行的元凶。

流感疫苗不只會造成自體免疫疾病，它們甚至可能對你的心血管系統產生立即的風險。一項刊登在二〇〇七年《醫學年鑑（*Annals of Medicine*）》的研究斷言：「在流感疫苗引致的輕微發炎反應之後，動脈功能異常和ＬＤＬ氧化會持續至少兩個星期。這可以解釋一部分先前提到，在急性炎性疾病之後的頭幾星期，心血管風險增加的情形。」

有多少人在接受了流感疫苗之後，因心臟病而死？我不認為我們能找到答案。然而，我們現在確知，那些負責大眾健康的當局者，故意隱瞞疫苗的風險不讓我們知道。

ＣＤＣ被抓到故意竄改疫苗研究資料

疾病控制預防管理局（Centers for Disease Control and Prevention, CDC）多年來一直否認疫苗裡的汞和自閉症相關疾病（ＡＳＤ）之間的可能關聯。然而，二〇一一年十月，ＣＤＣ被抓到捏造資料試圖掩蓋疫苗裡的汞和自閉症疾病關聯的證據（註33）。

為了隱匿所有有罪的疫苗資料，ＣＤＣ將大量的疫苗紀錄資料庫交給一家私人的企業，有效地讓研究人員無法接觸資料，並防止資料透過資訊自由法（Freedom of Information Act, FOIA）被散布出去。

然而，這未能阻止無汞藥物聯盟（Coalition for Mercury -Free Drugs, CoMeD）。在資訊自

由法的要求之下發現，就如同我們懷疑的，ＣＤＣ所指出「硫柳汞不會增加孩童得到自閉症相關疾病的機率」的「決定性證據」，事實上在同一個丹麥研究中，揭露的結果是完全相反的。丹麥的研究發現再清楚不過：疫苗裡的硫柳汞增加人們得到自閉症和其他神經性疾病的機率（對於這個誤導數百萬民眾相信疫苗裡的汞對他們的孩子而言很安全的騙局，請見第三章，疫苗注射）。

在美國，每一百名完全接受疫苗的兒童，至少就有一名有自閉症相關疾病，而未接受疫苗的孩子中，大約每兩千名才有一名有相關疾病。在歐洲國家像是冰島，兒童接受疫苗注射數量大概只有三分之一，每三萬名大概只有一名有自閉症相關疾病。根據二〇一二年三月ＣＤＣ發表、擷取自二〇〇八年的統計資料，在美國，現在每八十八名兒童就有一個有自閉症相關疾病。在那些兒童接受最多疫苗的美國州，或那些相對較多兒童接受疫苗的，例如猶他州和紐澤西州，四十七個兒童就有一個患有自閉症相關疾病。相較之下，最鄉下的州如愛荷華，那裡的兒童較少接受疫苗，七百一十八位兒童才有一個有自閉症（註34）。

如果整體的趨勢從二〇〇八年持續增加，那麼到二〇一二年，美國每六十三個兒童就有一個有自閉症相關疾病。就算不是科學家，也能知道這是人為的悲劇。

ＦＤＡ在這個違反美國人民健康的陰謀中，並不是一個無辜的旁觀者。ＣＤＣ和ＦＤＡ都曾嘗試向關心的父母隱瞞疫苗仍然含有汞的事實。根據二〇一二年三月二十三日星期五的《法院新聞服務社（*Courthouse News Service*）》指出，在一個近期法院聽證會中，ＦＤＡ不經意地承認，現在例行提供給六個月大嬰兒的流感疫苗仍含有汞（註35）。

「食品和藥物管理局不須承擔核准含汞疫苗防腐劑的責任，因為更昂貴的無汞疫苗已經可以取得了，」聯邦法官做出裁決。根據判決，「有必要確保以硫柳汞防腐的流感疫苗，以合理的價格充足地供應。」

這個「合法避免美國嬰兒汞中毒」的「解決方案」不僅令人質疑，且還有個問題：多數醫生並未告知父母流感疫苗真的含汞，也沒有建議父母有其他毒性較低的選擇。多數父母仍然信任他們小孩的小兒科醫生，做他們被告知該做的事。而當有較便宜的疫苗可以選，為什麼要買昂貴的疫苗，況且醫生堅持疫苗（含汞）是完全安全的？ＦＤＡ並不想在小兒科醫師辦公室的牆上掛一張海報，上面寫著：「父母注意：小心，你的小孩今天接受的流感注射疫苗含有會傷害大腦的汞！」

「含汞防腐劑的使用，在近幾年因為改變或去除防腐劑配方的新產品的發展而減少了，除了某些疫苗之外，硫柳汞已被用在一些免疫球蛋白備製、抗毒血清、皮膚測試抗原，以及眼睛和鼻子的產品。」ＦＤＡ在它的「疫苗裡的硫柳汞」網頁上這麼寫道（www.fda.gov）。

硫柳汞是一種汞基成分，ＦＤＡ核准它成為疫苗的防腐劑，這令醫生百分之百合法地注射這種強力的神經毒素到嬰兒體內。此外，醫生和藥廠不需為造成疫苗傷害，包括死亡負責。

一個流感疫苗平均含有二十五微克的汞，而環境保護局（Environmental Protection Agency, EPA）規定的安全限值是五微克。接受流感疫苗注射的兒童一天之內接受了比政府單位認定安全超過五倍的量。

其中最值得注意的是，ＦＤＡ對於來自海外的皮膚照護產品裡的汞，其關心程度似乎更甚於注射入體內的汞。這些產品對大型美國公司的獲利造成威脅，希望ＦＤＡ採取行動。據此，ＦＤＡ最近宣布汞的毒性和皮膚照護產品有關（註36），有問題的產品主要是皮膚嫩白和抗老乳霜。

「暴露汞可能會有嚴重的健康後果，」一位ＦＤＡ的資深醫學顧問李醫師（Charles Lee, M.D.）說。「它會損害腎臟和神經系統，並干擾未出生的嬰兒及非常年幼的兒童其大腦的發展。」

以下這個由ＦＤＡ毒物學家鮑格（Mike Bolger, Ph.D.）所說的話更令人擔憂：「你不用自己使用這個產品就會受影響。」

「人們，尤其是兒童，會因為家人使用含汞的護膚乳液，而在呼吸時將汞蒸汽吸入體內。嬰兒和小孩如果觸摸他們的父母，而父母又使用這些產品，則他們可能因為手碰到乳液又將手放入嘴巴裡，因而吃入汞。」鮑格補充。

這些提醒的的確確是來自健康當局所提出，但它們卻一再拒絕承認牙科的汞劑含有固有危險，並宣稱牙齒填充物裡的汞對人體是完全安全的。實驗性研究已清楚地顯示牙科汞齊散發出來的汞蒸汽（註37）能輕易地進入肺臟和大腦中。難道ＦＤＡ不應該告訴父母別再親吻他們的寶寶或不要太靠近他們？從他們的牙齒而來的汞蒸汽可能進入他們小孩的嘴裡，並在他們的皮膚上停駐，並因而危害他們的健康，是不是？

如果來自皮膚乳液的汞蒸汽對兒童是這麼危險，那麼來自其他地方的所有種類的汞，也一定同樣有害。而如果汞蒸汽事實上如ＦＤＡ所宣稱的那麼危險，注射極少量這麼致命的毒素到一個年幼兒童的血液裡，對其大腦、神經系統和腎臟的危害，肯定比當一個母親塗抹護手霜在手上並觸摸她的孩子這麼少量所吸入的危害，還要大得多。這不需要高深的科學也能得知。

ＦＤＡ也避免告知大眾，添加在這些疫苗中的硫酸鋁會明顯增加汞的毒性，因而汞的最小容忍度轉變成完全的笑話——會造成對孩子的嚴重大腦損傷，以及對父母造成無數的折磨和財務困境。當數百萬個父母發現，他們的孩子在接受了疫苗注射後變成自閉症之後，興起了大量的集體訴訟反對製造疫苗的藥廠惠氏、葛蘭素史克、默克以及賽諾菲安萬特。結果，疫苗製造商威脅歐巴馬當局他們會一起停止製造疫苗，除非他們可以完全免於疫苗傷害的起訴。

二〇一〇年，美國最高法院保證疫苗製造商在民事法庭一張自由的通行證，即使他們在美國製造且銷售的疫苗最終傷害或殺死了一個孩童或成人。提供疫苗的小兒科醫生和其他醫療從業人員也不會被牽連，就算有人被疫苗傷害了，他們也可受到保護。換言之，美國最高法院的判決讓這些藥物巨人擁有做錯事的完美免疫力，他們得以自由地將任何有毒分子放入他們的疫苗中，而沒有人可以阻止他們。

透過在他們的疫苗中加入有毒、致癌的成分，他們創造了前所未有、新增的、需要藥物治療的病患，而這些治療大多包含他們也生產的藥物。

ＣＤＣ和ＦＤＡ所做的掩蓋行為，讓他們的責任與自閉症的大量流行脫勾，而自閉症的大流行正是當汞和佐劑首次被加在疫苗中時開始的。若沒有這個精心策劃的陰謀，則孩童被疫苗永久傷害所造成的訴訟，將會讓包括美國和英國在內的無數政府破產，而所有的製藥產業當然也無法倖免。自閉症者終其一生的照護和治療的費用不可置信地高，通常對任何家庭來說都是筆天文數字，對所有政府和藥廠來說也是負擔不起的。

唐納川普說話了

有幸的，一些非常有影響力的發言人和名人，現在站出來協助疫苗安全性覺知運動，包括商業巨擘唐納川普。二〇一二年四月二日，世界關懷自閉症日（World Autism Awareness Day）的第五年，在福斯新聞（Fox News）的一場採訪中，川普出乎意料地提出了對疫苗的嚴正關注。他告訴採訪者：「我堅信，自閉症相關疾病與接觸疫苗有關。」（註38）

川普多年來積極地參與幫助自閉症的兒童。在採訪中，這位企業大亨說明了一連串的偶然發現，引導他得到疫苗怪獸造成自閉症的結論。

川普的言論對最積極的疫苗推動者，包括醫生、藥廠、政府健康當局，當然還有最強而有力的疫苗擁護者如比爾蓋茲等人來說，無疑是顆炸彈。他們全都用二〇〇八年ＣＤＣ發表的那個經過竄改的虛假研究，來否認疫苗和自閉症之間存在的關聯。他們無所不用其極地嘗試抑制由多所大學的研究人員所進行的關於疫苗造成自閉症的研究，最著名的是韋克菲爾德（Dr. Andrew Wakefield），並讓這些研究不合法化。

幸運地，透過英國高等法院的判決，韋克菲爾德博士的關鍵研究同僚沃克史密斯教授（John Walker-Smith），被證實並未造假且證明了疫苗和自閉症之間的關聯（註39）。換言之，這兩個科學家的研究現在被認為是真實且有效的。

川普知道提出反對疫苗和疫苗注射計畫是非常具爭議性的。他說：「……我無法置之不理。我曾見過擁有良好健康小孩的父母，讓他們的孩子接受疫苗，一個月之後，小孩不再健康。」

「我對這個議題知之甚詳，」川普繼續說。「你知道，我有個理論，而且是個某些人相信的理論，那是疫苗注射。我們從未擁有像這樣的東西。現在這已經變成流行病了。它在過去十年間快速爬升。在過去兩年間又再度爬升。而且你知道嗎，當你帶著一個差不多五公斤半的小嬰兒去看醫生，他們會給嬰兒非常、非常多刺激性的疫苗——我完全贊成疫苗接種，但我認為當你將全部的疫苗加在一起然後讓小嬰兒變得不一樣，那麼很多不一樣的事情已經發生……我知道很多例子。」

通常，經由贊助的媒體，有財務上的考量所以必須讓他們的贊助者滿意，而媒體大部分是由藥廠支付廣告費用贊助。我個人想謝謝唐納川普將這麼重要的議題帶到人們的想法中，因為它關係著數百萬的個人和他們的家庭。他已清楚地顯示他並不會懼怕因為提出了這麼嚴苛的警告而驚擾了全球領先的新聞頻道。

所有的疫苗很顯然的都會改變免疫系統，因而在引發自體免疫疾和無數其他的健康問題上面扮演了重要的角色。在二〇〇五年一個流行病學的研究涵蓋了超過一百五十一個先前進行的研究，來自英屬哥倫比亞大學醫療照護和流行病學系（Department of Healthcare and Epidemiology, University of British Columbia）的研究人員發現，急性感染和癌症發展之間有逆向的關聯（註40）。該研究發現以疫苗抑制兒童時期的感染，明顯增加了他們在日後形成癌症的風險。

慢性疾病在一百多年前是極為罕見的，當時幾乎沒有疫苗提供給大眾。疫苗給得愈多，免疫系統就變得愈虛弱（註41）。過去因為衛生和營養不良、汙染的飲水和過度擁擠的城市所造成的急性感染，現在很多都回來了。

甚至ＣＤＣ也在他們的網站上承認乾淨的水在預防感染性疾病時，比疫苗來得有效。使用乾淨水源當做藥物的唯一問題是，它不像大量的疫苗，因此不能在受影響的社區建置了簡單的淨水設備，而年復一年賺取數十億元的獲利；或透過教育大眾飲用乾淨、未加氟的水，就能保持身體健康和免疫系統強壯（關於疫苗的詳細說明，請見第三章）。為了移除體內的硫柳汞和其他有毒的疫苗成分，我強烈建議你服用有機硫結晶（詳情請見第五章）。我一個同事曾見過有十六個人單純因為長期使用有機硫結晶，而完全從自閉症痊癒。

聰明的腸胃反應

科學開始認知到，透過強烈腐蝕性的化合物、脫水和不良的營養而損傷腸道，會造成遠比以前認為的更多的疾病。近來，德州大學達拉斯西南醫學研究中心（UT Southwestern Medical Center）的研究人員發現，一種謎樣的細胞潛伏在腸道內裡，對於預防正常的有益菌入侵到更深層的組織，並在那兒造成虛弱的狀況例如大腸激躁症（ＩＢＤ）是必要的（註42）。

根據研究發現，經常生病的人，其腸道內部有較多的細菌附著或入侵。當他們的免疫系統對這些微生物入侵者發起攻擊，他們就會發展出痛苦的潰瘍和血便。

研究人員也發現一種通常出現在身體的表面例如皮膚以及腸胃道的特殊T細胞，會在腸道邊緣巡邏，在微生物入侵腸道內壁的上皮細胞時感應出來。「當這種情況發生時，這些T細胞開始採取行動，製造殺死劣種細菌的抗生物性蛋白質，並防止它們進入更深層的組織。」霍伯醫師（Dr. Hooper）說，他也是達拉斯西南醫學研究中心霍華休斯醫學中心（Howard Hughes Medical Institute at UT Southwestern）的調查員。這個行動會持續數小時，直到其他免疫細胞被徵召來支援，然而，後果就是腸道變成了持續的戰場。

戰場因它被破壞的環境而辨識出來。過度暴露在毒素、食品添加劑、反式脂肪（在速食，例如漢堡和炸薯條裡會發現的）、藥物、酒、未消化的發酵食物、非天然的蛋白質等，都會輕易地造成已知的「腸道滲漏」，情況就是細菌和毒素進入了腸道組織、血液和淋巴中。一開始侷限且區域性的免疫反應可能會升高並擴散到身體的其他部位。T細胞原只是用來應付外來的入侵者，但當毒素（抗原）開始累積在身體組織裡時，它們也需要被啟動以對抗身體自己的組織。當再度遇到抗原時，就會升高血液中抗原/抗體複合物的含量，並擾亂之前存在於免疫反應和抑制反應之間的完美平衡。所謂的自體免疫疾病，是指體內有特別高含量的毒性，因這種平衡受到干擾的直接結果。如果抗體的產量在滑液關節中一直很高，就會產生慢性發炎，導致逐漸增加的殘疾、疼痛及功能喪失。

免疫系統使用過度，就會導致身體內的自我毀滅。如果這種自我毀滅的形式發生在神經組織中，即稱為多發性硬化症；如果發生在器官組織裡，就是癌症。然而，我們知道脂肪組織能夠吸收大量的毒素和有害的重金屬，因此能避免它們造成直接的傷害。

毒素會自動地遷移至脂肪。脂肪只是身體的生存企圖，是希望處理肝臟因為慢性的膽管阻塞，而無法分解和移除的毒素負荷。然而，從一個較深入的觀點來看，所謂的自我毀滅只是一種自我保護的最後企圖罷了。身體只會在當毒性已經增加到某種程度，造成的破壞程度比自體免疫反應更大時，才會「攻擊」自己，它當然無意要像「自體免疫疾病」這個詞所暗示的意思一樣去自殺。當身體的細胞膜被外來的、有害的化合物，以及有毒分子（例如在漢堡及薯條等速食產品中可發現的反式脂肪）堵塞住，免疫系統去攻擊這些汙染物，自然就是一種正常的反應。把這種求生反應稱為疾病，是不科學的，且反應出對身體的真正天性缺乏知識。

膽結石限制了身體維持自己具有營養且乾淨的能力，那讓它們成為毒性的一個主因。它們讓肝臟無法適當地將有毒物質帶離血液，如果肝臟無法從血液中過濾掉有毒物質，它們最終就會被丟棄在細胞間液中。愈多毒物累積在細胞間液中，細胞膜被受傷的物質阻塞的情況就愈嚴重。當必須毀滅多數被汙染的細胞，並解救身體的其他部位，自體免疫反應就成為必要的手段，至少要維持一段時間。當所有的膽結石被從肝臟和膽囊中移除，免疫系統就不需採取這種極端的方法來保護身體。

健康、平衡的飲食當然能大大地支持身體維持一個平衡的免疫系統。舉例來說，在康橋大學（University of Cambridge）進行並刊登在二〇一一年十月號的《細胞（*Cell*）》期刊上的研究，揭露了在十字花科蔬菜，例如綠花椰菜、甘藍菜、小白菜和其他葉菜類等發現的成分，其行動就像為了完全發揮功能的免疫系統所需要的化學訊號一樣（註43）。

關節炎是一種退化性、非發炎性的疾病。當關節軟骨（一種平滑、堅硬的表面，覆蓋在骨頭和骨頭連接處上頭）的更新沒有跟上它移除的腳步，關節軟骨會逐漸變薄，直到最後關節的表面會接觸在一起，而骨頭就會開始退化。隨著這種損害而來的，是不正常的骨頭修復和慢性發炎。就像大多數的疾病一樣，這種症狀是由長時間消化不良所造成的。當建造組織用的養分被吸收及運送得愈少，要維持骨頭及關節軟骨的健康供應，就變得愈困難。肝膽結石破壞了基本的消化過程，且因此在形成關節炎時，是個具關鍵性的角色。

痛風，是另一種與肝臟效能不佳有關的關節疾病，它是由關節及腱中的尿酸鈉結晶所造成。有些人血中的尿酸異常高，也會發生痛風。當肝膽結石開始影響腎臟中的血液循環時（請見「泌尿系統疾病」），尿酸的排泄就會變得沒有效率。這也會造成肝臟、腎臟及身體其他部位細胞的損害，以及細胞破壞增加。

尿酸是細胞核內的普林（purines）代謝後的廢棄物，當細胞損壞時它的產量會跟著增加。普林是人體組織的一部分，在很多食物中也會發現。身體的尿酸過多，或者腎臟排除尿酸的能力不足，都會造成尿酸過度累積。抽菸、經常喝酒、食用刺激物，以及諸如此類的行為，都會嚴重破壞細胞，而讓大量的退化細胞蛋白質進到血流中。若因肝臟無法有效率地分解酒精，而讓酒精在血液中出現或停留太久，或者當一個真的喝太多，則就會在關節中形成結晶並沉積下來。

除此之外，若過度食用肉、魚、豬肉及蛋黃，也會造成尿酸陡然升高（溶解尿酸結晶並改善痛風的方法，請見第五章，腎臟淨化）。當吃了較多的肉類和海鮮，會增加痛風的風險，適量地攝取高普林的蔬菜卻不會增加痛風的危機。果糖，一種在市售糖類製品和水果裡發現的糖，以及以高果糖玉米糖漿（HFCS）形式加在數千種加工食品和飲料中的糖，也是造成體內尿酸堆積的主要原因。（適量地吃水果，並不會對身體造成問題，但果汁含有濃縮的果糖，就會輕易地將血液中的尿酸升高到一個不正常的程度）

順帶一提，以上提到的所有食物和物質，都會導致肝臟及膽囊中形成膽結石。

根據佛羅里達大學（University of Florida）所做，名為「尿酸、代謝症候群和腎臟病（Uric Acid, the Metabolic Syndrome, and Renal Disease）」的研究摘要指出：「會升高尿酸的高果糖和高普林的食物，對全球代謝症候群和腎臟疾病的流行扮演重要角色。」（註44）。

除了增加糖尿病、高血壓、心血管疾病、痛風腎臟病和肥胖的風險，高尿酸也會惡化幾乎所有的疾病。

生殖系統疾病

女性和男性的生殖系統，都非常倚賴肝功能的運作順暢。肝膽結石阻礙了膽汁在膽管中的移動，而影響了消化，並扭曲了肝小葉的結構，這會同時減少肝臟製造血清球蛋白及凝血因子。血清球蛋白是血液中最普遍且含量豐富的蛋白質，負責將血漿滲透壓維持在正常的25mmHg；凝血因子則是血液凝結時的必要物質。滲透壓不足，切斷了供應到細胞的營養，包括供給至生殖器官系統的養分，這會降低淋巴的排泄。一旦生殖器官的淋巴排泄不足，就會造成液體滯留及水腫，同時也會令代謝廢棄物及死亡細胞滯留。這些都會對性功能造成漸進式的影響。

大多數的生殖系統疾病，都是因為不適當的淋巴排泄所引起。來自消化系統中所有器官的淋巴液均透過胸管（請見「循環系統的疾病」）所排出，包括肝臟、脾臟、胰臟、胃和腸。當肝膽結石影響了食物的消化和吸收，這個巨大的管道就會嚴重受阻，主流醫學很難辨識出來。很顯然的，是胸管中的阻塞影響了生殖系統。這些器官，如同身體多數器官一樣，需要將它們汰換的細胞及代謝廢棄物，排放到胸管中。

女性骨盆區域的淋巴排泄受影響，會造成免疫力低下、生理期問題、經前症候群（PMS）、更年期症狀、骨盆腔發炎（PID）、子宮頸炎、所有的子宮問題、陰部因纖維組織的成長而發育不良、卵巢囊腫和腫瘤、細胞破損、荷爾蒙缺乏、性慾降低、不孕，以及細胞的基因突變而導致癌症。

胸管阻塞也會導致左側胸部的淋巴阻塞，滯留的有毒廢棄物會導致發炎、腫塊、乳腺阻塞，以及癌化腫瘤。如果右側胸管，也就是負責排泄右半側胸部、頭、頸及右手臂淋巴流的胸管被阻塞，那麼右側胸部就會累積廢棄物，導致相同的情況。

而男性骨盆腔的淋巴流持續受阻，則會造成良性或惡性的攝護腺肥大，同時也會造成睪丸、陰莖和尿道發炎。發展下去，就很可能造成陽痿。富裕社會中的中年男子普遍的現象之一，就是肝膽結石持續增加，而這是身體這個重要生殖部位淋巴阻塞的主因之一。當體內這個部位產生了高度毒性，性病就會發生。嚴重的淋巴阻塞更會使微生物感染的情況加重，淋巴系統（包含免疫系統）驅逐入侵微生物的能力瓦解，實是多數生殖疾病及性功能障礙的真正原因。

當移除了所有的肝膽結石，並維持健康的飲食和生活方式，淋巴系統的活動就能回復到正常狀態。生殖組織接收到改善後的營養，會變得更有抵抗力；感染會消失；囊腫、纖維組織和腫瘤會被分解並移除；而性功能也會恢復。

皮膚疾病

幾乎所有的皮膚病，例如濕疹、粉刺和牛皮癬，都有共同的原因：肝臟中有膽結石。幾乎每個有皮膚問題的人，特別都有腸道方面的問題和髒的血液。這些主要都是由膽結石，以及它們對全身造成的有害影響所致。膽結石會造成全身諸多問題——尤其是在消化、循環和泌尿系統方面。當皮膚企圖排除結腸、肺、肝和淋巴系統無法移除或解毒的物質時，皮膚會被酸性廢棄物淹沒或因而負荷過重。雖然皮膚是身體最大的排泄器官，最後還是會因為被酸性物質攻擊而壓垮，最開始有毒物質會被丟棄在真皮的結締組織中，而當這個「廢棄物倉庫」堆滿了，皮膚就會開始失去功能。

皮膚和皮膚裡的免疫系統，對接觸到的每一種毒素或抗原有不一樣的反應。現今世界上有數萬種不同的化學毒素，透過疫苗注射、吸入的汙染空氣、攝取加工食物、喝含氟和含氯的水、使用化學化妝品和身體保養品等進入人體，照理來說不正常的皮膚狀況就應該有數千種。免疫系統需要不同的反應以回應遭遇到的毒素和抗原，這也意味著一個人的皮膚問題不會與另一個人一樣，就像一個人的癌症 或糖尿病，從來不會和另一個人的癌症或糖尿病一樣，是相同的道理。換言之，濕疹、痤瘡或皮膚炎對有這種問題的那個人來說是獨特的。不過所有的皮膚病不脫過敏、腫脹、發炎和某些形式的斑點。

來自各個地方（例如膽結石）的有毒物質、細胞殘骸及微生物過多，以及來自未被適當消化的食物的各種抗原，均會阻塞淋巴系統，並妨礙淋巴排除來自皮膚各層的物質。那些受損或被破壞的皮膚細胞所產生的毒性及腐敗的蛋白質，吸引了微生物，並成為皮膚不斷過敏和發炎的來源。皮膚細胞開始感到營養不良，而那會顯著地降低它們的代謝週期（約每四至六週一次）。這也會進一步損壞皮膚神經。（見圖26，一個患有牛皮癬的德國年輕女性，在經過六次的肝臟和膽囊淨化後完全痊癒）

慢性皮膚炎是一種極為難治的皮膚病，對症治療的醫學僅能提供暫時的緩解。這個年輕的婦女對我說，她的頭幾次淨化排出非常多結石和毒素，在完全清除之前她的皮膚病短暫惡化了。這種可預期的情況是痊癒的過程之一，可適用在幾乎每一種慢性病上。

當我探詢她讓我刊登這張照片的意願時，她要求我同時刊登以下的說明：「這兩張照片的拍攝時間相隔五個月……第一張照片是我自己拍的，第二張則是透過專業的攝影師在較好的燈光下拍的。我只塗了腮紅、眼影和唇彩。這兩張照片沒有使用任何其他的化妝品。你可以看見疹子治好了，沒有留下任何疤痕，即使我還未完成所有的淨化……。」

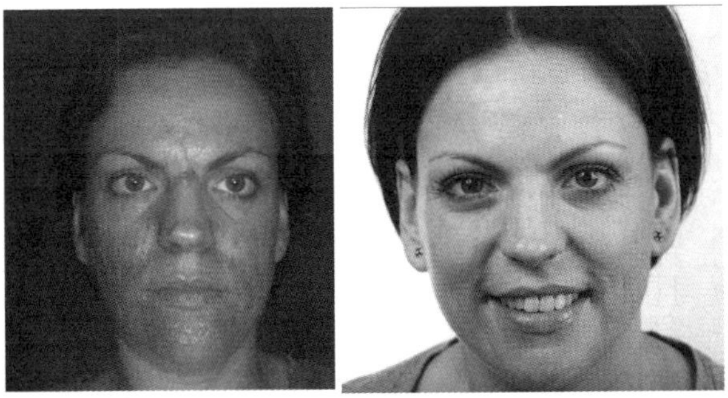

（淨化前）　（淨化後）

▲ **圖26**：六次肝臟和膽囊淨化之前後比較

如果負責將皮膚排泄出來的皮脂傾注入毛囊的皮脂腺營養不良時，毛髮的生長就會變得不正常，特別是頭髮會脫落。若身體的黑色素供應不良，頭髮會過早變白。皮脂缺乏，會改變毛髮的結構，讓它看起來沒有光澤、毫無吸引力。皮膚上的皮脂，就像是殺菌和除黴的元素，能防止微生物的入侵。它也預防了皮膚乾燥和龜裂，尤其是暴露在陽光下，以及又熱又乾的空氣中時。

基因因素，或許也是形成禿頭或其他皮膚問題的原因之一，但卻不是一般所認為的主要原因。只要所有的膽結石被移除，且結腸、腎臟和膀胱維持乾淨，那麼皮膚的功能通常能完全恢復，頭髮也會開始生長，尤其是女性。

甲狀腺機能低下常會造成過度掉髮（禿頭症），通常也能在淨化了這些重要的排泄器官之後，得到很好的改善（大腸水療和腎臟淨化的詳情，可參考《健康與回春之祕》）。

膽結石是疾病主因之一

膽結石是身體疾病的主要原因之一。它們影響了身體非常複雜、活躍且有影響力的器官之一——肝臟的功能。沒有人能發明人工肝臟，因為它太複雜了。它的複雜程度僅次於大腦，它在幕後操縱了最複雜精細的消化及代謝過程，進而影響了身體所有細胞的生命及健康。這個章節裡提到的毛病，都直接或間接的反應了因膽結石而造成的身體不平衡。

在世界衛生組織（ＷＨＯ）的網站上，至少列出了六千種罕見疾病和超過一萬兩千種的疾病類型。而科學家們則定義出超過四萬四千種不同的疾病症狀。事實上，這些只是少數疾病，它們都有同樣的原因：缺陷、中毒或兩者皆有。

我們不能將疾病視為只是身體單獨部位的疾病。舉例來說，高血糖的症狀並不是糖尿病的肇因，而是糖尿病的結果。此外，骨質疏鬆症並不是鈣太少造成的，而心臟病也不是因為高膽固醇。造成疾病的不是表現出的症狀，而是身體最重要的基礎過程崩壞了。

當我們不去治療疾病的肇因而是去治療症狀，那麼往往就會產生致命的結果。想想這個近期刊登在《英國醫學期刊（*British Medical Journal*）》的研究報告（註45）。該研究的研究人員發現超過四十歲並攝取鈣質營養品的人，無論是男性或女性，其心臟病的機率比起不吃營養品的人，都驚人地增加了百分之三十。

時至今日，資訊不充足的醫生仍然告訴他們的病人，要吃鈣的營養品以避免骨質疏鬆。若盲目地相信醫生的忠告，這些病人可能會無法回頭地罹患心臟病，而且仍然不能預防骨折。鈣營養品造成了血管鈣化、腎臟結石、膽結石、乳癌以及諸多其他的疾病，但對於骨質疏鬆症的效益卻仍然有限。

其實，真的有很明確的研究證據指出以攝取鈣營養品的方式來達到較高的骨質密度，事實上會令惡性乳癌的機率增加三倍（註46）！讓你的醫生治療疾病的症狀，或者說是他們認為的疾病，比較像是個牢籠，而非解方。如同我在《健康與回春之祕》書中提到的，風型體質者（Vata body type）天生就明顯比土型體質者（Kapha body type）擁有較低的骨質密度。將一個風型體質的人誤診為「骨質密度低」，然後給他鈣營養品，等同於謀殺。

醫生心中那根深蒂固，以鈣營養品來增加骨質密度的觀念不只是錯誤，還須為增加整體的癌症和心血管疾病的機率負責（註47）。根據十一個臨床研究，元素來源的鈣，例如石灰岩、牡蠣殼和骨粉，都大大增加了心臟病的機會。

顯然地，以症狀為導向的醫療並不想去了解並治療造成疾病症狀的原始成因，相反地，科學家們是為藥廠工作或謀利，他們每天都在不斷地發想新的疾病名稱及症狀的清單。製藥產業也不想去找尋治療疾病的方法。他們的工作是創造不斷增加的新疾病，以生產不斷增加的疫苗和其他藥物，並治療因為他們生產的毒性產品而不斷增加的副作用。

現今最常見的死亡和受傷原因是處方藥物。根據蓋瑞納爾（Dr. GaryNull）等人的研究，在美國，每年有將近七十八萬四千人死於醫療造成的結果（註48）。是誰奪走了病人的最大利益？那些大型企業生產了可以有效抑制疾病症狀的藥物和手術，因此給人的印象就是他們嘉惠了接受這些藥物或手術的人。身為公開的利益公司，這些藥物巨人只造福了他們的股東，即使他們知道他們的產品事實上會殺人。

舉例來說，雖然乳癌藥物「癌思停」（Avastin）並未顯示出具有比安慰劑還要更好的治療效果，但它多年來還是留在市場上用來治療乳癌，每人每年大概要花費九萬元，儘管它會帶來嚴重的副作用（例如嚴重的高血壓、出血和死亡）。雖然美國食品藥物管理局多年前已經知道這個藥物是沒有用的，卻在最近才禁止它使用在乳癌上，不過它仍持續用來治療其他癌症。

即使就算癌思停有任何好處（目前是沒有看到），而你正用它來治療任何一種癌症，也不能保證你拿到的是真正的藥還是假冒品。一篇二〇一二年刊登在《*Inquisitr*》，標題名為「癌思停製造商警告：仿冒藥已在市面上流通（Avastin Maker Warns That Counterfeit

Versions of the Drug Are Circulating）」的文章（註49），揭發了這種及其他癌症藥物的犯罪醜聞。該文的作者拉卡普利亞（Kim LaCapria）說：「日前癌思停的製造商基因科技公司警告，偽冒的癌思停已流入美國的醫院和健康照護中心——而偽藥的製造商卻不知是誰。他們只知道這個高獲利的偽冒藥（癌思停每年為基因科技公司帶來了令人瞠目結舌的六十億營業額）所知的，不含有任何在癌思停裡的活性成分。」

當然，沒有了這個活性成分，藥物就會無效（除非你考慮它可能產生的安慰劑效應進去）。然而，最大的醜聞並不是醫生提供了九萬元的「仙丹」給他們的病患，而是他們在得知這個藥物完全無效時，竟然還持續提供給他們的病患。這是因為他們開立這種藥物獲得的豐厚利潤，還是因為他們盲目相信化學藥物？

我在《癌症不是病》書上寫了很多關於使用抗癌藥物的陷阱，但我想在此提一下廣泛被使用的癌症藥物「諾瓦得士」（tamoxifen）。諾瓦得士是在支持癌症藥物治療的一個騙術及極具爭議的例子。

數百萬高風險的女性被開立了諾瓦得士處方，用以預防乳癌或乳癌的復發，通常必須服用五年。然而，在以色列所做的研究發現，諾瓦得士反而會造成癌症。根據一個在二○○八年刊登於《國際婦癌期刊（*International Journal of Gynecological Cancer*）》三／四月刊的研究顯示（註50），用諾瓦得士來治療乳癌者，比起那些從未使用它的人，其造成子宮癌的機率和死亡率皆增加。

除此之外，根據卡迪夫大學（Cardiff University）的特諾沃斯癌症研究中心（Tenovus Centre for Cancer Research）研究人員的說法，諾瓦得士這類藥物可能有些成功治療乳癌的例子，但是卻有更大一部分的患者是失敗的，或在一開始的成功反應之後，患者因為產生了抗藥性而倒下。

我的看法是，如果你只是用一個癌症來取代另一個，則它根本不應該被提供給癌症病患。更糟的是，多數高風險的婦女本來不會得到癌症，但卻因為吃了諾瓦得士，機會反而提高了。

或許看看「梵蒂亞」（Avandia）的詐欺案。以下是從二〇一一年九月二十三日的FDA新聞稿摘錄的：「美國食品藥物管理局宣布，它將會嚴格限制糖尿病藥梵蒂亞（rosiglitazone）在那些無法以其他藥物控制自身糖尿病的第二型糖尿病患者身上使用。這些新的限制是為了因應研究顯示，它們會增加以梵蒂亞治療的病患其心血管疾病的風險，例如心臟病和中風。」自從它在一九九九年進入市場，這個最暢銷的糖尿病藥已經讓將近二十萬人因為心臟病而死亡——這正是殺死最多糖尿病患的疾病。

FDA當然已經知道這些風險多年了，但還是選擇忽視它們，並讓人們在不明所以的狀況下生病或死亡。問題是，過去十五年來有多少人因為糖尿病或梵蒂亞關聯的心臟病而死？事情漸趨明朗，當處方藥成功地抑制了某些疾病的症狀，卻得付出可能導致腎臟衰竭，或罹患致命的心臟病或中風的代價。

症狀導向的醫學在醫生和病患之間大行其道，使得去找出疾病背後的原因被認為是一件奇怪或浪費時間和精力的事，尋求快速的解決之道看起來是最有吸引力的。超過百分之九十的病患甚至從未問過他們的醫生，他們所接受的治療會有什麼潛在的副作用。他們所關心的只有讓那個「該死的疾病」獲得控制。

雖然控制疾病的症狀事實上會妨礙它們被治癒，但對於自己為什麼生病被矇在鼓裡的病患，堅持以傷害自己未來健康的讓步行為來交換短暫的緩解。有非常多利慾薰心的掠奪者等在那兒，利用大眾以及他們因恐懼而不情願地去追趕症狀導向的醫療，以便治療自己的毛病。

通常，新發明出一個症狀，成為製藥公司申請治療該疾病藥物專利的一個理由。舉例來說，在過去數十年來，再三降低所謂「正常」膽固醇的數值，每次都讓數百萬擁有真正正常膽固醇數值且健康的人，轉變成面臨心臟病或中風高風險的病人。有一天，這些人全部都突然患了「高膽固醇疾病」，即使高膽固醇從未顯示會造成心臟病。這也就為何史嗒汀的製造商不能宣稱他們的產品能真正降低心臟病的風險。

重點是，超過四分之三的美國成年人被診斷出有「慢性病」，而醫療院所希望他們接受治療。每星期有數千個相當健康的人，因為被由藥廠贊助的科學家發明出來的疾病，而變成病人。事實上，慢性病的主要因素——毒性和營養不良，根本就不是疾病。它們只需要身體的淨化，並需要照顧到我們對於健康營養和平衡的生活型態的基本需求。

從一九九四年，我開始推廣肝膽淨化到全世界。我發現，當你有效地移除了妨礙肝臟從事它數百樣工作的因素時，你的身體就會回到永遠平衡和活力的狀態。

適當的健康照護不需掙扎，也不會是昂貴的。現代醫學之父，希波克拉底曾充滿智慧地說：「讓你的食物成為你的良藥，讓你的藥物就是你的食物。」這個簡易的淨化程序利用了一些便宜的食物，來完成即使是最貴的藥物都無法達到的效果，那就是，幫助你的身體自我療癒。

第2章

如何知道我有膽結石

無論什麼疾病，幾乎所有的病患，
其肝臟及膽囊裡都有大量的結石。
皮膚、眼睛或腳趾頭上看起來不起眼的徵狀，
都可能是膽結石的前兆。

在我研究了數千個被各種疾病，包括步入死亡的末端疾病折磨的病人之後，我發現每個人的肝臟裡都有大量的膽結石，許多人的膽囊中也有。當這些原本被傳統及某些另類療法拒絕的人，透過肝臟淨化法，並採用簡易的健康習慣及措施後，竟然從疾病中痊癒了！

接下來介紹的，是肝臟及膽囊中出現膽結石時，很常見的症狀，如果你身上發現其中任何一項，那麼你便能從淨化你的肝臟和膽囊中，獲得相當大的好處。從我的實際經驗中，我發現這些指標有高度正確性。即使你不確定自己是否有結石，淨化你的肝臟也都是非常有幫助的；它能顯著地改善你的健康。古諺有云：「欲知布丁味，親嚐便可曉」（The proof of the pudding lies in the eating，寓意空言不如力行）。要知道你自己是否有膽結石，唯一的方法就是做一次肝臟淨化。你會發現當你清除了已經形成的膽結石，疾病的症狀就會逐漸消失，令健康回復到正常狀態。

然而我必須提醒，肝膽淨化並不是所有疾病的萬靈丹，因為造成疾病的因素很多，例如劣等的營養、睡眠不規律、缺乏晒太陽以獲得維生素D等。雖然這些因素多數會導致膽結石在肝臟中形成，但它們也需要被分別處理，否則肝臟淨化只能達到像OK繃一樣的效果，無法顯著改善你的健康（我將在第三和第五章討論這個主題）。

皮膚出現的徵兆及標誌

皮膚的主要功能，是持續調節我們的身體內部，以適應不斷變動的外在環境，包括溫度、濕度、乾燥，以及光線。除此之外，覆蓋於身體上的皮膚，保護我們對抗傷害、微生物及其他有害因子。除了必須應付這些外部影響，皮膚也會監控身體內部發生的變化，並據此採取行動。皮膚反應出器官及體液的狀況，包括血液和淋巴液。任何長時間的身體不正常，都會明確地顯示在皮膚上，像是皮膚斑點、變色或狀態的改變，例如乾燥、油光、皺紋等。幾乎所有的皮膚疾病，都是根源於肝臟狀況的失衡。膽結石導致循環疾病，減少了供應到皮膚的營養，阻礙了廢棄物從皮膚排除，並妨礙了皮膚細胞的健康發展，和其正常的汰換。

＊黑斑，和或大或小的棕色色塊，顏色如同雀斑或痔

它們通常會出現在額頭的左右兩側、眉毛中間或眼睛下方。它們也會出現在右肩上，或肩胛骨中間。最顯著的是位於手背及前臂，也就是所謂的「肝斑」或「老人斑」，通常見於中年及年紀較大的人身上。如果從膽囊自然排出來的結石被卡在結腸，那麼肝斑就會出現在拇指和食指的交會處。這些肝斑在最主要的結石被從肝臟及膽囊和腸道清除後，通常就會逐漸淡去。肝斑或黑斑尤其會出現在皮膚很薄的人的臉上（風型和火型體質者皮膚薄。火型體質者是所有人當中皮膚最厚的，且很少會出現皮膚斑點。參見《健康與回春之祕》一書）以及肝臟膽管被阻塞的人身上。這會迫使膽汁進入血液中並沉積在皮膚下特定的結締組織部位，同時，不斷增加的膽汁則讓它們不斷浮到皮膚的最上層。

這些回流的膽汁含有毒素，會讓皮膚的黑色素圈住它們將它們中和，保護皮膚細胞不要受損，黑色素和毒素的混合物會讓黑斑點更明顯。膽汁色素也要為皮膚的斑點負責任。在極端的案例中，患者整個膚色和眼睛會變黃（黃疸），如果皮膚變成灰色或變暗，代表肝臟已經幾乎沒有能力排除血液裡的毒素。

很多人以為，肝斑是因為日晒以及「正常」老化所引起，這是個迷思。肝斑，顧名思義，是從肝臟來的，日晒只是將早已存在的酸性廢棄物帶到皮膚表層而已。事實上，讓身體將廢棄物從結締組織裡帶到皮膚表面是較健康的，而晒太陽就可以做到這點。

＊眉毛間出現垂直皺紋

這個地方常有一至三道，有時三道的直紋。這些線條或皺紋，並非自然老化的一部分，而是顯示出肝臟沉積了許多膽結石，也表示肝臟已經腫大並硬化。這些皺紋愈深、愈長，肝功能受損的程度就愈大。

若超過六十歲者若在眉毛間發現細線，很有可能是因為皮膚失去了彈性，通常不是肝臟阻塞的問題。在右眉附近的線條，也代表脾臟的阻塞。此外，這些直線代表極大受壓抑的挫折及憤怒。如果膽結石阻礙了膽汁的流動，憤怒就會上升。一個壞脾氣的人，是因為他體內那些要經由肝臟透過膽汁排泄出去的有毒物質被卡住了。有些有毒的膽汁會回流入血液中，造成情緒的波動，並以憤怒表現；相對的，憤怒也會引發結石的形成。憤怒是一種力量強大的情緒，已知長久下來會干擾膽汁裡的細菌並改變膽汁成分裡的天然平衡狀態。相反地，憤怒也會引發膽結石的形成。

如果伴隨著皺紋，出現了白或黃色的色塊，代表肝臟中已形成了囊腫或腫瘤。疙瘩或眉毛之間長出毛髮，不管有沒有皺紋，都代表肝臟、膽囊和脾臟已受到影響。

＊鼻梁上出現橫紋

這是肝膽結石造成胰臟疾病的象徵。如果線條很深且明顯，可能是胰臟炎或糖尿病。

*頭部兩側的太陽穴區域呈現綠或深色

這顯示出肝臟、膽囊、胰臟和脾臟因為肝及膽囊內的膽結石沉積，而無法發揮作用。它也會伴隨著鼻梁任一邊出現綠或藍色，顯示了脾臟的功能已受影響。橫跨過鼻梁的橫線，也是胰臟功能耗弱的象徵。

*額頭部位皮膚出油

這反應出膽結石使得肝功能不良，也同時表示頭部這個區域過度費力、出汗。臉部皮膚呈現黃色，顯示肝臟及膽囊膽汁失調，以及胰臟、腎臟和排泄器官的耗弱。

*頭頂中心區域掉髮

這個現象代表肝臟、心臟、小腸、胰臟及生殖器官已開始逐漸壅塞，且情況日趨嚴重。這樣極可能會發展出心臟病、慢性消化問題，以及形成囊腫和腫瘤。頭髮早年灰白（四十歲之前），顯示肝臟及膽囊功能並不活躍。

鼻子出現的徵兆及標誌

*鼻尖變硬且增厚

這表示慢性肝耗弱，造成動脈硬化，以及心臟、肝臟、脾臟、腎臟和攝護腺周圍的脂肪堆積。如果鼻子過度肥大，且可以看見血管，那麼離心臟病或中風的發生就不遠了。

*鼻子持續呈現紅色

這種情況顯示出心臟的異常狀態，會有發展成高血壓的傾向。紫色的鼻子，則代表低血壓。這兩種情況都是因為肝臟、消化及腎臟功能失衡。

*鼻裂或鼻子有凹陷

這顯示不正常的心跳以及心雜音。如果鼻裂的其中一半比另一半大，即顯示心臟的一邊不正常肥大。心律不整和恐慌發作會伴隨這種情況而來。因消化系統疾病，例如便秘、結腸炎、胃潰瘍等，大量的膽結石切斷了供應到肝細胞的血液，肝功能因而減損，膽汁的分泌也會減少（我親眼見證過鼻子上的凹陷在肝臟淨化後消失的實例）。

*鼻子向左彎曲

除非是因為意外，否則鼻子出現這種不對稱形狀，表示身體右半部的器官出了問題，包括肝臟、膽囊、右腎、升結腸、右側卵巢或陰囊，以及右腦。造成這種情況的主因，就是肝臟及膽囊中堆積了結石（一旦結石被清除了，鼻子就很可能會回到中間位置）。

眼睛出現的徵兆及標誌

*眼睛下方的皮膚變黃

這表示肝臟及膽囊的活動過於活躍。這個區域呈現深色或甚至黑色，是消化系統長時間出問題，造成腎臟、膀胱以及生殖器官負擔過度所形成的。而如果腎臟，以及偶爾發生的肺部的淋巴流動受阻，造成這些器官失能，那麼這個區域就會出現灰、白色。同時，內分泌系統也受到了影響。

*下眼瞼下方有囊袋（water-containing bags）

這是消化及排泄系統阻塞的結果，會造成頭部區域的淋巴排泄不足。如果這些眼袋是慢性形成的且含有脂肪，就意味著膀胱、卵巢、輸卵管、子宮和攝護腺出現發炎、囊腫，可能還會有腫瘤。

*眼睛的瞳孔蓋著一層白霧

這層白霧大部分是由黏液和退化的蛋白質分子組成。它代表了長年的肝臟及消化功能不良，而引發了白內障。

*眼白的部分持續呈現紅色

這種情況是因為微血管的增生所造成，顯示循環及呼吸功能出了問題。眼白部分出現白或黃色的黏膜斑，顯示身體因為肝臟和膽囊堆積了大量膽結石，因而累積了數量異常的脂肪物質。此時，身體就可能形成囊腫，以及良性或惡性的腫瘤。

在眼睛虹膜周圍有粗的白線，尤其是在下部，這個覆蓋掉虹膜真實顏色的白色部分，代表有循環系統裡某些部位堆積了大量的膽固醇，淋巴系統也經歷了嚴重的阻塞和脂肪的滯留。

如果你想了解虹膜的結構和顏色的改變與身體各個部位不正常改變之間的關聯，我建議你去研究眼睛診斷這門科學，稱為「虹膜學」。

＊眼睛失去了天然的光澤和亮麗

這是肝臟和腎臟皆受到阻塞，無法再適當地過濾血液的警示。負載著毒物和廢棄物的「骯髒」血液，重量比乾淨的血液要重，也更遲滯。濃稠的血液使循環變慢，並減少了供應到細胞及器官，包括眼睛的氧氣及養分。如果這種情況維持下去，細胞將會退化，且無可避免地老化或相繼死去，眼細胞及腦細胞尤其會受影響，因為血液必須以與重力相反的方向流向它們。

多數的視力問題，都是直接或間接由肝臟和腎臟的血液淨化能力降低所造成。來自健康、有效率的肝臟中乾淨且富含營養的血液，能輕易地流動，並更佳地滋養眼睛組織，因而改善多數的眼睛疾病。

舌頭、口腔、嘴唇和牙齒出現的徵兆及標誌

＊舌頭上覆蓋黃或白色舌苔，尤其是舌頭背面

這表示膽汁因為消化問題造成分泌失衡。未消化的、發酵的或腐敗的食物，會造成有

毒殘渣停在腸道裡。如此一來，即會阻塞胸管內的淋巴流動，使喉嚨及嘴巴的毒物和微生物無法被移除。尤其發酵的細菌，例如白色念珠菌，在舌頭表面大量繁殖，這會造成燒灼感並增加敏感度。

＊舌頭邊緣有齒痕，且通常伴隨著白色的黏液分泌

這表示消化系統的耗弱，以及無法從小腸吸收足夠的營養。

＊舌頭上有疙瘩

代表消化不良，以及在小腸和大腸都有發酵和腐敗的食物。

＊舌頭上有裂痕

這些是腸道長期有問題的徵狀。若食物未被足量的膽汁混和，則有某部分會維持在未被消化的狀態，未消化的食物容易因細菌而腐敗，並因此變成毒性的一個來源。持續接觸這些細菌製造的毒物，令腸壁不斷受到刺激並受傷。腸壁上形成上的傷口、疤痕及硬化，會反應在舌頭的裂口上。舌頭分泌的黏液可能很少或甚至沒有。

＊不斷有分泌的黏液進入喉嚨和口腔

膽汁有可能會回流入胃部，刺激具保護性的胃壁內層，並造成過多黏液產生。有些膽汁和黏液可能會跑到口腔，造成口腔有不好的（苦）味，且令人經常想清喉嚨，有時也會引起咳嗽。當食物未被完全消化時，會產生沒有苦味的黏液分泌，而毒性也跟著產生。黏液會幫忙困住且抵銷一部分這類毒物，但副作用就是可能會造成胸部、喉嚨、鼻竇和耳朵的阻塞，甚至可能造成感染。

＊口臭及經常打嗝

這兩者都表示腸胃道有未消化、發酵或腐敗的食物。細菌在這些廢棄物上作用，產生了具有數倍毒性的氣體，因此壞味道就從呼吸中散發出來。上呼吸道的慢性阻塞和蛀牙也可能是原因。

＊嘴角出現了結痂

這表示有十二指腸潰瘍，原因可能是膽汁回流入胃部，或有其他先前提到過的問題。嘴巴各個不同部位或舌頭上的潰瘍，代表腸胃道相應的區域正在發炎或有潰瘍。舉例來說，在下嘴唇外部的潰瘍，代表大腸有潰瘍傷口。嘴唇上的疹（唇疹），代表腸壁產生了比較嚴重的發炎及潰瘍。

＊嘴唇上有暗紅色的點或斑塊

當全身的血液循環及淋巴排泄因遲滯和淤塞，導致肝臟、膽囊以及腎臟產生阻塞，就會出現這些症狀。微血管裡可能有了惡化的、異常的阻塞。如果嘴唇呈現暗紅色或紫色，代表心、肺及呼吸功能正在退化。

＊嘴唇腫脹延伸

這種情況代表腸子有問題。如果下嘴唇腫脹，代表結腸會便秘、腹瀉，或兩者會交替出現。未被完全消化的食物，會變成有毒氣體，增加腹脹及十二指腸不適的機會。若上嘴唇腫脹肥大，代表胃部有問題，包括消化不良，經常伴隨著「火燒心」的症狀。如果一個人的嘴巴不正常地緊閉，表示他的肝、膽囊、可能還有腎臟已有疾病。如果下嘴唇很乾、脫皮且容易龜裂，則這個人不是有慢性便秘、就是會腹瀉，且伴隨著結腸中大量的酸性毒物。這種情況伴隨著結腸細胞的嚴重脫水。

＊牙齦腫脹、敏感或流血

若來自口腔的淋巴排泄因為腸道淋巴阻塞而失去效能，就會出現這些症狀。血液將大量肝臟無法排除的酸性廢棄物丟棄在組織裡，包含牙齦。

＊喉嚨深部的發炎

無論有沒有扁桃腺腫脹，也都是因為淋巴阻塞造成的。扁桃腺炎，通常發生在兒童身上，是由於淋巴液中的毒性持續滯留，以及腸道裡的廢棄物回流到扁桃腺中。扁桃腺在過濾血液上扮演了重要的角色，以保護大腦和感知器官。精製過的糖和垃圾食物會大大地增加扁桃腺炎的風險。

＊牙齒問題

通常是因為營養不均衡而造成。消化不良或過度食用精緻、加工，以及極易形成酸性的食物，例如糖、巧克力、肉、乳酪、咖啡、汽水等，均會耗盡身體的礦物質及維生素。

成人通常擁有三十二顆牙齒。每一顆牙齒都與脊椎上的某根脊椎骨相關聯，而每根椎骨也都與一個主要器官或腺體相關。舉例來說，如果四顆犬齒中的任一顆蛀掉了，就代表肝臟及膽囊中有膽結石。如果牙齒變黃，尤其是犬齒，代表腹部中段的器官，也就是肝臟、膽囊、胃、胰臟和脾臟帶有毒性。並不是細菌造成蛀牙，它們只是攻擊那些失去酸鹼平衡的牙齒組織。適當的唾液分泌，也在保護牙齒方面扮演了重要的角色。真正健康的牙齒可使用終生，並透過健康的消化系統及平衡的蔬食飲食來維持。舉例來說，我五十八歲時牙齒仍然完整無缺，包括我所有的智齒，只有一顆有一處小小的填補，那是因為我吃到了豆子裡一顆硬的小石頭。我也沒有任何牙菌斑，所以從不需要去洗牙。

手、指甲和腳出現的徵兆及標誌

＊指尖上有白色、肥厚的皮膚

這是消化系統和淋巴系統失能的徵狀。除此之外，肝臟和腎臟可能形成囊腫和腫瘤。過多的脂肪會被排出，看起來像是皮膚上的油脂，特別是額頭的部位。

＊暗紅色的指甲

表示血液中含有很多的膽固醇、脂肪酸以及礦物質。肝臟、膽囊和脾臟被阻塞且不作用了，而所有的排泄功能也因為廢棄物而負荷過重。

＊白色的指甲

代表心臟、肝臟、胰臟、攝護腺或卵巢等臟器的周圍，堆積了脂肪和黏液。這種情況伴隨著血液循環不良，以及血紅素低下（貧血）。

＊指甲上有直的壟起

指甲上有直的壟起，通常代表對食物的吸收不良，以及重要的消化、肝臟及腎臟功能瓦解。這會產生疲倦感。拇指指甲上有很深的垂直壟起，且若尖端還裂開，代表這個人的睪丸和攝護腺或卵巢，並未適當地發揮功能。這是因為消化及循環系統效率不佳所造成的。

＊指甲上的橫向凹陷

代表飲食習慣有不尋常或巨大的改變，這個改變可能意味著既有的不平衡正在被修正，或者產生了新的不平衡。

＊指甲上有白點出現

這是因為身體排出大量的鈣和／或鋅，以應付過度吃糖或含糖的食物及飲料。糖具有形成高度酸性的特性，且會從骨頭和牙齒中釋出出鈣和鋅等礦物質。

＊前掌（the ball of the foot）有堅硬的突出

這種情況表示位於身體中段的器官逐漸硬化，包括肝臟、胃、胰臟以及脾臟。它表示肝臟及膽囊中累積了大量的膽結石。

＊腳部的顏色呈黃色

代表肝臟和膽囊中累積了大量的膽結石。如果腳部任何一個位置出現綠色，則代表脾臟和淋巴功能已經嚴重地受到擾亂。這會導致囊腫，以及良性和惡性的腫瘤。

＊第四根腳趾頭尖端變硬，或在它下方的區域長繭

這個症狀顯示，膽囊的功能遲鈍。粗糙、彎曲，以及第四根腳趾疼痛，代表膽囊及肝臟的膽結石已形成好長一段時間了。

＊第一根腳趾頭彎曲

如果這根大腳趾頭彎向第二根腳趾，顯示肝功能因為肝臟膽管中出現的膽結石而減退。同時，從未被適當消化的食物、代謝廢棄物，以及細胞殘骸而產生的毒物累積，使得脾臟和淋巴功能過度活躍。

＊第四根及第五根腳趾的指甲，呈現白色且表面粗糙

這表示肝臟和膽囊的功能表現不佳，腎臟和膀胱也是。

糞便的狀態

＊糞便散發出濃烈、酸的或極度的臭味

這表示食物未被適當地消化。發酵且腐敗的食物，以及糞便中大量「不友善」的細菌，讓排泄物有不尋常的臭味且具有黏性。正常的糞便會由一層薄薄的黏液包覆住，可預防肛門被弄髒。如果需要用衛生紙來清潔，代表消化系統的效能不夠好。就像野生動物一樣，健康的人類在排便之後，不需要使用衛生紙。

＊糞便乾且硬

這兩者均表示有便秘情形，極可能是因為肝臟和膽囊未充分分泌膽汁，若糞便黏黏的也是因為膽汁分泌不夠。消化系統，尤其是肝臟效能不佳的另一個徵兆，則是腹瀉。

＊糞便呈現白或灰泥色

這也是肝臟效能不佳的另一個徵狀（膽汁令糞便呈現天然的棕色）。

如果糞便漂浮在馬桶裡，代表裡面含有大量未消化的脂肪，所以讓它比水還輕。若少

了膽汁，脂肪和蛋白質食物（通常含有脂肪）會變得難以消化並隨著糞便排出，這種情況稱為脂肪痢。

脂肪痢的另一個辨識徵兆是泡沫般、難聞的糞便，它會導致必要脂肪酸和脂溶性維生素的吸收不良。大腸裡未被消化的脂肪會腐敗，因而造成毒性並對腸壁造成嚴重損害。

身體每個部分互有關聯

除了上面所列的之外，還有更多、更多的徵兆及症狀，也都代表肝臟和膽囊中有膽結石。舉例來說，右肩疼痛、網球肘、五十肩、腿部僵硬，以及坐骨神經痛，都與肝臟中的膽結石有些相關。然而，當膽結石被清除了之後，這些情況通常會消失。

身體是一個資訊網絡，每個部分都會影響另一個部分，它們彼此之間也必須互相溝通。皮膚上、眼睛裡或腳趾頭上，看起來不顯著的徵狀或象徵，可能都是嚴重健康問題的前兆。若你會辨識它們，並淨化你的肝臟及膽囊，再配合健康的飲食習慣及生活模式，你會發現那些健康、活力的徵兆又再度出現了。為了預防疾病，以及讓完美的健康變成你生活中每天能實現的事，了解造成膽結石的成因，是非常重要的。

第3章

膽結石最常見的成因

不當飲食、服用化學藥物、生活型態不正常，
都會造成膽汁分泌失衡，進而形成膽結石。
了解這些成因並將它們根除，才能真正遠離肝膽結石。

膽汁由水、黏液、膽色素（膽紅素）、膽汁鹽、膽固醇，以及酵素和益菌組成。肝細胞分泌這種呈現黃色、綠色或棕色的液體進入微小的管道中，也就是膽小管。膽小管互相連結，形成較大的管道，接著與右胸管及左胸管連接。這兩條胸管結合並形成總膽管，排泄從肝臟而來的膽汁，並將適量的膽汁供應給膽囊以進行消化。

除了協助消化脂肪之外，鹼性的膽汁也具有中和進入小腸（回腸）之胃酸的功能。膽汁鹽作用也像天然的殺菌劑，會殺死在攝入食物中所含有的微生物。

膽結石的成分若有任何異常改變，都會影響它對組成物的溶解度，且因而造成膽結石。為了簡單說明，我將膽結石分成兩大類：膽固醇結石及色素結石；另也會有混合的結石，也就是說，它們有擁有各種不同的膽汁組成成分。

有些膽固醇結石其重量的百分之八十以上是由膽固醇產生，呈現橢圓形，長二至三公分，通常在中心點有個微小的硬點。它們有各種顏色，從淡黃色到深綠色或棕色，一般像石頭一樣硬。多數膽固醇含量較少的結石則是亮的青豆色，質地一般而言較軟，就像氧化錫一樣。如果它們在膽囊中形成，最終就會變硬且鈣化；如果是發生在肝臟和膽管，就會維持柔軟的蠟狀；有些結石則會包含其他有機物和脂肪物質。

色素結石呈棕色、紅色或黑色，是因為它們含有許多色素（膽紅素）的關係。它們所含的鈣鹽比例，決定它們硬化的程度。它們至少包含百分之二十的膽固醇。

和那些柔軟、非鈣化的膽固醇結石不同，鈣化的膽固醇結石和色素結石可以被X光和超音波檢查出來，它們通常只會在膽囊中出現。

膽汁的成分會因為各種原因產生異常改變。膽汁鹽的溶解作用配合大量的水，通常會讓膽固醇處於液體狀態。膽汁中膽固醇含量的增加（通常只有百分之〇．三），壓制了膽汁鹽的溶解能力，因而促使膽固醇結石的形成。同樣地，膽汁鹽被製造的數量減少，也會導致膽固醇結石的形成。此外，水分攝取不夠，膽汁的流動性降低，許多膽固醇未能被適當地溶解，因而它重新構成小的膽固醇卵石。時間一久，這些小卵石就變成了大石頭。

若膽汁色素（膽紅素），也就是紅血球分解後的廢棄物，在膽汁中增加時，色素結石就會產生。在肝臟中有大量結石的人，其形成肝硬化、鐮狀細胞性貧血，或其他血液疾病的風險也會提高。這些併發症都會使膽汁中的膽紅素濃度變高，而異常升高的膽紅素，將導致肝臟和膽囊中形成色素結石（見圖27）。

當肝臟中的膽汁組成失去平衡，微小的膽固醇結晶便會開始與其他的膽汁分子結合，而形成小結塊。這些小結塊會阻塞更小的膽小管，進一步使膽汁流動減緩，令愈來愈多的膽汁將自己附

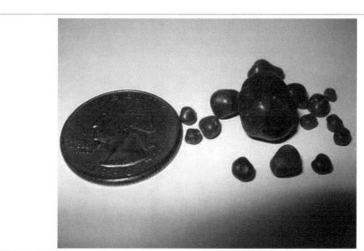

▲ **圖27**：紅色的膽紅素結石

著在這些小結塊上。最後，結塊大到一定程度，就被稱為結石。這些結石有的會進入較大的膽管裡，並與其他的結石凝結在一起，它們也可能自己長成更大的結石。結果，即使是在較大的膽管中，膽汁的流動也同樣逐漸受阻。一旦數條較大的膽管受阻，數百條較小的管道也會受到連動影響，最終肝管會被數量足以顯著降低消化過程的肝內結石（在肝臟內產生的結石）嚴重堵塞，因為肝臟會持續製造膽汁，愈來愈多的膽汁被轉變成結石，有些膽汁會進入血液中。一旦膽汁滲入血液，會導致皮膚變色（黃或灰色），並造成皮膚上的斑塊，例如肝斑。

肝臟中膽汁流動的遲滯，更進一步改變了膽汁的成分，進而影響了膽囊。膽囊中一個小的膽汁結塊，長成大到足以被注意並成為健康問題時，約需八年的時間。據悉，目前美國有十分之一的人其膽囊中有膽結石，也就是大概有三千一百萬人。其中，每年有五十萬人選擇進行膽囊手術。然而，卻很少有醫師和病人知道一個事實，那就是幾乎每個有著任何持續性健康問題的人，肝臟中都有膽結石。工業國家中的成年人，據估計約有百分之九十五，在他們肝臟的膽汁系統中有膽結石。

肝膽結石所造成的疾病，比膽囊中的結石所引發的還多。為了預防疾病，以及對疾病和治療方法有一個智慧性且突破性的了解，我們需要知道，是什麼令膽汁乾涸、改變了它天然的菌叢、破壞了它的酵素、增加了它的膽固醇和膽紅素。接下來的章節，明確指出造成膽結石的最常見原因。

飲食不當

吃得過多

錯誤的飲食，或許該為製造膽汁的成分失衡，進而形成膽結石負最大的責任。在所有的錯誤飲食當中，飲食過量對健康的影響最為深遠。經常食用過多食物，或飲食的頻率多過於身體滋養及維持本身所需，消化液（包括膽汁和胃酸）就會逐漸消耗殆盡。這會令被攝取的大量食物無法被完整消化。未消化的食物腐敗並發酵，成為有害微生物活動的來源。這種非自然分解食物的方式，改變了腸道環境的pH值（酸鹼值），將它轉變成利於酵母成長寄生的環境。分解病毒和細菌時會製造強大的毒素，干擾消化功能和免疫系統。

淨化肝臟和結腸、均衡攝取新鮮、鹼性的食物，是預防並治療細菌和寄生蟲感染最有效的方法；殺死細菌和寄生蟲無法解決問題，就算有發揮作用，效果也是有限。若愈來愈多毒物開始累積或徘徊在腸道中，淋巴和血液會開始吸收一些有害物質。如此一來會導致淋巴系統更進一步阻塞，血液也會變濃稠。這些都會使肝臟和排泄系統不堪負荷。

腸道疾病會嚴重地耗盡體內的膽汁鹽，因為小腸的下半段無法進行有效的再吸收。膽汁鹽指數低下，會導致膽結石的形成；患有克隆氏症（Crohn's disease）以及其他形式的大腸激躁症患者有顯著的結石形成風險，以及有膽結石者其罹患腸道疾病的風險增加，由這兩點可以得到證明。

過度飲食也是讓細菌性毒素進入血液和淋巴的主要原因。血液和淋巴的健康失衡，導致肝小葉裡的血液減少，進而改變了膽汁的成分，並產生膽結石。肝臟中的膽結石進一步阻塞了血液和淋巴液，整個身體的基礎代謝變差。一個人吃得愈多，身體細胞可獲得的養分就愈少。事實上，持續的過度飲食導致細胞飢餓，創造出比正常狀態更強烈的進食渴望。不斷渴望吃東西，是嚴重營養不良及代謝失衡的徵兆。此外，它也代表肝活動失衡，以及膽結石的形成。健康的人除非是真的餓了，否則不會有吃點心的慾望，也只有在他們的身體能確實消化並利用食物時，才會渴望進食。

吃到你完全飽了，或感覺自己再也吃不下任何東西，清楚意味著你的胃已到了無法發揮功能的地步。唯有當胃還有四分之一以上的空間時，胃中的消化液才能和攝取的食物混合。兩個弓起的手掌的食物，大概等於你四分之三的胃容量（請用你自己的手來測量），是胃一次最多能處理的量。因此，最好在你感到還能再吃一些時，就停止進食。讓晚餐餐桌稍微「餓」一點，能大大地改善消化功能，並預防結石和疾病發生。

在兩餐之間進食

最古老的健康科學──阿育吠陀，認為「在前一餐還未消化完之前進食」，是造成疾病的最主要原因之一。下述的原因，是人們為何在餐與餐之間進食的常見原因：

- 充滿壓力及匆忙的生活形態。
- 大量加工、精製及包裝精美的食物，太容易取得。
- 不管日夜，能取得速食餐點（營養價值低下）的便利性。

- 缺乏進食的滿足感及營養，因此變得渴望食物。這可以從在看電影時，快速地吃著爆米花或垃圾食物中表現出來。
- 為了安撫自己，逃避去處理恐懼或沒安全感的事物，而形成的情緒化進食。

這些原因造成不規律飲食的習慣，在現今的人口中相當普遍。結果，食物被加工及食物被改變的程度，使得它們所含的營養和能量（氣）就愈少，既然這類食物的營養價值低下，我們就必須攝取更多的食物來滿足身體的每日所需（攝取營養補充品無法取代真正的食物，也無法提供從進食而來的滿足感，而那卻是身體在成功消化並處理營養時所必需的）。

不規律的飲食習慣，包括在餐與餐之間進食，或在半夜還吃消夜，大大地擾亂了身體精密的生物節奏（詳見《健康與回春之祕》一書）。人體內大部分的荷爾蒙分泌，都要倚賴規律的進食、睡眠、起床循環。舉例來說，將食物分解成最基礎的營養分子的膽汁和腸道消化液，其製造高峰是在一天的正中午。這也就是說，一天的最大一餐應該在這個時候吃。相反地，身體的消化能力在早晨和晚上是較弱的。如果日復一日，午餐只是簡單吃個小點心，膽囊會無法將它所有的內含物擠到腸道中，因而留下夠多的膽汁來形成膽結石。請注意，膽囊天生的設計，是在一天的中午期間釋放出最大量的膽汁。如果你不利用身體自然產出的東西，它就會自行利用。

除此之外，在午餐時間只吃一些沒營養的食物，會造成營養不良，並讓你會經常渴望食用能夠提供快速能量補給的食物或飲料，包括用白麵粉（澱粉的作用和白糖一樣）製造的甜點、派餅、麵包、通心粉等，以及巧克力、咖啡、紅茶、汽水等這類食物。每一次攝取這類食物，膽囊就只會釋放少量的膽汁，然而只分泌這麼一點點膽汁，並不足以完全清空膽囊，如此一來就會增加膽結石的形成危機。

如果時常有在餐與餐之間進食的渴望，意味著消化及代謝功能的重大失衡。舉例來說，如果你在吃飯後的一、兩個小時內又吃下某樣東西，胃就得被迫讓先前吃下的餐點維持半消化狀態，而去消化剛被攝取的食物。之前的食物會開始發酵及腐敗，因而變成消化道內毒性的來源。相對地，新的食物所接收到的消化液是不足夠的，也同樣只有一半被消化。當身體忙於消化某一餐時，它是無法製造並輸送足以同時處理另一餐的膽汁，或其他消化液的。如果這個時走時停的過程重複多次，就會製造出不斷增加的毒物，同時到達身體細胞的營養則會不斷減少。這兩種壓力情況都會造成膽汁鹽的減少（對食物消化不良減少膽汁鹽的再吸收），以及肝臟為了回應對脂肪的消化不良而增加膽固醇的製造。而這些都會讓身體別無選擇地去製造膽結石。

要脫離這種致命的循環，需讓你自己更有意識地度過渴望食物的初始階段。當你的身體有了不舒服的徵兆時，去感受身體「告訴你」的。問你自己，你的身體真正需要什麼。如果你渴望某種甜的東西，試著吃些水果代替。

對很多人來說，渴望進食事實上是脫水的徵兆，整個身體真正渴望的是水。因為飢餓和口渴的訊號是相同的，一旦你喝了一、兩杯水，飢餓的痛苦或不舒服的感覺就會下降。同時間，確認你在午餐時間吃了一頓豐盛且營養的餐點。若你及時給自己的肝臟一次完全淨化，你的身體就能從這頓正餐接收足夠的營養，幾乎可以滿足身體每日營養所需。這能有效地終止你對食物的渴望，以及在餐與餐之間進食的需求。

在晚間吃豐盛大餐

另一個相同的飲食疾病，發生在當你一天中的主要餐點是在晚間進食時。膽汁和消化酵素的分泌在下午過後會顯著地減少，特別是在六點之後。因為這個原因，含有肉、雞、魚、乳酪或蛋等食物的餐點，無法在一天之中的較晚期間被適當消化。油脂量高的食物或那些油炸食物，要在晚間消化完全，對身體而言是很困難的，因而這類餐點就會在腸道中轉變成有毒廢棄物。

未被消化的食物最終一定會阻塞身體，首先是在腸道，接著則是淋巴及血液。這會大大地影響日間餐點的消化品質。逐漸地，由胃酸、膽汁和消化酵素等的分泌平衡，來決定的消化力就會降低，進而造成類似過度飲食所致的副作用。因此，在晚間吃大餐，是形成肝膽結石的主要原因。在上床睡覺前進食，也會抑制消化功能，道理差不多。理想的狀況是，從最後一次進食到睡覺，至少要有三個小時的間隔。晚餐最理想的時間，大概是在六點左右，理想的上床時間是在晚上十點左右。

攝取過多蛋白質

如同先前提到的，攝取過多蛋白質會導致血管（微血管和動脈），包括肝竇狀隙（liver sinusoids）的基底膜變厚並阻塞。《健康與回春之祕》一書詳細解釋了為何過度攝取蛋白質會影響竇狀隙和循環系統的其他部位，以及降低我們飲食中的蛋白質會如何清除阻塞流至肝臟、心臟、腎臟、大腦和身體其他器官的血液的斑塊。血液竇狀隙裡的蛋白質廢棄物，阻礙了血清膽固醇離開體內的血流。因此，肝細胞「假設」身體內缺乏膽固醇，這個「假設的缺乏」，刺激肝細胞增加膽固醇的產量到一個異常程度（雖然修復、治療及保護受傷的動脈部位時，的確需要很多的膽固醇）。過剩的膽固醇進入肝管中，接下來會被帶到小腸進行吸收。然而，因為細胞膜和竇狀隙的開口被累積的蛋白質纖維（膠原）堵住了，因此大部分過剩的蛋白質無法到達小腸，而是被困在膽管裡。所有過剩的蛋白質（未與膽汁鹽結合的），與肝臟及膽囊中的其他膽汁成分結合，形成了小的結晶塊，形成了膽固醇結石。

值得注意的是，亞洲人一般而言是採取低蛋白質、高脂肪的飲食，但他們的膽囊中卻少有膽固醇結石。另一方面，在美國人的膽囊中有膽固醇結石卻非常普遍，因為美國人的飲食富含肉類及奶類蛋白質。

飲食中的脂肪在升高血液膽固醇的含量上，只扮演了一個次要、幾乎不顯著的角色，大部分是由肝細胞來製造身體每日正常基礎代謝所需的膽固醇。我們的飲食中需要膽固醇的主要原因，並非我們需要它來符合我們對膽固醇的需求，而是需要它來幫助消化並吸收其他食物，以衍生出脂溶性的維生素。唯有在竇狀隙的基底膜，被厚厚地塗滿蛋白質廢棄物時，肝臟才會提高膽固醇的產量。

體內製造過多蛋白質的其他原因，包括壓力、抽菸，以及飲用含酒精和咖啡因的飲料。舉例來說，抽菸會讓吸入的一氧化碳破壞了紅血球，因此無法釋放大量的蛋白質分子到血液中。一旦這些退化的蛋白質被丟棄在血管壁中的數量過多，就無法有足夠數量的膽固醇到達身體細胞，而肝細胞就會自動地增加膽固醇的產量。這種反應的副作用，就是形成膽結石。抽菸也有很高的風險會形成膽結石。

如果你不是個素食者，最好先將肉類、蛋和乳酪戒除，然後將其他動物性的蛋白質，例如禽肉和魚的量降到最少。一個針對女性主要慢性病的危險因子最大型的長期研究之一，護士健康研究（The Nurses'Health Study, 二〇〇六年十一月）就指出，女性如果一天多吃一．五份牛肉、羊肉或牛肉，則她們罹患荷爾蒙受體陽性乳癌的機率會加倍。「一份」大概等於一個漢堡或熱狗，如果這麼少量的肉類會造成癌症，它當然也會造成一大堆健康問題，包括膽結石。

雖然所有動物性蛋白質都會有形成膽結石的作用，但白肉，包括雞肉、火雞肉和兔肉，對肝臟造成的傷害較小，不過前提是它們必須是放養的，且一週攝食不超過一或兩次。然而請注意，禽肉是所有動物性產品中含有最多寄生蟲和寄生蟲卵的。舉例來說，美國超過百分之八十的禽肉被沙門氏菌感染了。動物的屍體例如肉類、禽肉和魚，都會自然成為寄生蟲感染的目標。一旦你對肉及其他動物性蛋白質的胃口消失（通常發生在你的肝臟變乾淨之後），你就會逐漸地轉換成平衡的素食/蔬食飲食。

最好能避免油炸的食物，例如炸薯條，因為它們會使膽囊和肝臟的病況惡化。這些食物充滿了反式脂肪，它是造成癌症的主因。反式脂肪對人類健康是非常危險的，因此紐約市最近就禁止餐廳使用。

世界上有非常多的人口，都仍維持素食（vegetarian；每天會攝取一些奶製品）或嚴格的素食（vegan；不吃來自動物的任何東西），且因此，他們不消耗或只消耗少量的動物性蛋白質。這些族群幾乎不會出現像心臟病、癌症、骨質疏鬆、關節炎、糖尿病、肥胖、多發性硬化症等退化性疾病。

＊人體是一個蛋白質工廠

身體對蛋白質的需求事實上是很少的，絕對不像食品及醫療產業所引導你去相信的那麼高。首先，身體約有百分之九十五的蛋白質是可回收再利用的。其次，肝臟會從胺基酸合成無法從食物中獲得的新的蛋白質。事實上，人體的每個細胞都會製造蛋白質，每個細胞的細胞核會持續地進行蛋白質的生產。腦細胞也會製造蛋白質，也就是神經胜（neuropeptides），以應付你所有的思考或感覺。神經胜，也被稱為神經傳導素，是分子間的語言，令心智、身體和情緒能夠溝通。身體製造數千種不同的酵素，全部都含有蛋白質。不攝取蛋白質並不會令身體製造蛋白質的能力消失；相反地，攝取過多蛋白質卻會嚴重地阻塞血液和淋巴液，並令細胞窒息，同時令它們製造蛋白質的能力消失。事實上，大部分蛋白質缺乏的情況，都是因為吃了過多的蛋白質。

所有的蛋白質都是各種鏈胺基酸（chains of amino acids）所組成，而胺基酸含有氮、碳、氫以及氧分子。這些分子在身體吸入空氣、喝水和進食時被攝入，碳、氧和氫原子結合形成我們所稱的碳水化合物。如果加入氮，蛋白質於焉形成。因為它們都是以某種型態立刻進入血液中的，所以它們幾乎都能立刻被身體細胞利用。

若對人體加以分析，會發現它含有百分之六十五的氧、百分之十八的碳、百分之十的氫，以及百分之三的氮。身體質量（body mass）中大約有百分之四，是由三十七種微量元素構成，它們都可以在海鹽及多種食物被找到。

我敢斷言，呼吸空氣是一個最有效的方式，讓腦細胞和身體其他細胞能自我補足它們製造蛋白質的所需。雖然沒有科學家做過這個研究，以證明人體可以直接從這些分子製造出蛋白質，但也沒有證據顯示它無法做到。

＊我們仍能相信科學嗎？

儘管沒有人提供我們任何科學證據，但我們仍被期望盲目地相信，對於某些掌控地球上生命最基礎現象的科學解釋是正確的。舉例來說，每個孩童在學校都學過「光合作用」的原理，說植物會從環境中吸收二氧化碳並將其轉換成氧。但只因為生物教科書上這麼說，所以每個人都同意這種說法，然而，這件事卻不是真的。

任何人都能進行非常簡單的實驗（例如D. Enger實驗，註1）來證明植物、花朵和樹木，絲毫不能像生物科學所宣稱的能製造氧氣，而它們也不會吸收二氧化碳。它顯示了其實光合作用是因為植物吸收了硝酸鹽氮。當然，在你進行真正的實驗之後，「你一定是瘋了」的爭論就會崩解。

光合作用，這個生物學上最偉大的發現之一，是植基於一個實驗，這個初始的科學實驗是先將植物的莖部進行切片，再量測它所釋放出的氧氣量。在執行了這項實驗後，雖然並無任何證據可以佐證該理論，科學家仍然下了個結論，即植物和樹一定是在製造氧氣。從此之後，任何「有理性」的人都明瞭，為了生存，樹和其他植物需要吸收二氧化碳以製造氧氣。藉由吸收二氧化碳，植物自然地釋放氧氣以供人類和動物呼吸。這會有什麼值得懷疑的地方嗎？

若將人的動脈切片後，因為在血液中發現了氧氣，所以宣稱人體可以製造氧氣，當然是極為荒謬的說法。但，那個原本的生物科學實驗想要我們相信的，正是這種令人不可置信的主張。

一如這些科學家想要我們相信的，若要證明植物是否真的會製造氧氣，我們必須調整一下這個實驗。去量測植物周圍空氣中的氧氣和二氧化碳含量，要比量測樹液中的氧氣含量更為合理。若植物真如該宣稱所云，能夠吸收二氧化碳並釋放氧氣，我們應該可以發現植物周圍空氣中的氧氣濃度呈現上升，而二氧化碳的濃度呈現下降，不是嗎？甚至不必要是個科學家也很容易就能得到證明或反證。

1. 將一小盆澆灌得宜的植物，放入一個可以避免空氣進出的夾鏈袋內。
2. 再將一個可以量測氧氣濃度的數位分析儀置於袋內，然後緊閉袋口。
3. 將兩盞一五〇瓦的燈對該袋進行照射（所有植物都需要光來進行光合作用）。

在這實驗的頭六分鐘內，在袋中的氧氣不增反減，下降了百分之〇．二。三天後，空氣中的含氧量從二〇．九降至十五．四，如果你同時量測二氧化碳的濃度，它從零上升到百分之六．四。到此階段，植物就會死去；因為沒有氧氣，它被二氧化碳悶死了。你可以重覆實驗一千次，而每次都會是同樣的結果：在封閉環境中，空氣中氧氣的含量減少，而二氧化碳濃度變高。和人類及動物一樣，植物也要吸收氧氣並釋放二氧化碳，這是不容否認的事實。

溫室氣體造成氣候變遷的理論基礎，其實是來自於一個未經實證的想法，它認為內燃機、動物及人類將大量的二氧化碳排放進入環境中，而造成氣候變遷。然而，這同樣不是事實。將量測二氧化碳排放的儀器放在交通頻繁的高速公路旁，你會發現空氣中的二氧化碳含量是零。

或者，若你想試著做，也可以把二氧化碳量測儀放在一個空塑膠袋內，然後深吸一口氣，再把它吹入袋中。你將發現袋中的二氧化碳含量是零，但你也會注意到，袋內氧氣的含量從一般呼出氣體中的百分之十七，恢復到我們身邊一般空氣中含量的百分之二十一。這是個科學無法解釋、也出乎意料之外的結果。

這兩個實驗都顯示，當二氧化碳被釋放後，就會分解成碳和氧。植物跟我們一樣吸收氧氣，製造二氧化碳。而它製造出的二氧化碳一經釋出，即分解成可用的碳和氧，這使得無論是植物、人類和動物，都會間接產出這個星球上的氧氣。

溫室氣體理論的發明，僅使數百億美元的產業獲利，但並非來自真正的科學結果。從人類存在地球，擁有歷史記錄以來，我們不僅不承認人為科學曾創造出許多最可怕的錯誤，更可怕的是，我們還要繼續依靠這些破綻百出且貪婪腐敗的人為科學嗎？科學到底還在多少其他重要的議題上誤導了人類？

＊一定要吃蛋白質嗎？

我們知道有些人「辟穀食氣」，身體已經調整成只要喝水或呼吸就可以存活，並沒有缺乏蛋白質的問題。我小時候（從八歲到十四歲）每年夏天為了健康，都斷食六個星期，這期間只喝藥草茶和水，用大腸水療、日光浴、運動、暖腹草藥包和泥浴來淨化身體。雖然禁食的前三天總是很不舒服，但完全不吃蛋白質並不會造成蛋白質缺乏，也不會影響身體發育。

此外，過去四十年來，除了奶油，我只吃純素的食物。除非把蔬菜、酪梨和幾種堅果歸類為高蛋白質食品，否則根據主流的醫學理論，我四十年前就該活不下去了。不過，到了五十八歲（二〇一二年），我的身體還比以前更健康。

我認識一些幾年未進食的人，他們也非常健康。顯然人體內一定有種機制，讓這些人可以製造每天需要的數十億塊蛋白質，維持基本的運作，供養人體生理之用，但是，目前的醫學理論仍無法解釋這種現象。

如果某些人有跟植物一樣的機制，能從空氣中攝取大量原子（碳、氧、氫和氮）並轉化為營養素，我們應該要嚴肅看待，不能駁斥為假科學。雖然每個人就某種程度而言都能「辟穀食氣」（不靠食物就能活下去），但到了人類歷史的這個時代，我並不建議大家這麼做，因為當身體充滿毒素或不在完美的健康狀態下，這麼做會非常危險。

如果你還擔心攝取的蛋白質不夠，你知道半杯豆子的蛋白質就等於九十公克的牛排嗎？除了豆子，堅果和種子、甘藍葉菜、羽衣甘藍和酪梨也飽含有用的蛋白質，白椰花菜和綠花椰菜的蛋白質含量高達百分之四十，小麥、大麥、燕麥和米也有豐富的蛋白質，藜麥這種穀物基本上就是蛋白質，奇亞籽也是，就連水果也有百分之五是蛋白質。

事實上，所有的植物性食物都含有蛋白質，因為細胞結構由蛋白質組成。植物性蛋白質跟動物性蛋白質同樣包含二十二種胺基酸，消化相對而言也很容易。儘管大多數植物性食物本身或許沒有完整的蛋白質，如豆莢、堅果、種子、全麥、蔬菜和水果，但每天吃下的各種植物性食物都會在人體中累積胺基酸。也就是說，吃純素的人在早餐、中餐和晚餐吃下形形色色的植物性食物，人體能很輕鬆地結合這些胺基酸，製造完整的蛋白質。

＊吃肉對健康的風險

除了導致膽結石，動物性蛋白質也會造成其他更嚴重的問題。人體要把死去動物身上衰退的死屍蛋白質轉成有益健康的好用蛋白質，過程非常複雜，沒有效率又浪費精力。加熱魚、蛋、肉和家禽會幾乎完全消滅這些蛋白質（凝結和改變性質），讓人體細胞難以利用。這些有害的蛋白質碎片很有可能進入血液，如此一來就會造成血管發炎，對心臟、腦部和腎臟以及身體其他部位都會帶來嚴重的後果。

人類跟貓、狗和狼等肉食性動物不一樣，人的生理組成就是無法利用肉類食物且在同時避開危害。小孩子胃部製造出來的胃酸濃度只能消化約三十六公克的牛排。吃下的肉起碼有百分之八十可能會腐敗，產生毒素。胃裡的亞硝酸鹽會跟食物中的蛋白質起作用，形成N-亞硝基化合物（致癌的亞硝胺）；加熱含有亞硝酸鹽或硝酸鹽的肉品時，也會製造出這些毒性很強的化合物。

胃液的濃度可以決定物種天生的飲食。野生動物不會吃下無法成功消化的食物。野貓吃肉卻沒有問題，因為牠們的胃液由胃酸和分裂蛋白質的酵素胃蛋白酶組成，濃度是人類胃液的一百一十倍，連最堅硬的骨頭都能溶解。這些濃烈的酸液在消化肉類時也能防止腐敗。相較之下，人類胃部分泌的液體量少且稀薄，無法完全消化肉類，也無法抑制肉類分解時產生的細菌。肉食動物吃下去的肉要很快離開胃部，才不會造成傷害。然而，人類的胃是橢圓形，由一連串胃皺襞組成，可以擴張，所以能讓食物在胃裡停留很長的時間。

在正常的情況下，胃裡預先消化過的食物會以化學方式刺激末端的G細胞釋放胃泌激素。胃泌激素是一種胜肽荷爾蒙，刺激胃部細胞分泌胃酸，並幫助胃蠕動。但是，吃進肉、家禽和魚，要等好幾個小時，才會跟胃酸結合。在某些情況下，可能會停留六至八小時，然後才進入腸道。因此，這些食物還在胃裡就開始腐敗。另一方面，大多數素食不到三小時就會離開胃，水果不到二十分鐘就會通過胃。

吃肉的人碰到的問題還不止這些。肉食動物的消化道比人類短，肉類能快速通過並快速排掉，但在人類長長的腸子裡，肉、家禽、蛋、魚和奶製品等低纖維食物移動得很慢。這些動物性食物無可避免地減慢了人類腸道的蠕動，導致腐敗，釋放出致癌的毒素，例如亞硝胺、腐胺和屍胺。這也能解釋為什麼愛吃肉的人得大腸癌的案例很多。

經常攝取動物性蛋白質也會損害腎臟和肝臟。肉食動物的肝臟和腎臟比人類的大很多。舉例來說，獅子的腎臟快跟大象的差不多大，因為獅子需要這麼大的腎臟來處理肉類消化後產生的大量含氮廢棄物。我們的腎臟相對來說較小，不適合處理消化肉類後產生的含氮廢棄物，裡面含有毒性很強的氨，需要用大量的水從體內沖出。尿酸這種廢棄物的毒性比較低，但也需要用大量的水沖掉，不然會產生腎結石。不過，常吃肉的人往往很少一天喝兩三公升的水，來防止這些廢棄物累計在腎臟、血液和組織中。

不少研究指出，吃下大量蛋白質會導致腎臟肥大，或讓原有的肥大情況惡化，也會導致骨質疏鬆、腎結石、糖尿病腎病變、自發性高鈣尿症、鈣化腎結石以及降低肌酸酐清除速率（註2）。肌酸酐高到異常，很有可能代表腎臟病變或衰竭。此外，常吃肉也會讓人類相對來說比較小的肝臟和膽囊承受負擔，長久下來造成器官機能損傷。獅子的肝臟非常大，能分解大量的蛋白質，從血液中排出大量的含氮廢棄物，而其膽囊能裝載的膽汁是人類的三倍，足以消化肉類食物中所有的蛋白質跟脂肪。人類的肝臟不像肉食動物的肝臟，無法完全消除動物性食物中本來就有的有毒產物，例如氨和尿酸。血液中的尿酸過高，會傷害全身的血管，也是退化性疾病的主因。

如果人體需要定期攝取高蛋白質飲食，開發中國家的居民大多吃不到此類食物，早就該奄奄一息或死了。但事實並非如此。相反地，在模里西斯等國家，當地人愈來愈流行用肉食取代素食，心臟健康狀況因此快速惡化。世界衛生組織提供的統計資料指出，在一九四〇年代，模里西斯死於心臟病的人只有百分之二。到了一九八〇年，已經增加到百分之四十五，令人難以置信。

一九九一年，根據無數的科學研究，世界衛生組織提出詳細的報告，指出飲食中富含動物性產品「會促進」心臟疾病、癌症和其他幾種疾病。報告認為飲食如果富含糖、肉、其他動物性產品、飽和脂肪以及膽固醇，容易導致慢性疾病，並提出帶有威脅的預告：「如果這種趨勢持續下去，到了世紀末，全世界各國的主要健康問題都會變成心血管疾病和癌症。」正如我們所知，這項預言已經成真。

一九九五年，由五千名醫生組成的權威組織「負責任醫療醫生委員會」（Physicians Committee for Responsible Medicine, PCRM）證實，素食者較少得病，他們鼓勵美國政府建議美國人民吃素。在這之前，美國飲食指南從未評論過素食主義對提升健康的重要性。然而，到了一九九六年，負責任醫療醫生委員會發出以下聲明：

「……素食者的健康狀態良好。素食者的飲食符合飲食指南，也能達到一天的營養素建議攝取量。吃素不代表要限制蛋白質的攝取……」

負責任醫療醫生委員會的報告檢視了一百多份已經出版的研究，後來又提出清楚的飲食建議：「科學文獻支持我們用蔬菜、水果、豆類（豌豆、豆實、鷹嘴豆）和穀類當成主食。肉、乳製品和添加的蔬菜油並非必需。」科學研究一面倒地支持均衡的素食，動物性蛋白質並非人類不可或缺的食品。

除非是長期脫水或因飢荒而營養不良，在開發中國家，很少看到缺乏蛋白質的人。相反地，地球上最不健康的人住在美國和其他工業化國家，他們都把蛋白質當成「必需品」。吃太多蛋白質造成的健康問題包括：胃食道逆流、肥胖、淋巴水腫、痛風、風濕、骨質疏鬆、動脈硬化、腎臟受損、腎結石、糖尿病、口臭、癌症，尤其是大腸癌，當然還有的會造成很多其他問題膽結石。

一般人都認為需要多吃蛋白質，這是一種誤解，完全不符合科學，還可能帶來傷害。均衡的素食者很少得慢性病。最近的研究顯示，吃純素甚至能防止糖尿病。另一方面，常吃肉會增加死亡的風險，包括糖尿病、心臟病、癌症和骨質疏鬆。

美國國家癌症研究所的報告探討了五十多萬名五十歲到七十一歲男女的病歷，追蹤他們十多年來的飲食和其他健康習慣。從一九九五年到二〇〇五年，死去的男性有四萬七千九百七十六人，女性有兩萬三千兩百七十六人；研究結果於二〇〇九年三月二十四日刊登在《內科學文獻（*Archives of Internal Medicine*）》期刊上（註3）。

研究人員把志願者分成五群，並將所有其他的主要因素都納入考量——吃新鮮蔬菜水果、抽菸習慣、運動、肥胖等。吃最多肉的人每天吃大約一百六十公克紅肉或加工肉品——大概等於一塊六盎司的牛排。

大量食用紅肉的女性跟其他女性相比，死於癌症的機率高出百分之二十，死於心臟疾病的機率高出百分之五十。男性死於癌症的機率高出百分之二十二，死於心臟疾病的機率高出百分之二十七。比較的基準是少吃紅肉的人，每週只有五盎司，等於一天二十五克——大概就一小片培根。研究也包含白肉的資料，發現在同一段時間內大量攝取白肉，相關的死亡率略微下降。然而，吃很多白肉仍有可能提高死亡機率。如果吃肉可以殺死這麼多人，我們可以假設吃肉會讓更多人生病。

曾任職美國癌症協會（American Cancer Society）的宏納醫生（Christine Horner, M.D.）是全美知名的外科醫生，她是作者常發表演說，她承認在這所強大的組織任事十年間，想法也受到改變。一九九〇年代，宏納醫生率先鼓吹立法，要保險公司為切除乳房的病患支付乳房重建的費用。她說，她學到要告訴患者：「我們不知道導致乳癌的成因，我們不知道怎麼治療，所以女性最好要做乳房攝影和乳房檢查，及早發現免得因此死亡。」當然，她現在明白乳癌的成因是什麼，在美國和世界各地巡迴宣導。

舉例來說，現在有無數流行病學的研究結果指出美國女性罹患乳癌的機率遠超過亞洲女性；移居美國的亞洲女性罹患乳癌的風險也急速上升。事實上，根據科學研究，吃最多紅肉的女性罹患乳癌的機率比別人高出百分之四百！即使在日本，每天吃肉的富裕女性和很少吃肉或從來不吃肉的女性相比，罹患乳癌的機率高出百分之八百五十，非常驚人（註4）。此外，在英國和德國的大型研究指出，素食者和肉食者相比，罹癌機率低了百分之四十（註5）。

哈佛大學的研究人員做了預期性的分析，對象是九萬多名停經前的女性，介於二十六到四十六歲，分析結果顯示，在停經前食用動物性脂肪，尤其是來自紅肉和高脂乳製品的脂肪，會提高乳癌的風險（註6）；植物性脂肪則不會。

在美國國家退休人口飲食與健康研究院（AARP Diet and Health Study），來自美國國家癌症研究院（National Institutes of Health, NIH）的研究人員根金格（Genkinger）和庫石科（Koushik）研究了四十九萬四千名參與者的健康資料。在長達八年的研究中（註7），研究人員比較了前百分之二十最愛吃紅肉和加工肉品（來自哺乳類、牛、羔羊、豬和小牛的肉；以及用鹽、煙燻或火烤的肉）的參與者，以及最不愛吃肉的百分之二十。

研究結果非常引人注目。最愛吃肉的參與者和最少吃肉的比起來，罹患大腸直腸癌的風險高出百分之二十五，罹患肺癌的風險高出百分之二十（肺癌和結腸直腸癌，是癌症死亡原因的第一名和第二名）。得到食道癌及肝癌的風險則增加了百分之二十到六十。多吃肉的男性也更有可能得到胰臟癌。在關於大腸癌的統合分析中（包括到二〇〇五年的研究結果），做結論的協會指出，吃紅肉會增加百分之二十八到三十五的風險，而加工肉品則提高百分之二十到四十九。

研究人員指出，肺癌或大腸癌患者每十個當中有一個若能限制紅肉攝取量，就有機會避免罹癌。根據過去六十年來在中國和其他地方做的癌症研究，如果完全避開動物性蛋白質，癌症其實有可能變成罕見疾病。

其他研究發現攝取肉類也可能引發膀胱、乳房、子宮頸、子宮內膜、食道、膠質細胞瘤、腎臟、肝臟、肺臟、口腔、卵巢、胰臟和攝護腺的癌症。另一方面，也有不少研究指出攝食蔬果可以預防癌症（詳情請見《癌症不是病》一書。），有些結果刊登在二〇〇七年出版的《美國流行病學期刊（*American Journal of Epidemiology*）》和《內科學文獻（*Archives of Internal Medicine*）》上（註8）。

大家絕對看得出來，美國癌症協會給民眾的聲明只是睜眼說瞎話：「我們不知道癌症的成因。」現在探討癌症各種成因的科學研究和參考資料，已經成千上萬了。雖說如此，除了罹癌機率最低，一生吃純素的人得到膽結石和心臟疾病的機率也比別人低（想要了解根據阿育吠陀的體質分類，以及如何進行全素食，可參考《健康與回春之祕》一書。）。

吃到汙染的肉類除了有罹癌的風險，也有其他的。一篇刊登在美國農業部食品安全檢驗局網站上關於「目前主動回收」的評論指出，二〇一一年回收的牛肉、豬肉、雞肉和火雞肉產品超過六千萬磅，因為感染了李斯特菌、大腸桿菌和沙門氏菌（註9）。

吃下汙染肉品而導致的食物中毒也是造成疾病和死亡的主因。肉（屍體）自然容易受到細菌感染，就算採取最完善的預防措施也不能保證安全。美國疾病控制與預防中心指出，每年在美國，四個人當中就有一個因為吃了汙染肉品而生病，每年因食物中毒而罹病的案例高達七千六百萬。

大腸桿菌食物中毒最常見的症狀包括嚴重的腹部痙攣、血痢、發燒和嘔吐。有些感染狀況可能導致溶血性尿毒症候群，引發腎臟衰竭。美國每年就有三十二萬五千人住院，五千人死亡；固定吃下未受到汙染的肉品就已經造成不少人死亡，上述情況更是不必要，可以避免。

＊海鮮——出乎意料之外的殺手

海鮮原本就含有不少寄生蟲，有些可能嚴重影響人類健康。吞下活的條蟲幼蟲，可能會導致條蟲感染。條蟲能在人體腸道內存活數年，感染症狀包括腹痛、虛弱、體重減輕和貧血。吃生魚特別危險，因為很容易被寄生蟲感染。

海鮮內的汙染物也很多，例如汞和鋁，因為魚類很容易吸收這些元素，但無法消除。土魠魚、馬頭魚、旗魚和鯊魚的汙染程度最為嚴重。海鮮導致的食物中毒可能非常嚴重。鯛魚、鯖魚、金梭魚和石斑魚可能導致熱帶性海魚毒食物中毒，症狀包括心跳變慢、血壓降低、關節和肌肉疼痛。養殖魚類通常含有抗生素、化學物和著色劑，讓魚兒看起來很健康。舉例來說，病懨懨發灰的養殖鮭魚也能看起來很健康，呈現粉紅色。梅約醫學中心（Mayo Clinic）的研究人員指出，用於養殖魚類的抗生素、殺蟲劑和其他化學物吃下肚後，可能會帶來嚴重的危害。

據稱吃魚或魚油可以防止動脈硬化，但目前並沒有足夠的證據。另一方面，賓州大學醫學院病理學系（Pathology University of Pennsylvania School of Medicine）的副教授齊默曼博士（Michael R. Zimmerman, M.D., Ph.D.）的論文提供了最為古老的證據（確切來說是一千六百年），吃魚可能會導致動脈硬化。

一名一千六百多年前死去的愛斯基摩女人，冰凍的屍體在解剖後讓人發現，冠狀動脈裡的硬化斑塊非常嚴重。解剖結果也發現愛斯基摩人雖然攝取大量鈣質，她卻有骨質疏鬆。現在我們當然知道，吃下過多的動物性蛋白質會導致鈣從骨頭流失，來中和動物性蛋白質的強烈酸性。靠海吃海的伊努特人平均壽命為四十三歲半（排除嬰幼兒時期死亡的人口數）。在阿拉斯加的俄羅斯佈道團提供的死亡表，記錄一八二二年至一八三六年間以傳統方式過活的伊努特人死亡年齡（由維尼亞米諾夫彙整，取自《癌症：文明病（*Cancer, Disease of Civilization*）》一書，註10），他們的免疫系統特別弱，最常見的死因是急性感染。

*吃肉導致缺乏維生素B_{12}

吃動物性蛋白質除了會導致許許多多疾病，還有可能致命，吃肉的人也比吃素的人更容易貧血，因為缺乏維生素B_{12}。

事實上，我看到肉食者貧血的情況遠超出素食者。我小時候也吃動物性蛋白質，就貧血了好幾年，但吃純素數個星期後就復原了。

富含蛋白質的食物缺乏膳食纖維，低纖維食物容易減緩腸胃蠕動，導致慢性腸道阻塞。大腸裡累積無法排出的廢棄物可能含有嵌塞的糞便、硬化黏膜、死去的細胞組織、膽囊排出的膽結石、死掉和沒死的細菌、寄生蟲、蛔蟲（所有的肉食者，在他們的腸腸中有相對大量的蠕蟲和寄生蟲）、金屬和其他有害物質。腸道阻塞會嚴重損害大腸吸收重要礦物質的功能，也無法吸收細菌產生的維生素，包括非常重要的維生素B_{12}。有些廢棄物可能會進入淋巴和血液系統，讓你覺得疲倦、懶散或病懨懨的。

有人說維生素B_{12}只出現在動物性食品裡，例如肉、魚、蛋、乳酪等，根本是一派胡言。發酵的植物性食物和海藻都有B_{12}健康的口腔跟消化道裡也有。缺乏這種維生素，據信會導致惡性貧血和脊椎神經纖維退化，進而造成神經病變或失智。

有人說不吃動物性食品的人一定缺乏B_{12}會危害健康，這種說法沒有科學根據與事實基礎，會造成誤解。腸道和口腔內的數十億個好菌，除了製造維生素K、B_1和B_2，也是提供能量的短鏈脂肪酸，能製造出足夠的B_{12}來確保身體健康。人體需要的量也不大，健康的人一生所需的維生素B_{12}大概是小指指甲的一半大。

此外，肝臟能儲存B_{12}多年，知道如何循環使用這種維生素。這或許就是為什麼吃純素的人只要飲食均衡，少有缺乏B_{12}的問題（與大眾的想法相反）。如果人體需要更多B_{12}，會本能地渴望能符合這種需求的食物（但不是貪食）。然而，如果肝臟和腸道堵塞，人體本能受到壓抑，不論吃肉吃素，最後還是會缺乏B_{12}。

要讓人體獲得B_{12}，胃部必須製造含有足夠內在因子（intrinsic factor）的胃液。沒有足夠的內在因子，B_{12}後無法在小腸內由人體吸收。若胃酸中缺乏內在因子，容易造成胃食道逆流，也是缺乏B_{12}的主因。均衡的胃液分泌能讓食道括約肌保持關閉。同時吃下肉類蛋白質跟澱粉類食物（例如馬鈴薯、米或麵包），會讓胃液無法發揮作用。這會讓食道括約肌保持開啟，胃裡的酸性物質就能回到食道裡。由於吃肉的人也會搭配動物性蛋白質吃下馬鈴薯跟白米，比吃純素的人更有可能碰到胃酸逆流和缺乏B_{12}。

縮胃手術則是另一個造成B_{12}缺乏的原因，也會導致惡性貧血。其他造成這些狀況的危險因子包括飲酒過量、胃部腫瘤、胃潰瘍、克隆氏症、吃海鮮造成的絛蟲感染、手術移除消化維生素B_{12}的小腸腸道，以及腸道吸收不良的問題。消化和吸收不良，最常見的起因便是膽汁分泌不足，因為肝臟和膽囊的膽管裡有結石。也是胃液分泌減少的因素，尤其年長者常有這種狀況。

此外，制酸劑和「每福敏」（metformin，用來治療糖尿病）會干擾膽汁分泌，進而影響維生素B_{12}的吸收。服用抗生素會快速消滅有益的細菌，必定導致有害的細菌在小腸和口腔內過度生長。腸道生態遭到干擾，是B_{12}缺乏最常見的理由。很多成藥會影響膽汁分泌，因此也會造成B_{12}缺乏。

因不常晒太陽而缺乏維生素D，就會減少膽汁分泌，造成B_{12}缺乏。根據英國研究，徹底清洗有機種植、施天然肥料的蔬菜也是成因。比方說，用牛糞施肥的食物會在水果皮和蔬菜裡留下大量的B_{12}。所以，先別下結論說純素飲食一定無法提供足夠的B_{12}，要細查其他更有可能的起因。別忘了，吃一次抗生素就會大幅降低肝臟儲存和釋放B_{12}的能力，也會消滅製造B_{12}的腸道細菌，無法重生！

＊人類本就該吃低蛋白質飲食

所謂「科學」論證說必須結合某些食物（例如豆實和米）才能攝取完整的蛋白質，基本上也是誤傳。人體不用依賴食物中的蛋白質來製造保持健康所需的蛋白質。大象、野馬、猩猩和公牛等強壯的動物也不需要攝取動物性蛋白質。跟我們一樣，牠們的純素食物、呼吸的空氣、晒的太陽和喝的水，提供必要的分子來製造蛋白質和強壯的肌肉。給牠們動物性蛋白質飼料，可能會害牠們生病或死亡，人也是如此（上面提到的研究已經提出實據）。

有些人爭論，基因組成和人類幾乎一模一樣的黑猩猩也吃肉，因此，我們的基因也適合吃肉。然而，黑猩猩不吃其他的動物。牠們一天攝取的動物性蛋白質大概就半顆豌豆這麼大，而且不是動物，是小昆蟲。黑猩猩的手和指甲、牙齒以及消化道跟主要吃純素或果食的動物一樣，不像肉食的野獸，可以獵捕、撕開和吞噬其他動物。

母乳的組成則是動物是否需要高蛋白質食物的最終決定因素。人類屬於靈長類，靈長類製造的乳汁，其蛋白質含量很少。在所有的靈長類動物中，人類製造的乳汁蛋白質含量最低，大概百分之〇．八至〇．九。另外含有百分之四．五的脂肪、百分之七．一的碳水化合物及百分之〇．二的灰（礦物質）（註11），每一百毫升的蛋白質依然低於一克，牛乳的蛋白質則是每一百毫升三．五克。黑猩猩、狒狒、獼猴和大猩猩的乳汁蛋白質含量，則只有百分之〇．八五到一．二。

現在我用獵豹當例子，來比較人類和其他靈長類乳汁中的微量蛋白質和肉食動物乳汁中的豐富蛋白質。獵豹乳汁每公斤中的營養物含量為九十九．六克蛋白質、六十四．八克脂肪以及四十．二一克乳糖（註12）。蛋白質含量為百分之九．九六，是人類的十倍以上。此外，我們在幼兒時期需要的蛋白質為百分之五，成年後急速增加到百分之十到二十，有人能解釋為什麼嗎？

人的乳汁是新生兒最重要最均衡的食物。新生兒的細胞要分裂繁殖，讓身體長大，似乎很需要蛋白質。但從一出生開始，成長中的嬰兒天生就無法吸收高濃度蛋白質的食物。科學無法就此解釋人體真實的運作。

事實上，嬰兒從母乳中不論接收到什麼營養，加上空氣和陽光，就有足夠的要素讓細胞合成蛋白質，出生後過了十六個月，體重會變成剛出生的三倍，不需要高蛋白質食物。經歷過一生中成長最快速的時期，也就是出生後的十六個月，更不需要高濃度蛋白質的食物。事實上，吃奶一年後，母親乳水中的蛋白質甚至會變少。營養學主張我們每天都要吃大量的蛋白質才能存活，但從嬰兒身上就可以看出事實並非如此。

成年後，人體完全停止成長，可能吃下沒有必要的食物，或吃的東西影響到人體的重要機能。在成長最快速的時候，食物中的蛋白質不到百分之一，完全停止成長後，營養師卻建議要有百分之十到二十，根本不合理。

母乳中的大量碳水化合物跟脂肪，讓我們明白成年時期該吃什麼樣的食物。水果、蔬菜、穀類都富含碳水化合物。除了吃橄欖、堅果、種子和酪梨，橄欖製成的橄欖油以及椰子油都能滿足我們與生俱來對脂肪的需求。

除了清理肝臟和膽囊，我建議大家檢查目前的異常健康狀況，說不定就是吃太多蛋白質造成的。有時候，兩三天不吃這些食物，就可以讓你感到輕鬆愉快。

容易引發膽囊疼痛發作的食物及飲料

蛋、豬肉、油膩的食物、洋蔥、家禽、低溫滅菌牛奶、冰淇淋、咖啡、巧克力、柑橘類水果、玉米、豆子以及堅果，已知會對有膽囊疾病的人造成更大的衝擊。在一九六八年的一項研究中，當一群患有膽囊疾病的病人，採取了排除以上所有食物之後，症狀完全消失了。如果在他們的飲食中加入蛋，則有高達百分之九十三的病人對膽囊造成傷害。

以下症狀可能意味著膽結石疼痛發作：

- 右側胸痛，通常在胸廓以下
- 噁心或反胃
- 嘔吐、放屁，也可能腹瀉
- 持續噯氣（打飽嗝）或打嗝
- 肝臟和膽囊出現極度觸痛感
- 只能彎曲身體走路
- 因強烈疼痛而無法呼吸（因痙攣引起）
- 疼痛輻射到右側肩胛
- 兩側肩胛中間疼痛

疼痛感可能是刺痛、劇痛或只是隱隱作痛，可能在夜間最為明顯，讓你無法找到舒服的姿勢好好睡覺。我自己的例子是，在我淨化肝膽和膽囊之前，曾經歷過四十次膽囊疼痛發作的情況，最嚴重的一次是持續了三天三夜，甚至更久。

多數案例中，疼痛是因為結石通過膽囊管或往下跑到總膽管，另外，膽囊發炎也會造成強烈的疼痛，但在某些案例中，它可能因為膽囊裡膽汁的回流，造成膽囊嚴重腫大。雖然有些時候發作是因為舉起重物或巨大的壓力而引起，但避免攝取會引起發作的食物會是個好方法。會引發膽囊疼痛的食物，也是會製造膽結石並在一開始引發疼痛發作的食物。

有些研究人員相信攝取造成過敏的食物會讓膽管腫脹，接著讓膽汁無法從膽囊排出，而這正是形成膽囊中結石的主因。然而，這個說法只有部分正確。從阿育吠陀的觀點，膽結石的形成是一種火型的疾病（Pitta disorder），影響幾乎所有火型體質的人，不過任何體質的人都可能有火型的疾病，及形成膽結石。在東方的印度古典語言中，「火型」字面上的意思就是膽汁，這種體質的人會分泌大量的膽汁。然而，當火型體質的人吃了大量或經常食用上述食物，膽汁的分泌就會變得不穩定、過剩或不規律。膽汁的組成部分變得不均衡，而導致硬化。這並不是說火型的人自然就會產生膽囊疾病；而是說這些人的消化系統，並不是設計來消化這些無助於他們的身體發育和維持的特定食物。

火型體質的人，只有有限的酵素來分解某些食物或飲料，比較顯著的包括：酸奶製品，包括乳酪、優格和酸奶油；蛋黃；含鹽奶油；所有的堅果，除了少量的杏仁、美洲薄殼胡桃以及核桃；辛香料，以及番茄醬、芥末、醃漬物和精製的加工鹽；含醋的沙拉醬；辛香佐料（醬料）；柑橘類水果及果汁；所有酸的、未成熟的水果；紅糖；全穀（未經磨輾過的穀物，例如許多全穀麵包中都有）；糙米；扁豆；酒精；菸草、咖啡和茶；可樂和其他的軟性飲料；人工甘味劑、防腐劑及色素；大多數的成藥及麻醉劑；巧克力和可可；隔餐的食物、冷凍和微波食品；以及所有冰的飲料。

雖然火型體質的人有易於形成膽結石的傾向，但其他型體質的人如果經常食用和他們天然的本質需求相牴觸的食物，也同樣會有罹患肝膽結石的高風險。舉例來說，當風型體質的人並未攝取足夠的脂肪和油、鹽和酸的食物時，最容易有便秘的問題，也最容易形成膽結石。

醫療專家很早以前就知道腸道的運送緩慢，會令一般體重的婦女形成膽結石。除此之外，加工和加了防腐劑的食物和飲料也會干擾所有人的肝功能。一項由沙烏地阿拉伯利雅德大學醫院（University Hospital of Riyadh）所進行的研究，顯示膽囊手術的件數暴增了六倍，因為人民從以前游牧的生活方式和傳統飲食，轉變成靜態的生活型態，吃的食物也是西半球國家典型所吃的速食和垃圾食物。

人工甜味劑——甜蜜的誘惑，痛苦的報應

含有阿斯巴甜、紐甜、Splenda蔗糖素或糖精等人工甜味劑的食物，會讓肝臟、膽囊和胰臟很不舒服，大幅提高中風或心臟病發作的風險。在二〇一一年，根據美國中風協會（American Stroke Association）全球中風會議（International Stroke Conference）上提出的研究結果，每天喝代糖汽水的人跟不喝的人相比，心血管意外的風險高出百分之六十一，不論這些人是否有抽菸、運動、飲酒的習慣，跟每天消耗的熱量也無關（註13）。

美國中風協會全國發言人、任職於北卡羅來納州德罕市杜克大學的中風中心戈爾茲坦博士（Dr. Larry Goldstei）指出，之前的研究認為代糖汽水可能會導致代謝症候群和糖尿病。新的研究報告指出：「這項研究認為代糖汽水並非含糖飲料的最佳替代品，它比一般汽水更有可能造成中風、心肌梗塞或致命的血管疾病。」

此外，代糖汽水跟加工食品中的人工甜味劑和食用色素，也可能損害腦部細胞。孟山都（譯註：美國的跨國農業生物技術公司）最新的人工甜味劑紐甜，對腦部造成的損傷有可能比阿斯巴甜更厲害。孟山都必須製造全新的合成甜味劑，因為他們的阿斯巴甜專利已

經過期了。

紐甜跟阿斯巴甜一樣，會造成嚴重的神經中毒和免疫毒性，因為紐甜會代謝成有毒的甲醛跟其他毒素。美國食品藥物管理局核准的紐甜是一種合成的甜味藥物，但沒有一份確定的、中立的研究證實人類可以安心使用。更糟糕的是，紐甜沒有標示，食品製造商可以把它隨意加入食物飲料中，在乎的消費者也不知道他們的食物飲料裡有沒有紐甜。別忘了，要保護自己跟家人的健康，你只能靠自己。為求安全起見，我極力建議避開加工食品和飲料，包括口香糖、小包裝甜味劑、調味瓶裝水、無糖食品飲料、代糖汽水、飲料調味產品、烹煮醬料、孩童藥物、優格和早餐玉米片。

丹麥最近有一項研究發現，代糖汽水會讓器官肥大，導致機能異常。研究人員發現這種甜飲料會增加更危險的隱藏性脂肪，出現在人體的肝臟或骨骼裡。常喝汽水的人跟其他人相比，膽固醇也增加了百分之十一。

懷孕女性吃了人工甜味劑，會干擾胎兒發育，可能造成流產或引發畸形。人工甜味劑會嚴重損害ＤＮＡ，未來幾代子孫的健康也受到影響。有許多獨立研究證實，阿斯巴甜本身就有可能導致自閉症、神經問題、先天缺陷、胃腸問題及肥胖，還有其他嚴重的健康問題（註14）。

飲酒過度（一天超過一杯）對膽汁和血液會造成長期的乾燥效果，導致脂肪累積在肝臟裡。高糖分的食物也有同樣的效果，尤其是充滿糖分的汽水飲料和加工果汁。

一七〇〇年，每個人一年平均吃掉四磅糖，到了二〇〇九年，美國有一半以上的人每年要吃掉一百八十磅的糖，非常驚人。大多數糖分隱藏在無酒精飲料、果汁、運動飲料裡，加工食品含糖量也很高，例如早餐穀片、冰淇淋、甜點、麵包、糕點、香腸和罐頭食品。現在就連配方奶粉含的糖都等於一罐汽水。加入嬰兒食品的糖只會讓小孩子糖上癮，讓他們一輩子脫離不了垃圾食物跟汽水。

超過一百一十七份科學研究發現，若常吃加工和精製的糖，會導致至少七十六種不同的疾病（註15）。心臟疾病仍是最主要的死因，根據醫學期刊《循環（*Circulation*）》最近刊出的研究結果指出，每天喝一瓶汽水，就可能心臟病發作。三百六十毫升的汽水含的糖起碼有十茶匙。該研究的主要作者胡丙長博士（Frank Hu, M.D），任教於波士頓哈佛公共衛生學院的營養科學與流行病學系，他說，這麼濃的糖分「似乎本身就是心臟疾病的危險因子」。研究追蹤四萬兩千多名男性，長達二十二年，發現每天喝一罐三百六十毫升汽水的男性，心臟病發作的機率比別人高出百分之二十。兩罐則高出百分之四十二，三罐則是百分之六十九！相較之下，每天抽一包菸的人跟不抽菸的人比，心臟病發作的機率是後者的兩倍以上。

與胡博士合作研究的衛理特博士（Dr. Walter Willett）告訴ＣＢＳ新聞：「持續吃下大量果糖，血液中糖分升高會導致胰島素大量分泌，造成壓力，長久下來，就有可能造成心臟病和糖尿病。」（註16）

撇開人工甜味劑不談，糖導致的疾病數量應該是所有食品之冠。甜菜、甘蔗或玉米製成的糖加在數千種食物裡後，變成劇毒、精製、不健康的產品（註17），會改變人體的生化結構跟代謝。

吃糖最嚴重的後果如下：

糖會抑制免疫系統；導致礦物質缺乏；導致孩童腎上腺素遽升、過動、焦慮、無法集中注意力以及亂發脾氣；顯著提高三酸甘油脂和低密度膽固醇，降低高密度膽固醇；餵養癌症細胞，尤其會增加罹患乳癌、卵巢癌、攝護腺癌、直腸癌、胰臟癌、膽管癌、肺癌、膽囊癌和胃癌的風險；導致動脈粥樣硬化和心血管疾病；視力衰退；導致酸性消化道、消化不良，更容易得克隆氏症和潰瘍性大腸炎；導致酒精中毒；導致蛀牙和牙周病；導致關節炎、氣喘和多發性硬化症等自體免疫性疾病；造成念珠菌增生和黴菌感染；導致痔瘡和其他類型的靜脈曲張；損害ＤＮＡ結構，改變蛋白質在體內的作用；讓人無法吸收食物中的蛋白質；導致食物過敏；讓小孩得濕疹；導致孕婦血毒症；導致心臟疾病；改變膠原蛋白結構，導致皮膚失去彈性和光澤；導致白內障和近視；造成腎臟肥大，導致腎結石及其他腎臟病；造成肺氣腫和其他肺部疾病；損害胰臟；干擾排便；導致頭痛或偏頭痛；增加罹患失智症的風險；跟酒精一樣有上癮的危險；導致癲癇；引發細胞死亡，最後可能致命；讓肝臟細胞異常分裂，造成肝臟肥大；增加肝臟內的脂肪量，造成脂肪肝。

最後，吃糖也已經證實會導致膽結石（註18）。現在的小孩子吃很多糖，或許能解釋為什麼年輕一代有這麼多人肝臟裡已經累積了膽結石。孩童多半不會有膽結石，我碰過很多生病的小孩，他們做肝膽排石後排出幾百顆石頭，也恢復健康。十至十六歲的孩童可以用成人一半的劑量來做肝膽排石（細節請見第四章）。孩童如果吃均衡的素食，多吃蔬菜水果和複合碳水化合物，很少會有膽結石的狀況。

基因改造食物

基因改造作物的使用率愈來愈高，全球各地的人都會面臨下面的情況：

1. 失去數千種作物
2. 小農必須放棄耕種
3. 創造出人體無法處理的基因改造食物
4. 出現能抵抗所有除草劑的超級雜草
5. 出現能抵抗殺蟲劑的作物
6. 永久損害人類的繁殖能力
7. 創造出沒有治癒方法的新病毒和疾病

目前已經有百分之六十的加工食品至少含有一種基因改造食材。數百萬人現在吃的薯條混了螢火蟲的基因、薯片混了雞的基因，或莎莎醬裡的番茄混了比目魚基因。奶油花椰菜濃湯裡可能有細菌基因，沙拉醬可能用了基因改造的芥花油、蔬菜油或大豆油。菸草基因目前用在生菜和黃瓜裡，牽牛花基因用在黃豆和胡蘿蔔裡。如果你得了乳糜瀉，或許要避吃胡桃，因為裡面可能有大麥基因。就連草莓也可能對身體有害，裡面可能含有未知的基因，所以大啖好吃的草莓時，你並不知道自己還吃下了什麼。乳酪含有基因改造的細菌凝乳酵素。很多品牌的蘋果汁含有蠶的基因，葡萄可能有病毒的基因。鱒魚、鮭魚、鯰魚、鱸魚以及蝦子也都已經有基因「強化」。

吃下基因改造食物，尤其是玉米和黃豆，最麻煩的副作用就是不育，已經有不少研究證實了這一點。這主要是因為基因改造食物含有高濃度的除草劑嘉磷塞（孟山都出品的Roundup是全球最常見的除草劑，其中的活性成分就是嘉磷塞）。

我建議大家只吃幾乎沒有加工過的食物和本地的食物，最好是有機的。

精製鹽隱藏的危機

天然的海鹽或結晶／岩鹽是永遠的礦物質補充品。天然的鹽含有至少七十二種礦物元素，而精製鹽（含有有毒的添加物）只含有兩種基本的元素：鈉（Na）和氯（Cl）。

存在於人體的八十四種礦物質元素中，有七十二種需要透過天然飲食來供應。未精製的鹽含有這七十二種比例完美且離子型式的礦物質元素。離子礦物質很容易被消化及吸收，而它們也準備好被人體利用來幫助處理或支持數百種必要的運作過程。

當細胞缺乏微量元素，它們就會失去控制其離子的能力。這會對人體造成可怕的結果。即使離子平衡只是暫時喪失，體內的細胞也會開始瓦解。這會導致神經性疾病、大腦損傷或肌肉痙攣，並破壞細胞再生的過程。

攝取天然海鹽（重新建構的海水），能令液體自由地通過身體的細胞膜、血管壁及腎臟的腎小球（過濾器）。血液中天然鹽分的濃度上升，鹽分隨時都能與鄰近的組織液結合。接著能令細胞從營養的細胞間液中，獲取更多的養分。此外，健康的腎臟能夠移除這些天然的含鹽液體，毫無疑問的，那是保持體內平衡的液體濃度的必要條件。

另一方面，精製鹽，也稱為桌上鹽或商用鹽，可能擾亂液體和礦物質的自由流通（原因請見下述），造成液體沉積並淤塞在關節、淋巴管和淋巴結，以及腎臟中。因此，精製鹽無法排出體外，因而造成腫脹、水腫和橘皮組織。只要累積三十公克的鹽，就會保留大約三公升的水或二．七公斤的身體多餘液體。體內液體的滯留會造成阻塞，並導致器官和組織的脫水。商業用鹽巴所造成的脫水效應，會導致膽結石的形成、腎結石、體重上升、高血壓，以及其他的健康問題。

然而，至今尚未有科學證據顯示氯化鈉會直接造成高血壓，即使多數醫生建議他們的高血壓及肥胖患者採取低鈉飲食。事實上，這些「忠告」會造成嚴重的後果。事實上，如果身體沒有透過飲食獲得足夠的鈉，就會保留它。為了維持血液中正常的鈉濃度，它會在血管中保留多餘的水分，造成高血壓。

身體也需要鹽分來適當地消化碳水化合物。有了天然鹽，唾液和消化液才能分解碳水化合物的纖維部分。在它未溶解且離子化的形式裡，鹽分可促進消化過程，並潔淨消化道。而餐桌上商業生產的鹽所引發的效應卻是相反的。為了讓鹽不會潮濕，且更便利地讓消費者使用，鹽的製造商添加了化學物質，例如乾燥劑，以及不同的漂白劑在最後的鹽的成分裡。添加物含有氫氧化鋁、亞鐵氫化鈉、磷酸鈣、硬脂酸等。因為每個人對化學物質的敏感度不同，所以有些化合物可能會像毒素一樣作用，也可能不會。多數的精製鹽也會加入碘，除非它的毒性被解除，否則會造成甲狀腺的傷害。

鹽在經過如此的處理之後，無法與人體的體液混合或結合，這一定會妨礙體內最基本的化學和代謝過程。結合了氯化鈉的化學添加物甚至會阻礙鈉被細胞吸收。精鹽仍被添加在數千種不同的加工食物裡。大約有百分之五十的美國人有水分滯留的問題（體重上升及肥胖的主因），大量攝取精鹽，實在該為此負很大的責任。

在被商業化製造之前，鹽被認為是地球上最珍貴的商品，甚至比黃金還珍貴。在塞爾特時代（Celtic era），鹽被用來治療重大的身體及心理疾病、嚴重的燒傷，以及其他的病痛。研究顯示，海水消除了電解質的不平衡，那是一種造成免疫反應失調、過敏，以及許多健康問題的疾病（詳情請見第五章，「吃非精製的鹽」）。

近幾年來，鹽的名聲實在不好。人們對它有所畏懼，就像害怕膽固醇一樣。很多醫生警告他們的病人，要遠離鈉，以及富含鈉的食物。雖然他們的警告對於精鹽來說的確很要緊（最主要的原因是基於某些化學添加物的防結塊效應）。然而，過著無鹽的生活，意味著你可能會面臨缺乏礦物質及微量元素的風險，礦物質缺乏能造成無數健康問題，包括增加心臟病發和中風的風險，鈉的不足更是其中最重要的原因。

加拿大安大略省漢密爾頓麥克麥斯特大學（McMaster University）所做的研究，檢視了三萬名已經患有心臟病或糖尿病者攝取鈉的情形。研究人員發現，吃太少鹽是弊多於利。這些病人中，每天攝取四千至六千毫克的鈉（比目前的建議攝取量多一倍）者，其中風、心臟病、住院和死亡的風險是最低的。

二〇一一年有一份針對既有的研究所做的分析，發表在《美國醫學會期刊（*Journal of the American Medical Association*）》上（註19），清楚地顯示目前美國針對鹽的安全攝取量的建議是非常危險的，且會顯著增加住院及死亡的風險。他們建議我們一天應該攝取二千三百毫克以下的鈉，而若有高血壓或心臟病的人，則要低於一千五百毫克以下。因為很難令人相信，較低的鈉攝取量（每天在二千至三千毫克之間）會增加心血管相關死亡以及因為鬱血性心臟病而住院治療的風險達百分之二十！

一個由考科藍（Cochrane）合作組織針對六千二百五十人所做的統合分析，並未顯示縮減鹽的攝取量能夠降低心臟病發、中風或死亡的風險（註20）。相反的，一項二〇一一年發表的研究則發現，鹽的攝取低，事實上會增加心臟病死亡的風險。

攝取太多鹽（一天鈉量爲八千毫克或以上）的風險，可能與吃太少鹽一樣或高一點，所以我們應該讓身體自己去決定該吃多少鹽。除非你吃的是高度加工的非天然飲食（加工食物中的鹹味都被甜味劑掩蓋掉了），否則事實上不可能吃太多鹽而不感到不舒服。對未精製的鹽尤其是如此，因為它的含鈉量比精鹽還要低至少一半。

攝取非精製鹽滿足了身體對鹽的需求，也不會擾亂電解質的平衡。如果你的飲食含有大量的天然鉀，你就不需擔心真正的海鹽中相對少量的鈉會對你造成傷害。食物中含鉀特別高的，包括香蕉、杏桃、酪梨、君達菜、椰子、椰子水、南瓜子、利馬豆、馬鈴薯、冬南瓜（winter squash）、菠菜以及許多其他種類的蔬菜。然而，如果體內的鉀低於正常值，鈉（即使是天然鹽裡的）也會變成一個不均衡的來源。

為了維持健康的鉀指數，我建議避免或減少那些會消耗鉀的食物，包括糖、高果糖玉米糖漿、馬鈴薯和蔬菜脆餅、含鹽起司點心、蝴蝶脆餅、罐頭食品、含有味精（MSG）的食品、汽泡飲料、一天超過一杯咖啡或茶（咖啡因會造成頻繁地排尿而將鉀消耗殆盡）以及過度飲酒（強烈的排尿作用）。

塞爾特海鹽（Celtic ocean salt；顏色是灰色）是非常有助於消化的產品，因為它是透過日晒而自然地萃取出來的。然而，要確認它是經過認證不含有毒金屬和化學物質（海洋水可能被汙染）。其他的好鹽，可在全食物商店或合作商店（co-ops）中找到。有一些是彩色的；有些是粉紅色的。喜馬拉雅山岩鹽（Himalayan salt），被認為是其中最好且最營養的。阿育吠陀醫學建議食用黑鹽（black salt），因為它具有幫助消化的作用，能舒緩胃食道逆流、便秘和腸道脹氣。它的鈉含量低，因此更適合對鈉敏感的人。如果將它溶解在水中，或加在烹調食物的湯汁中，這些鹽就能對細胞產生深入且正面的影響。非精製鹽能幫助潔淨並解毒腸胃道，且能將有害的細菌包圍起來。

註：瀉鹽並不含氯化鈉。它含有硫化鎂，而鎂能降低血壓，有高血壓並服藥治療的人必須小心鎂，因爲它的作用跟降血壓藥一樣。另一方面，鎂是保持血壓正常的必要元素。

水分攝取不足

很多人呈現脫水狀態，卻不自知。脫水的身體細胞無法接收足夠的水分，來進行基礎代謝。細胞乾涸的原因很多：

- 水分攝取不足（每天少於六杯純水）。
- 經常喝具有利尿效應的飲料，例如咖啡、紅茶、多數的汽水飲料，以及酒精類飲料，包括啤酒和紅酒（藥草茶如綠茶、薄荷茶，以及諸如此類的，並沒有利尿效應；低咖啡因的咖啡和茶，比起含咖啡因的，造成的傷害更大）。

- 經常食用刺激性食物或物質，例如肉、辣椒、巧克力（除了少量的黑巧克力）、糖、菸草、迷幻藥、汽水，以及人工甘味劑等。
- 壓力。
- 大多數的成藥。
- 過度運動。
- 過度飲食及體重過重。
- 每天花數小時看電視。
- 在一個地方坐上好幾個小時，沒有偶爾站起來或走動一下。

這些因素都會讓血液變得濃稠，並因此迫使細胞放棄水分。細胞的水分是用來維持血液的稀度。然而，為了避免自我毀滅，細胞開始緊抓住水分。它們藉由增加其細胞膜的厚度來達到目的。膽固醇這個泥狀物質，便開始把細胞包起來，以防止細胞水分的流失。雖然這個緊急措施可以保留水分，並在當下救了細胞一命，但它也降低了細胞吸收新的水分，以及所需營養的能力。繼而，一些沒被吸收的水分和養分，就沉積在細胞周遭的組織液中，造成身體腫脹，以及腿部、腎臟、臉部、眼睛、手臂和其他部位的水腫。這會導致相當程度的體重增加。同時，血漿和淋巴液開始變稠，並開始阻塞淋巴管及淋巴結。脫水也影響了膽汁的自然流動，且因此促使膽結石的形成。

茶、咖啡、可樂和巧克力，都具有相同的神經毒性（刺激物）：咖啡因。咖啡因被釋放入血液時，會啟動一個強大的免疫反應，有助於身體中和並降低這個刺激。有毒的刺激物刺激了腎上腺，且在某些範圍內，刺激了身體的許多細胞，釋放壓力荷爾蒙腎上腺素和可體松（皮質醇）到血流中。這種能量突然間的激增，就是我們說的：「打或跑反應」。如果持續地食用刺激性食物，身體的自然防禦反應會過度使用且無效。壓力荷爾蒙幾乎持續地分泌，它的成分是具高毒性的，最後會改變血液的化學結構，並對免疫、內分泌和神經系統造成傷害。日後的防禦反應將會愈來愈衰弱，身體變得更容易被感染或產生其他的不舒服。

在喝了一杯咖啡之後能量突然提升，並不是咖啡因本身直接造成的，而是免疫系統試圖擺脫咖啡因造成的效應。然而，過度興奮和壓抑的免疫系統，最終會無法提供「精力充沛」的腎上腺素和可體松（皮質醇）的增長，以讓身體不受酸性神經毒素咖啡因的影響。在這個階段，人們說他們已「習慣」了這個刺激，例如咖啡因。他們傾向於增加攝取量，以感受它的「利益」。最常聽到的話是：「我極渴望一杯咖啡。」反應出他們的情況瀕臨的危險。

因為身體細胞必須持續地排出水分，以移除神經毒物咖啡因，因此經常飲用咖啡、茶或汽水就會令它們脫水。你每喝一杯茶或咖啡，身體必須動員二至三杯的水以去除咖啡因，這對身體而言太過奢侈且無法負擔。在地中海國家如希臘、土耳其和塞普勒斯，咖啡店都會隨著咖啡附上一杯水，以助於防止咖啡因的脫水效應。如果你想要享用一杯好咖啡，我建議你要在喝之前或之後補充足夠的水。這同樣也適用於軟性飲料、藥廠製造的藥，或其他刺激物。看好幾個小時的電視也是一種刺激（詳情請見後面關於「其他的各種原因」的章節）。所有的刺激通常都會對膽汁、血液和消化液，造成強大的脫水效應。

這麼說吧，咖啡因只有在肝臟無法適當地解毒時才會真的具有毒性。這種情況通常發生在肝臟阻塞，或者一次攝取太多咖啡因時。舉例來說，在我的《健康與回春之祕》書上，我提到了綠茶相對於紅茶，所帶來的良好益處。綠茶含有許多茶的纖維，當被攝取時，會持續六至八小時釋放出咖啡因。但當茶發酵後，就變成了紅茶，它會一次釋放出所有的咖啡因。這樣會過度刺激身體，提高血壓和血糖值，並增加壓力荷爾蒙的分泌。在很短的時間內喝太多茶或咖啡，就會有諸如此類的不良效應。

此外，如果在疲倦時攝取咖啡因，是有害的；但當身體已經充滿活力時，它絲毫不會對身體造成傷害。舉例來說，如果一個疲倦的人利用咖啡來當成提神工具，它就會過度刺激身體甚至耗盡身體所有的能量儲備，但當一個充滿活力且強壯的人喝一杯咖啡，耗盡能量的效應將不會出現。一個乾淨、充滿能量的肝臟是絕對能夠處理咖啡因的。

重金屬汙染

過度暴露在有毒金屬，包括鋁、鉮、鋇、鈹、鎘、鉛和汞的環境下，肝臟很容易就會負荷過重。室內和室外的汙染、牙齒內的金屬填充物、海鮮、食品添加物、煤礦、化學凝結尾掉落在土壤和飲水裡的大量氧化鋁和鉮等，而這些只是重金屬汙染常見來源的一小部分而已。

如果想確認你自己體內是否有過多的重金屬累積，可以找專門在這個領域的實驗室進行頭髮分析。然而，透過這種檢測雖然可以輕易地得知你的身體是否暴露在這類金屬下，但某種程度下，這些重金屬也會隨著頭髮的生長而排出，所以無法得知有多少金屬累積在你的組織裡。

注意：頭髮分析可能也不是得知你眞正缺乏什麼礦物質最可信的方法。如果頭髮中顯示出有過多的礦物質，可能不全然是因爲礦物質缺乏，而或許是身體擁有多餘的礦物質，身體必須將它們排出。在壓力下，也會短暫地排出礦物質，當壓力反應過去之後，這種情況就會停止了。換言之，當你試著去測量是否有重金屬汙染或礦物質缺乏之時，有其不可預測的因素。

透過做一系列的肝臟和膽囊淨化，你就能夠自然增進肝臟將多種金屬移出血液的能力（註21）。螯合療法是移除金屬礦物質的有效方法，但它無法增加肝臟預防新的金屬累積的能力。所以除非你淨化肝臟並盡可能避免日後接觸重金屬，否則你就得一再地重覆做螯合療法。我見過很多持續進行螯合療法但未能達到長期改善的病患，但只要在他們淨化肝臟之後，他們就能拋開這種侵入性的作法了。若你本身有重金屬累積的問題，除了做肝臟淨化之外，我建議你用沸石，這是一種特別的火山礦物組成物（註22），有助於分解並移除重金屬和有毒化學物質。

沸石是天然的火山礦物，只在世上的某些特定區域成功開採出來。當火山噴發時，熔岩和厚重的灰燼會噴出。因為很多火山位於島上或鄰近海洋，因此這些熔岩和灰燼通常會流入海中。歸功於火山灰燼和海裡鹽分兩者之間產生的化學反應，數千年後硬化的熔岩裡，就形成了像是沸石這類令人驚訝的礦物質。

沸石之所以這麼令人驚異，是因為它們不僅是自然界中少數有負電荷的礦物，也具有非常獨特的結構。沸石擁有很大、中空的空間（或孔洞），得以讓大的、正電離子吸附在它們上頭，進而將它們困住並排出體外。都要歸功於它像蜂巢般的結構，讓沸石在細胞層次就可困住過敏原、重金屬和有害的毒素。事實上，因為它是自然界中少數具有負電荷的礦物之一，所以它的作用就像個磁鐵般將毒素吸出，將它們「抓進籠子裡」，並安全且自然地移出體外。這個移除危險毒素的獨特能力被記錄下來，曾被俄國政府用來吸附車諾比災害之後的輻射性化學物質和其他有害的毒素。它也已被很多人用來移除近年日本核災造成的汙染。

數個世紀以來，特殊的粉狀沸石被利用在亞洲的傳統療法，以增加整體健康。我發現粉狀形式的沸石比液體濃縮形式，更能有效地移除有毒金屬和化學物質。移除體內的重金屬，能夠提升免疫系統，嘉惠無數的健康問題。

快速減重

體重過重者比起一般體重者，體內有膽結石的風險更高。減掉過剩的體重，能獲得顯著的健康效益，是個不可磨滅的事實。舉例來說，許多人可以透過減重，讓高血壓、血糖和膽固醇趨於正常。

然而，如果每日採用非常低的卡路里飲食計畫，而達到快速減重的目的，會增加形成膽結石的風險，無論是肝臟或膽囊。有些低卡路里的飲食法並未包含足夠的脂肪，以讓膽囊充分地收縮以排空膽汁。一個包含大約十公克脂肪的餐點或點心，對膽囊正常地收縮是必要的。如果不這樣，膽囊會留住水分，繼而導致結石的形成。

肥胖與過多的膽固醇分泌進入膽管有關，這會增加形成膽固醇結石的風險。如果肥胖者利用不均衡的飲食計畫，或利用減肥藥來快速或持續地減重，則受到阻塞且因而營養不良的身體，會從被保留的廢棄物來尋求及利用其營養及脂肪分子。而這會快速地升高血脂肪，並進一步增加膽結石的形成風險。採用快速減重計畫的人驟然形成的膽結石，會造成膽汁裡膽固醇增加及膽汁鹽減少。

如果是在接受胃繞道手術之後快速減重的肥胖病患，也非常容易形成膽結石。在胃繞道手術中，胃的容量減少了，讓人不會過度飲食。有項研究發現，接受胃繞道手術的人有百分之七十一，會在手術後三個月內形成膽結石（註23）。因為膽結石是在所有縮胃手術（減肥手術）後造成體重快速下降時，所導致的併發症，有些外科醫師現在甚至也切除膽囊以做防範。然而無論是縮胃手術或切除膽囊，都不具有長期的效益，反而會導致比肥胖更嚴重的健康問題。

接受腸胃道繞道或其他縮胃手術的病患，其骨頭碎裂的風險也比之前發現的還高（註24）。一個刊登在二〇一一年七月《內分泌學會（*Endocrine Society*）》期刊的完整分析，顯示接受縮胃手術的人比一般大眾骨折的機會高了二．三倍，而一開始發現的則是一．八倍。

其他因這種手術造成的問題，包括嚴重掉髮、腎臟病、肝病、缺乏維生素B_{12}、K、A、D和E等營養、缺鐵，以及不尋常的體臭，病患也必須忍受要經常排便的不方便（一天十次以上），以及因為脂肪吸收不完全而產生的糞便惡臭。長期脫水，是造成數百種不同疾病最嚴重的問題之一，它在縮胃手術的病患身上也很常見。這是因為以手術造出一個少於五十毫升容量的胃袋，病患再也無法一次留住超過幾小口的水。除非他們一整天都在啜飲水（包括晚上），否則他們的身體會嚴重缺水。

我想要強調前述研究發現的重點，它提到在縮胃手術之後膽結石的風險增加，只和膽囊裡的膽結石相關。但這種手術對肝臟所造成的傷害，遠比膽囊中累積了一些結石造成的負面效應還要嚴重得多。最嚴重的副作用是肝臟損傷，進而導致癌症、心臟病、糖尿病或早死。

如果持續或快速減重，會增加形成膽結石的風險，降低這個風險最明顯的方法，就是漸進式地減重。事實上，當身體清除了有毒廢棄物，包括膽結石，並採取了均衡的生活形態及適當的飲食，這個問題就會解決了。在這種情形下，減重不會增加膽囊疾病的風險，而會降低這個風險。透過排除肝臟和膽囊中所有的結石，並維持腸道潔淨，肥胖者會逐漸改善消化功能，並重新獲得活力（更深入的內容，請見《健康與回春之祕》和《神奇的心寬體瘦法》）。這種方法阻絕了與驟然減重和多數非必要的手術，如縮胃和膽囊切除等手術相關的有害副作用。

低脂飲食

將低脂飲食推廣為「最健康的飲食方式」，必須為開發國家的人口中，持續增加的肝臟及膽囊疾病，負一部分的責任。富含蛋白質的食物仍被視為身體強健和活力發展的先決條件；相反地，脂肪卻被指名是造成許多現代慢性病的罪魁禍首，包括動脈硬化症。

二十世紀開始之初，全球極少有所謂的心臟病，那個時候每人的脂肪消耗量幾乎都是相同的。然而，從第二次世界大戰之後，蛋白質的消耗在全球富裕國家中急速地增加。工業化國家過度消耗蛋白質，造成了循環疾病數量空前地多，以及因心臟病而不治的案例。相較之下，這些健康問題在幾乎只吃蔬食的種族裡，幾乎很少發生。事實上，由美國醫療協會（American Medical Association）發表的報告指出，蔬食能預防百分之九十七會導致心臟病的血栓形成。

雖然均衡的素食也含大量的脂肪，但脂肪似乎沒對循環系統造成任何不利的影響（當然，除非它們含有有害的反式脂肪）。相反地，食用過量的動物性蛋白質會造成肝臟血管壁（實狀隙）增厚，導致膽管內形成膽結石（請見本章「過度飲食」一節）。

肝臟膽管中出現結石，減少了肝臟的膽汁生產。膽汁分泌減少，妨礙了身體消化脂肪的能力。因為消化不良，可能是體重增加，以及其他因這種情況造成的不舒服，醫生只會建議這些人要減少飲食的脂肪量，但這會令膽囊無法完全排空它的膽汁。最後，身體有用的必需脂肪和脂溶性維生素會短缺。如此一來便促使肝臟增加膽固醇的生產量，形成愈來愈多的膽結石。

身體從食物中獲得的脂肪愈少，情況就變得愈嚴重。若脂肪無法適當地被消化，就會讓身體進入了一個惡性循環，在大多數案例中，唯有透過清除所有肝臟和膽囊中的膽結石，且逐漸地增加脂肪的攝取到達一個正常值之後，才能停止。

飲用牛奶

低脂牛奶是另一個會開啟這種致命循環的罪犯。在它的自然狀態時，全脂牛奶含有消化牛奶蛋白質的正確脂肪量。若沒有牛奶脂肪，牛奶的蛋白質就不能被消化。如果牛奶中的牛奶脂肪被移除了，膽囊就無法釋放正確數量的膽汁，以幫助消化牛奶蛋白質和牛奶脂肪。因此，牛奶蛋白質和脂肪就會在沒被適當消化的情況下通過腸胃道。大部分的蛋白質會腐敗，而脂肪也會產生腐臭油脂味。這全都會導致嚴重的淋巴阻塞，此常見於喝配方奶而鼓脹肚子的嬰兒（這種阻塞也常見於被告知要喝牛奶以強化骨骼的婦女身上。）。這些嬰兒會有腸絞痛之苦。他們的臉不但不瘦，還會像是月亮一樣，而他們的手臂、腿和肚子，是浮腫和肥大的。這些嬰兒比較容易患感冒和其他感染，有睡眠問題，且有愛哭的傾向。在非常年幼孩子的肝臟形成膽結石的原因，可追究於未被消化的牛奶或配方牛奶。現今即使是食物商店裡販賣的全脂牛奶，含脂量也減少了，讓牛奶無法被大多數人消化。

＊想喝鮮奶？再想一想！

如果你覺得鮮奶很健康，那一定要知道其中的利害關係。

首先，根據《哈佛雜誌（*Harvard Magazine*）》上強納生．蕭（Jonathan Shaw）的文章（二〇〇七年五六月號）（註25），現在的鮮奶已經不是自然界最完美的食物。該文的標題「現代鮮奶」討論甘瑪．達瓦三布（Ganmaa Davaasambuu, M.D., Ph.D.,）的研究意涵，達瓦三布是醫生兼科學家，也是哈佛公共健康學院的研究員。

蕭的文章指出，「二〇〇二年，甘瑪和同事研究了四十二個國家的癌症和飲食，發現乳製品消耗量最高的國家，得攝護腺癌和睪丸癌的人數也最多。二〇〇五年，甘瑪做了類似的研究，發現乳癌、卵巢癌和子宮癌也有類似的結果。」雌激素和其他生長因子都與這些與荷爾蒙有關的癌症有所關連。

甘瑪發現市售鮮奶裡含有的荷爾蒙可能對人體健康有害，在自然生產的鮮奶裡，荷爾蒙很少，不會有同樣的影響。蕭的文章中寫到，顯然，蒙古和其他開發中國家仍在使用的季節性擠奶做法——西方國家到了一九二〇年代就棄用——確保「乳牛只在懷第一胎後的三個月內可以擠奶，此時荷爾蒙濃度還很低」。舉例來說，甘瑪跟同事發現，生乳中黃體素的含量只有日本市售鮮奶的十分之一。

甘瑪說，現代的乳品公司在乳牛後續懷胎時仍繼續擠乳，這就是為什麼牠們的乳水含有更高的生物活性荷爾蒙。當然，今日的乳品工廠希望乳牛的產乳量愈高愈好，愈久愈好，不在乎這對乳牛的健康有什麼影響，也不在乎無辜的消費者。

如果你不希望在喝下市售鮮奶時也吞下一堆處方藥物，你跟家人最好都要避免這種經過改造的產品。最近在《農業與食品化學（*Journal of Agricultural and Food Chemistry*）》期刊上登出的文章裡（註26），研究人員指出，一杯鮮奶含有多達二十多種抗生素、脂肪調節劑、β阻斷劑、抗癲癇藥、止痛藥及荷爾蒙。

研究人員說，牛奶、羊奶和人奶裡都有這些藥物殘留，來自各種治療動物和人類疾病的藥物。之前的研究顯示，鮮奶裡也有除草劑、殺蟲劑、超過安全劑量兩百倍的戴奧辛、血液、膿、糞便以及大量的病毒和感染菌。

在人類所知的毒物中，戴奧辛的毒性尤其濃烈，世界衛生組織承認，進入人體的戴奧辛有大約百分之九十來自乳製品、肉、魚和貝類。科學家已經發現戴奧辛會導致嚴重的生殖和發展問題、損害免疫系統、干擾荷爾蒙，以及引發癌症。

即使食物中的戴奧辛已經證實會嚴重危害人體，我們卻不曾聽到美國食品藥物管理局和衛生福利部等健康管制單位警告家長不要給小孩吃致癌的化學物，大家依然用鮮奶配穀片、用三明治夾乳酪、煎培根配雞蛋、吃漢堡當晚餐。

由於強大的乳製品和肉類議會的遊說人仍掌控政府政策，要保護自己跟家人，對抗食品產業的藥物合法化，你只能靠自己。他們知道食物裡有什麼，他們也不希望你發現他們的產品會讓人生病。

還好，社會上一些最博學多聞的人士為了大家站出來。在哈佛公共衛生學院教授流行病學和營養學、兼任營養學系主任的衛理特（Walter Willett）博士說：「我希望美國農業部能清楚建議美國人該吃什麼。然而，一直沒有人要民眾少吃紅肉跟限制乳製品攝取，表示牛肉和乳製品大廠仍能左右農業部的決定。」

衛理特博士問得好：「美國農業部是不是該自己脫離利益衝突，不插手飲食建議？」美國農業部的官員（據稱）受到下列機構影響，「強大的食品產業集團——食品雜貨製造商協會、糖業協會、美國乳品製造商協會以及美國養牛業者牛肉協會。」

二〇一一年九月，哈佛公共衛生學院寄出言辭嚴正的訊息給美國農業部和美國人民，同時出版自行編纂的《健康飲食餐盤（*Healthy Eating Plate*）》食物指南。哈佛意在回應美國農業部新出的《我的餐盤（*MyPlate*）》，後者取代了過時且誤導的食物金字塔。哈佛的營養專家宣稱，他們的食物指南根據健全的營養研究，不像《我的餐盤》，不會受到食品產業政客的影響。哈佛的食物指南裡沒有乳製品，因為哈佛的評估結果是：「……大量攝取會增加罹患攝護腺癌的風險，還可能導致卵巢癌。」（註27）

化學藥物

首先要聲明，合成藥物都不安全。所有的西藥都是為了操控（抑制或激發）人體的自然機能或過程，因此會導致短期或長期的副作用。舉例來說，乙醯氨酚（泰諾或Tempra）或布洛芬（莫疼、安舒疼）等退燒藥會干擾身體原本的療癒系統（免疫系統），免疫系統會製造專門的免疫細胞和抗體來對抗特定的毒素或病原體。

身體天然的療癒系統起作用時可能會感染、發炎和發燒，抑制這個過程，就無法製造更多免疫細胞、過度流汗、沒有胃口和精力來保存可以治病的能量，就會造成危險的後果，例如肝臟受損和死亡。因為這些藥物有不同的劑量跟強度，醫生不能確定病人該用什麼劑量，很有可能下錯。沒有人能決定病人的身體吸收能力、代謝能力或回應某項藥物裡活性成分的能力有多快、多有效，所以劑量疏失才會變成死亡主因。

再者，幾乎所有的藥物都只針對疾病的症狀，而不是疾病本身。抑制或緩和疾病症狀並不會解除病因，讓患者更有可能長期臥病，依賴藥物，也有可能會服用其他藥物來對抗原本藥物造成的副作用。這種兩難的情況愈來愈嚴重，也無法預測。每個人的反應都不一樣，體質比較強壯的人或許不會立刻注意到體內的暗潮洶湧，而較弱的人或生過病的人比較容易感受到不舒服，而被藥物引發的干擾打倒。

不論體質如何，所有的合成藥物都由肝臟分解和解毒。然而，肝臟的作用並不在於處理人工製造的藥物。處理太多人工藥物後，毒性反應也會影響肝臟。肝臟只能透過膽管移除有害物質，但這也會改變膽汁的天然生態和均衡，因此合成藥物變成膽結石的主要成因，除了出現在膽管裡，也會進入膽囊。

泰諾（Tylenol）和安舒疼（Advil）的效果神奇，但神奇之處只在於阻斷疼痛，而疼痛卻是身體療癒的重要關鍵，但我們知道這兩種藥物也會毀壞身體裡最強大的器官。暫時紓解疼痛或許能讓你鬆了一口氣，但也會帶來永久的衰弱生病，甚至能致死。

危險的「用藥安全」協議

西藥還有另一個嚴重的問題。即使美國藥物管理局一再保證，用嚴格的管理協議確保美國的西藥是全世界最安全的，事實上卻正好相反。美國有百分之八十的藥物使用進口原料，將近一半在外國的工廠製造，從未接受過藥物管理局檢驗。

根據二〇〇九年登在《紐約時報》上的報告「藥物製造外移帶來的問題（Drug Making's Move Abroad Stirs Concerns）」，大多數用於製造抗生素、過敏藥、糖尿病藥和高血壓藥等重要藥物的原料，幾乎都在中國或印度製造（註28）。俄亥俄州民主黨參議員布朗（Sherrod Brown）說：「缺乏委外管理的盲點可能會帶來供應中斷、偽藥或甚至生物恐怖主義。」

根據《紐約時報》的報告，「二〇〇七年，學名藥申請裡提到的一千一百五十四家藥廠中，只有百分之十三位於美國，百分之四十三在中國，百分之三十九在印度。」有一半的美國人每天都要吃處方藥，所以我們無法想像有多少人因為偽藥、汙染藥物或不知用什麼手法改變的藥物而遭逢更多問題。我不知道汙染藥物造成的損害能否量化，因為就連安全的藥物在人體內造成的副作用也很嚴重。

更令人不安的是，這個趨勢已經成型，卻沒有人想要解決問題。比方說，二〇〇八年，在印度製造、遭到汙染的肝素藥（常見的血液稀釋藥）讓八十一名美國人死亡。含有活性成分的藥物在中國製造，現在愈來愈難追蹤藥物原料的源頭，即使「安全」的肝素藥也可能導致令人虛弱的副作用，例如出血死亡、肝臟損害、神經病變和骨質疏鬆，想想看不安全的肝素藥會有什麼後果！

腐敗的美國藥物管理局不計一切代價保護製藥產業，寧可用財源來關閉販售無害食品補充品（美國製造）的公司，或恐嚇起訴賣生乳給生食俱樂部的農夫。《紐約時報》的文章指出，「一個聯邦資料庫列出將近三千家出口到美國的海外藥廠；其他的列了六千八百家。沒有人知道是否正確。」報導說，「藥物標籤常宣稱藥丸在美國製造，但列出的藥廠通常在國外製造藥粉，再壓成藥丸並包裝。」

換句話說，藥物安全管理不是完全無知，就是只知道一點點。如果你要吃藥，等於拿自己的生命做賭注。如果你覺得藥物造成傷害，你甚至無法決定是因為藥物正常的毒性，還是因為藥物被黴菌、有毒金屬、病毒、常見過敏原或其他有害物質汙染了。

藥物成癮的夢魘

雖然可預防死亡的主要因素愈來愈少（因爲衛生健康狀態改善，大家愈來愈注意健康，更多人運動，並採取均衡飲食），因服用處方藥物而死亡的案例卻愈來愈多，幾乎呈指數成長。《洛杉磯時報》的分析透露美國疾病控制與預防中心最近公佈的資料。

《洛杉磯時報》分析二〇〇九年的死亡統計數字，指出死於處方藥的人已經超過非法藥物或交通事故。那一年死於處方藥的有三萬七千多人，死於交通事故的則為三萬六千多。服用處方藥顯然比開車更危險。

此外，濫用贊安諾（Xanax）、維可汀（Vicodin）、奧施康定（OxyContin）和舒肌痛（Soma）等常見處方藥而死亡的人，已經超過死於海洛因跟古柯鹼的人。

這項分析最令人不安的地方是，死亡人數最高的年齡層落在四十多歲，而青少年和年長者也同樣受害於新的健康危機。在二〇一〇年四月十日的《巴爾的摩太陽報（*Baltimore Sun*）》，羅森柯恩寧醫生（Dr. Nancy Rosen-Cohenin）針對這個主題寫了一篇嚴肅的文章：「不出聲的流行病，處方藥濫用害死幾百萬人」，文中提到，「處方藥濫用的危險大幅成長。從一九九二年到二〇〇二年，處方數增加了百分之六十一，但鴉片類藥物的處方增加了幾乎百分之四百。鴉片類藥物反映出濫用處方藥的四分之三。演員希斯萊傑死亡時，血液裡就有維可汀（氫可酮）、奧施康（氧可酮）、煩寧（二氮平）和贊安諾（三氮二氮平），都是合法的鴉片類藥物。」

美國疾病控制與預防中心最近發佈的資料，證實這種令人擔憂的趨勢，因為服用處方鴉片類藥物和鎮定劑而中毒住院的案例，從一九九九年到二〇〇六年躍升了百分之六十五。報告指出，三分之一首次藥物成癮的人承認，他們一開始用藥就是處方藥。

在這個醫療弊大於利的時代，我們必需要為自己的健康負責。用「神奇子彈」（醫療用藥）消除疾病症狀，不顧身體自然的反應，必定會看到醫療風暴逐漸掀起。每個人的親人朋友中必然有人為疾病所苦，至少吃一種處方藥，應該沒有例外。現在有病幾乎是正常狀態。

不論病因，只消除疾病症狀，的確令人躍躍欲試，但舒緩了症狀也變成藥物上癮的源頭，而且無法根治。由於藥物都會改變人體的生化結構，包括腦部在內，藥物上癮可能從出生的第一天就開始了。

小孩子接種的疫苗包括多達六十三種有毒的化學物、防腐劑和藥物，例如致癌的甲醛、抗生素，金屬、防凍劑等等（註29）。等這些小孩到了青春期，常有煩躁、困惑或迷惘的感覺。腦部的快感中樞無法分泌抗衡的快感藥物或舒緩疼痛/緊張的藥物（例如多巴胺、血清素、腦內啡等），他們渴望快樂、平靜和幸福。用海洛因和古柯鹼等藥物，或包含類似上癮物質等合成藥物，可以暫時增加這些大腦製造的元素。

所有的止痛藥、抗憂鬱藥、抗精神病藥物、抗焦慮藥、止吐藥和治偏頭痛藥，以及迷幻藥和神入感激發劑（empathogens）都會擾亂人腦內複雜且一向很平衡的調節系統。《英國醫療期刊》最近刊出的研究結果發現，抗精神病藥物每年至少害死一千八百名住在美國養老院裡的失智症患者。抗精神病藥物通常不會給失智症患者服用，但愈來愈多醫生和養老院員工現在還是會開給失智症患者。

失智症協會（Alzheimer's Society）的研究經理柯伯特醫生（Dr. Anne Corbett）對研究作出評論：「對少數失智症患者來說，應該要用抗精神病藥物，但最多用十二周，而且也要配合情況。對大多數患者來說，害處多於好處。」不過研究只調查了失智症患者。非典型抗精神病藥物則開給數百萬人服用，大多是為了治療精神分裂症；這種藥就像殺手，殺害了數萬名社會上「無用」的人，或起碼讓他們生病，要治療這些藥物導致的可怕副作用，又可以賺一大筆錢。二〇一一年，史丹福醫學院和芝加哥大學的研究指出，很多抗精神病藥物沒有用，會引發其他疾病，讓人付出健康的代價（註30）。研究人員發現，在二〇〇八年，將近一千七百萬美國人接受抗精神病藥物治療，成本高達一百億美金。真無法想像，只因為藥物濫用就讓數十萬人死亡或重病。美國食品暨藥物管理局核准的這場屠殺害死了精神有問題的同胞，讓我想起希特勒滅絕納粹德國「不想要的寄生蟲」。

服用安立復（Abilify）和金普薩（Zyprexa）等抗精神病藥物，以及百憂解（Prozac）等抗憂鬱藥物，會改變心理狀態，不只危害你的性命，也危害他人。由於每個人都很獨特，無法預期一個人腦內的化學物和人格特質被劇毒藥物改變後，行為上會出現什麼改變。

二〇一〇年，夙負盛名的醫學期刊《公共圖書館科學期刊（*PLoS ONE*）》刊登了一篇文章，標題是「處方藥及暴力行為的關聯（Prescription Drugs Associated with Reports of Violence Towards Others）」，文中發現對其他人的暴力行為真的是嚴重的用藥後果，例如會產生血清素的抗憂鬱藥，以及增加多巴胺的藥物（註31）。最危險的藥物有可能導致自殺或殺人，比方說幾樁校園開槍事件，包括：戒菸藥物varenicline（戒必適）、氟西汀（百憂解）、paroxetine（克憂果）、安非他命、甲氟喹（虐寧）、阿托莫西汀（思銳）、三唑他（阿若南）、fluvoxamine（無鬱寧）、venlafaxine（法拉萬辛）和desvenlafaxine（抗抑鬱藥Pristiq）。

服用致幻劑或處方藥的人很想服藥，因為他們想要更開心的感覺或消除憂鬱或壓力。反覆用藥會擾亂腦部的化學作用，直到原本的動機被一股服藥的渴望蓋過。服藥後，人體最主要的快感荷爾蒙多巴胺會分泌出來，給人快樂的感覺。服藥的人記得這種快感，很想再來一次。不要多久，他只在乎能不能拿到藥吃，這當然對生活有不良的影響，會波及他的工作、家庭和人際關係。

一開始服用這些藥物，會體驗到多巴胺大量快速分泌（快感）。然而，由於腦部會減少一般的多巴胺活動來保持平衡，極樂過後通常就讓人覺得空虛難受（低潮）。固定用藥會導致腦部減少多巴胺分泌。但由於我們體驗快感的能力仰賴腦部製造和分泌多巴胺的能力，就算用藥人增加劑量或更頻繁服藥，腦部的多巴胺系統（在藥物作用後，會減少多巴胺分泌）也不會讓他得到快感。

處方藥的兩難到處可見。羅森柯恩寧醫生說：「根據白宮辦公室的美國藥物控制政策，今日的年輕人若弄不到大麻，就會使用處方藥。事實上，高三學生最常用的十種藥物裡有七種是處方藥。高三學生有超過百分之四十的人認為止痛藥很容易取得，他們也說他們認為如果被抓到，用處方藥總比街上買的毒品好，沒那麼丟臉。這反映出他們父母的想法，被問到的時候，他們說處方藥比街上藥頭賣的毒品更安全。」

抗憂鬱藥最近變成眾矢之的，因為哈佛大學的研究指出，安慰劑治療憂鬱症的效果不輸抗憂鬱藥，但沒有可怕的副作用。二〇一二年ＣＢＳ新聞在〈超時六十分鐘〉播出的片段標題是「治療憂鬱症：有沒有安慰劑效應？（Treating Depression: Is There A Placebo Effect）」，揭露大藥廠跟藥物管理局的騙局，讓數百萬人服用危險的抗憂鬱藥，達成的效果跟無害的安慰劑差不多。

我建議服用抗憂鬱藥物的人，或如果你認識在服抗憂鬱藥物的人，都要看看這段短片（註32）。根據哈佛大學的研究，用來治療憂鬱症的藥物並不會讓人開心，只是安慰劑效應罷了。

現代藥物——最強大的殺人機器

整體來說，有兩千多萬美國人使用處方藥並非為了治病，但會令人上癮的用藥方法卻不是西藥泛濫造成的唯一問題。根據二〇〇三年一份現有研究資料的分析報告（註33），不良藥物反應每年光是在美國醫院裡就造成十萬多人死亡，全球各地的總數則高達兩百二十多萬人。這份回顧研究發現，每年因醫生造成的死亡平均數目超過七十八萬人。不良藥物反應的總社會成本，每年超過一兆三百六十億美元——遠超過心血管或糖尿病照護的總成本。

一九九八年，《美國醫療協會期刊》發佈了研究結果，在結論中承認：「在美國醫院中，嚴重和致命不良藥物反應的案例總數極高。」（註34）但自從正式發現研究後，這個嚴重的問題並未獲得改善。根據一份二〇一二年《新英格蘭醫療期刊》上的分析（註35），研究人員發現即使過去幾年內努力改善病患安全，醫療系統仍無法拯救性命。上面提到的資料都不包含家醫提供的不良藥物反應和死亡數字。此外，美國食品暨藥物管理局也承認，醫生通報的藥物反應案例只有百分之一到百分之十。醫生造成的疾病和死亡數字應該實際上還要更高。

根據美國人口普查局的資料，美國每年大約有兩千五百萬人死亡，死因包括意外、醫療和老化。不過，醫療系統顯然是造成最多傷害和死亡的因素。每年因為短期和長期不良藥物反應而生病的人愈來愈多，尤其是孩童。二〇一一年九月十六日出版的《兒科期刊（*Journal of Pediatrics*）》中，有一篇詳盡的文章標題是「兒科用藥中毒之衝擊愈發普及（The Growing Impact of Pediatric Pharmaceutical Poisoning）」，指出這種醫療困境有多嚴重。

研究的作者評估了四十五萬名孩童服用某項藥廠產品的情況。研究人員發現，孩童去醫院，有百分之九十五是因為接觸到藥物。孩童接觸到處方產品變成醫療衝擊的主因，去醫院看病有將近二十五萬次（百分之五十五）、入院人次將近四十二萬（百分之七十六）以及一萬八千多次嚴重受傷（百分之七十一）。根據報告陳述的結果，自行服用處方產品，尤其是鴉片類藥物、鎮靜安眠用藥和心血管藥，用掉最多資源，造成最高的罹病率。作者結論說，面對愈來愈多的處方用藥，尤其是危險的藥物，防範措施其實並不完善。

美國國家藥物濫用研究所（National Institute of Drug Abuse, NIDA）指出，二〇〇九年，美國有將近四千六百萬人因為用藥而進了急診室（註36），其中因為按處方服用而導致的不良藥物反應占了幾乎一半。

二〇一一年二月十一日刊在《發現雜誌（*Discover Magazine*）》標題為「藥物問題：我們不知道是否有效（The Problem with Medicine: We Don't Know If Most of It Works）」（註37）的網路文章揭露了內情，作者藍瑟（Jeanne Lenzer）和布朗利（Shannon Brownlee）很恰當地

描述了目前的醫療騙局：

「位於加州的非營利提倡團體『有效病患照護活動』最近做了一項調查，接受調查的八百名加州投票人中，有百分之六十五說他們認為他們得到的醫療照護大多或完全以科學為根據。但事實或許會讓他們嚇一跳。一群專家於二〇〇七年在頗具威望的醫學研究所集會，他們估計醫生執行的程序和關於手術、藥物及測試做出的決定，有一半經過恰當的調查，結果也算有效，其餘的則是根據猜測、理論和傳統，藥物和設備公司的影響力也不容小覷。

在植入新裝置的時候，醫生通常跟病人一樣，不知道自己在做什麼……動手術和寫處方的時候也一樣……很多常用的手術、裝置、測試和藥物所依據的資料都少得驚人……」

藍瑟和布朗利提到，「根據醫療照護研究和品質管理局（Agency for Healthcare Research and Quality）在二〇〇一年發佈的報告（註38），每年由於藥物副作用生病或死亡的美國人超過七十七萬，有些人碰到處於意料之外的副作用，如果經過適當研究，應該可以減少傷亡人數。」信不信由你，你可以在美國衛生及公眾服務部的網站上找到這份報告，並非所有的健康機構都決心要遮掩現代藥物帶來的嚴重危機。

我們學到的是，你要服用的處方藥物會不會帶來嚴重傷害或致命，不一定有科學保障——不論醫生給你什麼安全保證。幾百萬人因為吃了阿斯匹靈、抗生素、血糖藥或止痛藥，就得進急診室，也能讓我們看到，西藥廣告的好處背後並沒有真正的客觀科學。用化學物質壓制疾病症狀後，每個人的反應都不一樣，無法預測。結果我們明白，忽略或阻斷人體天生療癒機制可能會有危險的後果。

癌症藥物讓腫瘤更可能致命

過去二十年來，我一直提出所謂「無法無天」的主張，包括化療藥物、放射線療法和用來縮小致癌腫瘤的血管新生抑制因子等一般的癌症療法，只會讓癌症更具侵略性，擴散到身體其他地方（叫作同質蛻變，其實是錯誤的說法，詳情請見《癌症不是病》）。這些年來，我經常受人嘲弄毀謗，我仍不屈不撓公開我的說法，也曾收到死亡威脅。

美國癌症協會在網站上陳述：「血管新生抑制因子是獨特的抗癌劑，因為這種因子能抑制血管的生長，而不是腫瘤細胞。對某些癌症來說，血管新生抑制因子搭配其他療法最為有效，尤其是化療。」然而，二〇一二年一份得到美國衛生研究院支持的研究指出，這些抗癌藥物的效力很短，還可能帶來可怕的後果，甚至危害性命。新的研究結果顯示，侵入性治療（用來縮小或移除相對來說很小、生長速度很慢或被包覆起來的無害腫瘤）可能會讓人體充滿高度侵略性的癌細胞。

這份研究刊登在二〇一二年一月十七日出版的《癌細胞（*Cancer Cell*）》期刊上（註39），研究發現一群很少有人探索的細胞在每種致癌腫瘤都會出現，或許是重要的守門員，可以抵抗癌細胞增長和轉移。一組相當新的抗癌藥，也就是血管新生抑制因子，能阻斷腫瘤的血液供應，縮小或毀滅所謂的外被細胞（pericytes）。很多的科學家和腫瘤學家都很短視，認為切斷腫瘤的維生系統，也就是血管，就可以成功地永久消除腫瘤。他們卻不知道這就打開潘多拉的盒子，創造出癌症惡夢。

*癌細胞的智慧

從全方位純科學的角度來看，上述假設有嚴重的缺陷。我常常強調，癌症是身體最終的療癒手段，要回復平衡的狀況（體內平衡），這種新的研究顯然說明了癌症構成人體內最成熟最精密的保護機制。研究發現切斷腫瘤血管來縮小癌細胞的療法，或許會不經意地讓腫瘤更具侵略性，更有可能擴散。換句話說，要防止癌細胞失控及侵略人體其他部位，人體會故意頑強地培養出更多習慣。你可能會問：「人體為什麼要這樣？」

所有的癌細胞都是厭氧的正常細胞，也就是說它們缺乏氧氣（由於堵塞導致缺氧）到必須突變才能生存，不用氧氣就能製造能量。為增加供氧量給這些堵塞的細胞，支援外被細胞，防止癌症擴大和轉移，人體需要生出新的血管。目前應用的醫療做法要毀滅這些血管，因此會產生不良後果，應該視作危險。這個療法直接毀滅人體用來確保某個致癌腫瘤維持孤立，可以治癒，而不會擴散成無法控制的永久疾病。

再進一步說明，癌症藥物不只毀滅癌細胞，也會毀滅保護癌症的細胞及傳輸氧氣給癌細胞和正常細胞的血管。游離輻射和癌症藥物就會致癌，因此新的癌細胞會遍佈全身。市面上有四百五十種癌症藥物（都是暢銷藥），每一種都會毒害人體，可以想像這些藥物會引發多少新的癌症案例。

控制腫瘤生長導致癌症擴散

毫無疑問的，化療藥物、血管增生藥物或放療都能大幅縮小腫瘤，但也要付出昂貴的代價，也就是製造出更多新的癌細胞。這場生物屠殺留下數十億死掉的癌細胞跟外被細胞，還有數十億發炎受損的細胞或血管，讓來勢洶洶的新癌症有機可乘。不過，新的癌細胞很小，無法立刻用診斷儀器找到，醫生也能驕傲地說：「都清乾淨了」。但過一兩年，這些癌細胞長大，能夠偵測到，同一個醫生會告訴病人說：「很不巧，你的癌症復發，現在還轉移到其他部位。」

上述研究提供未曾預料到的結果，或許真能證實目前的癌症療法，如化療、血管增生療法和放療，才會讓侵略性十足的癌細胞長大，大幅降低個人的存活率。在調查中，資深作者卡魯博士（Raghu Kalluri）在貝斯以色列女執事醫療中心（Beth Israel Deaconess Medical Center, BIDMC）擔任矩陣生物學系主任，也是哈佛醫學院的醫學教授，他其實想找出把外被細胞當成標靶能否抑制腫瘤生長，就像藥物抑制腫瘤的血管生長一樣。畢竟，外被細胞是組織脈管系統的重要組成（攜帶或循環血液和淋巴等液體至全身的血管和組織），蓋住血管並支援血管生長。卡魯博士跟研究人員不小心發現的結果非常令人驚訝，也非常令人困擾。

在「研究顯示一群腫瘤細胞如何防止癌症擴散——似是而非的發現，外被細胞有助於防止轉移（Study Shows How A Group of Tumor Cells Prevent Cancer Spread - Paradoxical Discovery Finds That Pericyte Cells Help Prevent Metastasis）」（註40）這篇文章中，哈佛醫學院貝斯以色列女執事醫療中心的普雷史考特（Bonnie Prescott）詳細描述這份研究的可怕含意。

應用到乳癌上，普雷史考特說：「卡魯跟同仁發現，乳癌細胞中的外被細胞數目消耗掉百分之六十，過了二十五天，腫瘤體積就減少了百分之三十。」既然腫瘤縮小了這麼多，就能防止或減緩目標癌細胞的生長；傳統的藥物智慧認為這是比較好的結果，腫瘤學家也稱讚這個方法是癌症治療的一大突破。然而，研究人員也發現毀滅掉百分之六十到七十的外被細胞，繼發性肺部腫瘤的數目增加了三倍，表示腫瘤轉移了。

「光看腫瘤生長，結果很好，」卡魯博士說，「但再看全貌，抑制腫瘤血管並不會控制癌症進展。癌症事實上在擴散。」

普雷史考特描述，「我們發現蓋滿外被細胞的大腫瘤比較不容易轉移，同類型的小腫瘤如果外被細胞較少，比較容易轉移，」卡魯博士植入了腎臟惡性腫瘤和黑色素腫瘤，重複同樣的實驗，證實這些發現適用於好幾種癌症。

專業醫療人員會對不知內情的癌症病人洗腦，認為治療後腫瘤消退就是最好的結果，但上述說法則質疑這個論點。想想看，如果醫生診斷出你得了致癌的腫瘤，醫生說他建議的療法可以讓腫瘤縮小百分之三十，但同時繼發性腫瘤的機率則是驚人的百分之三百！

小心傳統的癌症療法

傳統的抗癌療法留下不少案例告訴我們，治療本身比疾病更具毀滅性。光這一份研究就能讓我們了解，實際上人體在造新血管來支援腫瘤長大，並非出自魯莽或不負責任。相反地，人體已經配備了完善的智慧和實際的方法來提高生存機會，不被毒性、阻塞和情緒壓力影響。攻擊人體的腫瘤細胞，同時也會攻擊到人體，當醫生和病患把癌細胞當成毒蛇猛獸，一定要不惜一切代價消滅，這時情況就惡化了。癌症診斷和治療會帶來極大的壓力，猛烈攻擊身體，引發強大的打或逃反應，影響到全身。對死亡的恐懼會引發壓力荷爾蒙不斷釋放到血液中——強到足以關閉消化和免疫系統，限制重要的血管，包括那些通往外被細胞的血管。

這項新的研究告訴我們，毀滅外被細胞也會大幅增加人體其他地方繼發性腫瘤的數目。人體不是機器，而是生物，你的思緒、感覺和面對的東西都會影響情緒和生理。威脅身體就會危害療癒能力。在我的著作《癌症不是病》裡，我提到癌症有更深層的意義或目的。不懂癌症的真實目的，才有這些誤導的癌症療法。人體用內建的生存和療癒程式來控制癌症，讓癌症掃除累積的毒素和廢棄物，不會擴散或出現在身體其他部位。

檢查過一百三十個不同階段、不同大小的乳癌腫瘤樣本，用預後比較外被細胞的等級，科學家發現腫瘤中外被細胞數目較少的樣本和最具侵略性的癌症有關，也有可能遠距離轉移，五年和十年的存活率低於百分之二十。為了解藥物治療後轉移的危險為何大幅增加，我建議大家看看那份研究結果，我覺得那是史上最重要的癌症研究報告。相信的人當然不只我一個。

德州大學安德森癌症中心（Anderson Cancer Center）的主任德品諾（Ronald A. DePinho）說：「這些結果非常具爭議性，會影響以腫瘤血管增生為目標的臨床療法。」卡魯博士和同仁認為，新發現的結果表示某些對癌症的假設，需要重新審驗。卡魯博士說：「我們要回頭審核腫瘤，找出什麼細胞扮演保護的角色，什麼細胞會促進生長和侵略。凡事不一定是黑白。有些腫瘤內的細胞在某種情況下其實是好細胞。」

針對腫瘤血管的藥物包含惡名昭彰的癌思停，已經證實無效，還有可能害死病人。正如前面說過，這種昂貴的藥物常有偽藥，不含活性成分。

*癌症教我們的功課

對我來說，用致癌藥物和游離輻射在短期內縮小惡性腫瘤，同時導致癌症更具侵略性，更容易致命，一點也不合理，還會讓癌症出現在身體其他部位。

說到化療藥物，阿拉巴馬大學伯明罕分校全面癌症中心和化學系（University of Alabama at Birmingham (UAB) Comprehensive Cancer Center and UAB Department of Chemistry）的科學家二〇一二年調查化療後死掉的癌細胞，是否有可能激發癌症散佈到身體其他部位（轉移）。阿拉巴馬大學伯明罕分校血液腫瘤科的副教授瑟蘭德（Katri Selander）醫學博士是研究計劃的共同委託人，她告訴媒體，「要是用化療殺死癌細胞，卻不小心引發了讓存活的癌細胞更具侵略性的ＤＮＡ結構怎麼辦？」

科學家已經發現死掉的癌細胞會活化體內的途徑，以一種叫作類鐸受體9的蛋白質作為媒介，這種受體在免疫系統和許多類型的癌症中都可以找到。「如果類鐸受體9提高轉移的機會，研究人員就可以尋找標靶療法來阻斷或調節這個分子路徑。」瑟蘭德博士說。血管增生療法有可能造成致命的轉移，那麼化療因為相同的理由，一定會走上同樣的途徑。

幾年前，美國一位知名的腫瘤學家跟我聯絡，問我肝膽排石能否幫助他已經在肺癌末期的妻子。他說，過去六年來，他試過種種最先進的化療藥物，卻一點不見進展。每次化療後，肺部出現愈來愈多惡性腫瘤，已經擴散到肝臟跟骨頭（現在我們知道為什麼了）。我告訴他到了這個地步，她也只能孤注一擲，但可以去除肝臟、血液和組織裡累積的毒素；這樣腫瘤也不會增長。

這位腫瘤學家親自監督記錄妻子的第一次肝膽排石。他後來告訴我，連續三天，她排出起碼兩千五百顆肝膽結石，非常驚人（也是前所未聞）。四個星期後，腫瘤學家告訴我他太太肝臟跟骨頭裡的腫瘤完全消失了，只有左肺留下很小的腫瘤。我建議她繼續做肝膽排石，直到排出所有的石頭。他也告訴我，她宛若重生。困擾她一輩子的便秘問題消失了，皮膚看起來經過新生，蒼白灰暗都消失了。他說她重拾二十年前的活力，診斷出得了癌症後的憂鬱也一掃而空。

荷爾蒙替代療法及避孕藥

女性形成膽結石的風險，比男性還高四倍。過去習慣使用或現在正在使用避孕藥及荷爾蒙替代療法（ＨＲＴ）的女性，尤其特別明顯。根據刊登在《美國婦產科學期刊（*American Journal of Obstetrics & Gynecology*）》的醫學研究，口服避孕藥以及其他的雌激素，會使女性形成膽結石的機會加倍（註41）。包含在避孕藥和荷爾蒙替代品裡的女性荷爾蒙——雌激素，增加了膽汁固醇並降低了膽囊收縮。因此，這種雌激素效應不只必須為造成肝臟和膽囊的膽結石負責，還要為很多其他因為肝臟和膽囊效能降低而造成的疾病負責。

另外有幾個大型研究顯示，荷爾蒙補充療法會使膽結石或膽囊手術的風險增加二至三倍。一份二〇〇五年《美國醫學會期刊》的研究發現，雖然各種荷爾蒙補充療法都會使風險升高，但單獨使用雌激素所引發的風險，比同時使用雌激素和黃體素的混合療法更高。

近期對荷爾蒙補充療法的研究顯示，它對心臟有不良影響，且會增加罹患乳癌的風險。對大部分停經婦女而言，這些通報大大降低了選擇該項療法的意願。較早期的醫學研究亦指出，像是避孕藥甲孕酮（MPA, Depo Provera）這類會在荷爾蒙補充療法中出現的黃體素，會形成膽結石（註42）。

含有新型黃體素屈螺酮（drospirenone）的避孕藥是潛在的致命藥物。美國食品暨藥物管理局，針對這兩項在二〇一一年對婦女使用含有新型黃體素屈螺酮避孕藥的血栓（靜脈血栓栓塞）風險評估研究進行了審查。審查完成後，美國食品暨藥物管理局在它的官網公布了下列警訊：「最近服用含有新型黃體素屈螺酮避孕藥的婦女應注意，它有造成血栓的潛在風險。」（註43）想當然爾，血栓會造成死亡。雖然證據顯示，服用一般處方避孕藥的婦女引發致命血栓的狀況，比未服藥者高了一．五倍。許多不知與時俱進的醫生仍罔顧證據，照舊開立處方避孕藥給婦女。拜爾的悅己（Bayer's Yasmin）、Safyral、悅姿（Yaz）、安吉麗（Angeliq）及Bayaz等藥物中都含有人造的黃體素，即合成屈螺酮（Synthetic drospirenone）。

這些藥物會導致高血鉀症的罹患風險顯著增高；引起腿部血栓而造成小腿疼痛、腿部抽筋、腿部和腳部腫脹；致使肺部血栓而造成呼吸短促、胸部劇痛、咳血；引發心臟病而造成胸痛及胸部出現沉重感；引發眼部血栓而造成突發性的視力喪失或視覺變化；導致中風而造成視力或語言能力改變、四肢無力或手腳麻木及頭痛等症狀；引發肝臟受損導致黃疸、尿液暗沉及右上腹疼痛；或引起其他的副作用如心情沮喪、偏頭痛、乳房腫塊及乳房疼痛、陰道不正常出血、高血壓、長青春痘、過敏及內分泌失調。

多年來儘管美國食品暨藥物管理局對這些危害知之甚詳，但高度腐化的官僚體系仍決定不把這些危害公諸於世。可悲的是，服用這些藥物而致死的婦女不知凡幾。而根據美國食品暨藥物管理局內部某些有良知的科學家之所述，我們也不能期待這些和藥商關係緊密且受其資助的聯邦機構，能保護民眾不受致命藥物的毒害。

在美國食品暨藥物管理局藥物安全辦公室中擔任科學及藥品副主任的葛拉漢（David Graham）博士，於二〇〇四年十一月二十三日，在公共電視網線上新聞中發表了下述令人震驚的陳述：「我認為以美國食品暨藥物管理局現在的結構來說，它並沒有能力和另一個默克藥廠對抗以保護美國人民。簡而言之，美國食品暨藥物管理局和藥物驗證研究中心（CDER）已崩壞。」NaturalNews.com的「揭露美國食品暨藥物管理局：揭發默克黑幕的推手——葛拉漢博士訪談」一文中，有更近期對葛拉漢博士所做的詳細訪談內容。（註44）

所有荷爾蒙藥物（包含荷爾蒙補充療法和避孕藥）都會造成膽結石並破壞肝臟功能。若你過去曾用過該類藥物中的任一種，我強烈建議你進行肝膽淨化。除此之外，停經的婦女在經過一連串的肝臟淨化後，停經症候群的症狀可以獲得良好的改善。當肝功能獲得改善且膽汁分泌增加後，輔以均衡的飲食及良好的生活型態，關於骨質疏鬆及其他骨骼／關節等問題，尤其可以達到預防和逆轉的效果。

安眠藥

即便你一年服用安眠藥的數量少於十八顆，但若你不想讓死亡風險增加百分之三十五的話，我仍強烈建議你離任何一種安眠藥遠一點。這是近期刊載於《英國醫學期刊》網路公開版上，在一個控制嚴謹的研究中所獲得的重要訊息（註45）。位於美國聖地牙哥的丹尼爾克里普克維特比家族睡眠中心（Daniel Kripke Viterbi Family Sleep Center）斯克里普斯研究所的研究人員發現，服用安眠藥會使死亡的風險增加四倍，而使罹患癌症的風險增加三．五倍。更有甚者，每年服用超過一百三十二顆安眠藥的人，其死亡率比未服用者多五倍。該研究估計，在二〇一〇年，這些藥物在美國要為額外的三十二萬到五十萬七千起死亡負起責任。

本研究的受試者（平均年齡五十四歲）中，服用安眠藥的病患共有一萬零五百二十九位，而不服用安眠藥的對照組共有二萬三千六百七十六人，研究期間從二〇〇二年一月至二〇〇七年一月，其平均研究時間為二年半。該研究將所有其他的疾病和死亡風險因子皆排除在外。心臟病、癌症和可能的意外，這三項在嚴重的副作用中占了大多數。在美國，服用安眠藥的成人介於百分之六至十之間，在歐洲某些地區，其百分比甚至更高。

本研究最令人震驚的發現是，即使只是短期內小劑量服用也會對健康產生嚴重的危害。研究人員警告，沒有任何劑量可以被視為安全劑量。經試驗的安眠藥包含zolpidem、temazepam、eszopiclone、zaleplon、benzodiazepines、barbiturates 和sedative antihistamines。大部份民眾可能對藥名比較熟悉：Ambien、Intermezzo、Lunesta和Sonata。「雖然並不是百分之百的肯定，但服用安眠藥似乎和吸菸一樣，是冒險的行為。」該研究的作者，加州大學聖地牙哥分校的精神科教授，克里普克博士如是告訴WebMD。

和上述研究相同的問題是，幾乎沒人在意這些事。即使安眠藥可能致命或導致罹患癌症，大多醫生仍繼續將安眠藥開給堅持服用的病患。

胃酸抑制劑

世上某些銷路最好的藥物也是最危險而應該避免服用的藥物。這些藥物治標不治本，其唯一的作用就是把一些相對輕微的健康問題替換成具有潛在致命危險的另一個問題罷了。舉例來說，根據一份主題為「胃酸抑制劑和骨折風險：一份對觀察性研究的綜合分析（Use of Acid-Suppressive Drugs and Risk of Fracture: A Meta-analysis of Observational Studies）」的近期研究指出，使用防止胃食道逆流的Nexium和Prilosec之類的氫離子阻斷劑，會使骨折的風險增加百分之三十。骨折不可輕忽，尤其是發生在年長者身上更是如此。實際上，骨折是該年齡層的頭號致死原因。當然，大多數人在服用這些藥物時，並不會注意到這些危機。

降膽固醇藥、抗生素、免疫抑制劑、止痛消炎藥等

處方藥用於降低血液中的脂肪量（脂質），包括降固醇酸（clofibrate）「安妥明」（Atromid-S）或類似的降膽固醇藥物，事實上會增加膽汁裡的膽固醇濃度，因而導致增加膽結石的風險。這些藥物成功地降低了血脂肪，它們原本設計就是這樣。然而，出現高血脂事實上意味著脂肪的缺乏。當脂肪無法通過血管的細胞膜時，會被困在血液中，以致細胞中缺乏脂肪。一旦透過藥物來降低血脂肪，身體細胞反而會渴望脂肪，如此一來會導致嚴重的細胞退化。

奧曲（Octretide），最新一代的「史嗒汀」藥物之一，讓膽囊無法在吃了含有脂肪的餐點之後排空，留下一大堆膽汁並形成結石。這種醫療介入的方法所造成的危險十分顯

著，比提高血脂肪還要嚴重（與一般的觀念相反，至今，「高血脂必須爲造成心臟病負責」的論調，仍是沒有科學根據的）。

根據數個發表在各種不同醫學期刊（註46），例如《刺胳針（*Lancet*）》上的研究（註47），某些抗生素也會造成膽結石。其中一種是ceftriaxone，用來治療下呼吸道感染、皮膚及尿道感染、子宮發炎，以及骨頭和關節感染、腦膜炎。

孩童罹患膽結石而必須割除膽囊的病例有漸增之勢，而添加在疫苗中以防止感染的抗生素即為此令人憂心趨勢的禍首。孩童發生膽囊方面疾病的機會仍然相對較少，每一千個成人病例中，小兒科病例只占一．三個，而百分之四的小兒科患者須接受膽囊手術（膽囊切除術）。膽囊疾病影響逾兩千五百萬美國成人，導致每年有五十萬至七十萬民眾須接受膽囊切除手術。

給腎臟和心臟移植手術病人使用的抗排斥或免疫抑制藥物，例如cyclosporine，似乎也會增加膽結石的形成。（註48）

Thiazides這種用來控制高血壓的藥水，也可能會為膽結石患者帶來急性膽囊疾病。（註49）

如前所述，Clofibrate和其他降低膽固醇的藥物，如ocreotide，也會造成膽結石。另外，根據刊載於《圍產醫學期刊（*Journal of Perinatology*）》上的一篇研究指出，孩童服用利尿磺安furosemide（Lasix）以治療高血壓及浮腫者，可能會造成膽結石。（註50）

Edecrin和Indapamide這兩種藥物也有類似的副作用，同樣用來治療高血壓的Prostaglandins，也會造成膽結石。（註51）

眾多會使膽固醇升高的藥物，都有增高膽結石的風險。它們包含了用來止痛消炎的強的松（prednisone）這類型的腎上腺皮質激素（glucocorticoids）；用來治療心室纖維顫動及心房纖維顫動的β阻斷劑，如amiodarone；合成代謝類固醇（anabolic steroids）如睪固酮；用來打擊人類免疫缺陷病毒（ＨＩＶ）的蛋白酶抑制劑等。

一項由藥商百靈佳殷格翰資助的研究聲稱，和心房纖維顫動患者使用的抗凝血藥warfarin相比，Pradaxa可使中風的風險降低百分之三十五。乍看之下似乎是個好消息，但是相同的研究也發現，在使心臟病風險升高一事上，這個神奇藥物和warfarin幾乎一樣糟。順帶一提，warfarin也被當做毒鼠藥使用。儘管對病患的死亡率沒有直接的貢獻，這個藥物仍被視為一項偉大的醫學成就。但實際上這藥的效用只是讓病人從罹患中風換成心臟病發作。當然，儘管服用此藥沒有任何實質的益處，但是本研究的研究人員和美國食品暨藥物管理局依然對此藥推薦有加。

美國食品暨藥物管理局已有超過五十起服用Pradaxa後流血致死的病例記錄（實際的數字可能介於五百至五千，因爲會通報給美國食品暨藥物管理局的藥物致死病例，大概僅占實際的百分之一到十左右）。服用這助長心臟病發的藥物還有許多不良影響，像是不正常的內臟出血、頻繁的流鼻血、經血或陰道出血量高於正常值、嚴重出血或不可控制的流血、尿液呈粉紅色或咖啡色、糞便呈紅色或黑色如焦油狀、莫名的瘀傷或瘀傷範圍擴大、咳血或咳出血塊、吐血或嘔吐物呈現咖啡渣狀。

當然，任何類似老鼠藥的東西會造成這些可怕的副作用，也不令人意外。若你因服用這種藥，最終流血致死，也不能怪醫生害死你。因為醫生在法律上有義務使用手邊最好的藥物，即便它們的毒性會使你一命嗚呼。畢竟人命事小，但醫藥大業必須永續經營。要在飽受嘔血或死亡的威脅下，用藥物讓血液達到平衡極為艱難，但透過以蔬食為主的飲食方式並輔以幾次肝膽淨化，就可以既自然又恆久地達到這樣的目的。

近期發現，像是阿斯匹靈和泰諾這樣的止痛藥，會使血壓增高百分之三十四，因而會損及肝臟和其他器官。「高血壓患者們並不了解服用某些止痛藥會帶來的風險，」心臟科醫師兼美國心臟協會發言人高第伯博士表示，「他們以為在市面上販售的東西都是安全無虞的。但沒想到這些藥其實是具有副作用的化學品。」一份稍早於二〇〇五年所做的研究指出，每日服用強效泰諾的婦女，其罹患高血壓的機率是沒有服用者的兩倍。（註52）

波士頓布萊根婦女醫院及哈佛醫學院的克漢（Gary C. Curhan）博士研究的新發現指出，止痛藥會使人的血壓增高，不分男女。（註53）和未服用止痛藥的男性相比，一星期內有六至七天都服用非類固醇消炎藥的男性，其罹患高血壓的風險會增高百分之三十八，而一星期服用六至七天對乙醯氨基酚（acetaminophen）的男性，其增高的風險為百分之三十四，至於一星期內有六至七天都服用阿斯匹靈的男性，其風險為百分之二十六。

當然，數十年後的今天，民眾皆毫無戒心的把阿斯匹靈當成能夠預防心臟病的安全藥物，現在我們才知道阿斯匹靈會使人血壓升高，進而引發致命的心臟病。在美國每三個成人中就有一人受高血壓所苦，根據疾病預防管制中心之估計，其總人數共有六千八百萬人；我想，這裡合理的問題應該是：「究竟有多少病例須歸咎於每天服用阿斯匹靈（許多人把它當營養補充品來服用）？」

美國人每年服用超過五百億顆阿斯匹靈和阿斯匹靈複方製劑。由上述研究結果來看，你可以自己算算，每年絕對足以創造出數以百萬新增的高血壓病患，他們中間有許多人可能會成為心臟疾病患者。在此我想下的註腳是，阿斯匹靈的暢銷對生意是好事一件，但對病患來說可不太妙。

然而，除了本書中所建議對肝臟膽囊進行淨化以及適當地調整膳食外，仍有其他天然的方式，可以用來平衡不正常的血壓。舉例來說，英國國家廣播公司（ＢＢＣ）線上新聞宣布，巴茲和倫敦醫學院及半島醫學院所做的新研究（註54）。該研究建議使用一種低成本的方式來治療高血壓，即每天飲用五百毫升的甜菜根汁，就可以有效降低血壓。

根據估計，有百分之五十的冠狀動脈心臟病以及百分之七十五的中風，都是由高血壓所引起。既然全世界有超過百分之二十五的成人都患有高血壓，因此，像飲用甜菜根汁這樣天然又經濟的方式，是比服用有潛在致命危險的藥物更好的選擇。

阿斯匹靈可能引起的其他嚴重或可能致命的副作用，包含胃腸道潰瘍、胃出血及耳鳴，服用劑量愈高就愈有可能發生。阿斯匹靈會造成兒童和青少年罹患雷式症候群（Reye's Syndrome），這也是一種有致命潛力的病症，它會對腦部和肝臟造成損害，並使血糖不正常地下降。

最近，大眾傳播媒體不斷播放日常服用阿斯匹靈可以預防癌症的新聞。然而，這樣的新聞其實是源於一項不完善的研究，甚至可說是製藥產業為了拯救銷量日趨下滑的昔日藥界明星所佈下的騙局（它漸漸不受歡迎的原因正是因爲具有危險的副作用）。

在二〇〇二年，牛津大學中風防治研究中心（Stroke Prevention Research Unit）的羅斯威爾（Peter Rothwell）教授建議，日服一顆阿斯匹靈，可保往後十年內的罹癌風險降低。現在，羅斯威爾博士的兩項新研究指稱，這種保護效果只能在每日服用後的三年內有效。然而，這個新的說法並非植基於任何新的研究，而是把早先已出版的九十份研究再分析一次。而這項重新分析的問題在於，因為某些無可解釋的理由，羅斯威爾博士把數份美國主流長期追蹤的結果棄之不顧，這些研究至少追蹤了六萬一千名男女長達十至十二年之久，且其結果看不出阿斯匹靈對癌症預防有任何助益。（註55）

除了只從先前九十份報告中，挑選出部份顯示對癌症預防有助益的報告之外，他也全然忽視這些研究裡不能自圓其說的證據，即這些報告中，給予受試者的阿斯匹靈平均劑量遠超過一般建議值，即每天七十五至八十一毫克的安全劑量。既然沒有任何醫生會為病人開立更高的每日劑量（因爲會造成嚴重的出血或中風），羅斯威爾博士提出「為了達到預防效果，任何有家族癌症史的人皆應服用阿斯匹靈」的說法，顯得即危險又不負責任。

若醫療從業人員皆依循羅斯威爾博士的建議，而數以百萬計民眾皆服用在安全劑量內的阿斯匹靈（仍會造成嚴重的副作用），這樣的劑量卻也不足以產生任何顯著的癌症預防效果。直至今日，仍無證據顯示，服用每日建議七十五毫克的劑量可以產生任何癌症預防效果。即便能夠從日常服用阿斯匹靈中得到絲毫預防癌症的效果，我們仍應自問：冒著胃腸潰瘍出血或出血性中風致死風險大增的代價是否值得？

許多醫生在病患心臟病發後就立即對病患施以阿斯匹靈。在過去數十年當中，我有幸僅靠在病人小指尖旁（心經和小腸經末端）用力擠壓一至二分鐘的方式，在二、三分鐘內就幫助許多人克服心臟病。那些人離去前總是說多年來不曾感覺那麼舒暢。這樣的方式幾乎可以立即消除胸口的所有壓力，且不會對心肌造成傷害。若患者可以吞嚥，另一個好方法是拿一茶匙的卡宴紅椒粉給他和水吞下。我從未見過服用阿斯匹靈的患者，也能這般即刻見效。

一旦和阿斯匹靈沾上邊，很難在不危及性命下將它戒除。一份在二〇一一年發表於《英國醫學期刊》的研究顯示（註56），中斷服用低劑量阿斯匹靈，會使曾有腦缺血病史的病友增加罹患非致死性心肌梗塞的風險。換句話說，一旦心臟病發作又服用了阿斯匹靈後，只要不再服用，即便只有一兩天的時間，都會使心臟病再度發作的機會增加三分之二。顯然阿斯匹靈並未治癒任何疾病，只是讓你永遠變成它的奴隸，同時帶給你愈來愈多不良影響。這就是治標不治本所須付出的代價。

近來，美國食品暨藥物管理局認可了一項昂貴的癌症新藥Voraxaze（glucarpidase），來幫助治療具有高毒性化療藥物methotrexate所帶來的致命性副作用。人們用Voraxaze來將methotrexate排出體外，但是卻會引起另一種嚴重的副作用。研究顯示Methotrexate對肝臟、腎臟及腸會造成致命的損害。這種藥物會殘留在體內，因為它使體內的排泄器官嚴重受損，以致於再也無法將它排出體外。當然，當人死後，死亡證明上的死亡原因記錄的是癌症而不是藥物毒害。

藥局裡的藥全部都帶有毒性，需要肝臟來進行解毒。而肝功能受損令諸多有毒的化學物質進入膽汁中，改變了膽汁成分的天然平衡，導致肝臟和膽囊中結石的形成。值得一提的是，上述的發現只提到膽囊中的結石，卻未揭露這些藥物對肝臟本身造成的嚴重傷害。如果藥局裡的藥能夠在膽囊裡產生結石，那麼我們可以假設它們也能在肝臟的膽管中製造上百、甚至上千的結石。我一再地發現，過去曾服用藥局販售的藥的人，比那些從不吃藥的人有更多的膽結石。

以症狀為導向的治療法，讓人必須付出極大的代價，那就是基礎肝功能的損害。如果我們移除所有的膽結石，恢復正常的血液指數，並增進消化和清除廢棄物的能力，比起我們去壓抑疾病的症狀，要來得簡單且有效益得多。症狀並不是疾病；它們只是指出身體試圖拯救並保護自己。它們發出警示，身體需要被關注、被支持、被照顧。疾病事實上是身體生存及自我治療的企圖，把疾病當成敵人一樣對待，事實上會破壞身體的治療能力，且播下未來形成疾病的種子。

氟化物

氟矽酸，普遍被稱為氟化物，是一種肥料製造時的液態副產品。它是種高度毒性且腐蝕性的化合物，會對身體造成廣泛、有時是不可逆的巨大傷害。因為肝臟無法分解氟化物，所以它會將這個有毒的化學物質送入膽管中（這是肝臟能處理它的唯一可選擇的方式）。這會快速改變膽汁裡的菌叢並導致膽管阻塞，以及其他無數的毛病。氟化物被添加在美國以及許多國家百分之六十的飲水中，用意在預防蛀牙（雖然並沒有研究顯示可以做到）。肥料製造商鋌而走險地想要擺脫這些有害的廢棄物，所以將它們賣出去，亦將它加到非常廣泛的產品中，包括豆製品、牙膏、氟化物錠、氟化物液、含氟口香糖、茶、疫苗、居家用品、含氟的鹽或牛奶、麻醉藥、床墊散發出含氟氣體、鐵氟龍，以及抗生素。在被汙染的空氣和地下水中也可以發現它。因為它的高度毒性已被證明，所以在二〇〇二年八月時，比利時成為全球第一個禁止氟化物添加物的國家。「加氟是所有惡行中最大的錯誤，它所犯下的罪行影響所及的人數，比其他錯誤還要多。」微生物學博士斯卡茲

（Albert Schatz Ph.D.）說。他是鏈黴素的發現者，也是諾貝爾獎的得主。幸運地是，非常多的西歐國家已經拒絕在水中添加氟化物，包括了奧地利、比利時、丹麥、芬蘭、法國、德國、義大利、盧森堡，以及荷蘭、挪威和瑞典。

有個詳盡的研究顯示，實驗室中的動物腫瘤，被發現是吸收氟化物直接造成的結果。其他的動物研究發現，氟化物會累積在松果體中，並干擾它製造褪黑激素，也就是一種能有助於調節生殖、甲狀腺功能，以及無個數其他基本生理過程的荷爾蒙。對於人類，氟化物被發現會造成關節炎、骨質疏鬆、髖骨骨折、癌症、不孕、阿茲海默症、免疫力缺乏以及大腦的損傷。

直到一九五〇年代，歐洲的醫生利用氟化物來治療甲狀腺機能亢進。人們目前每日接受到的含氟化物的物品，其劑量遠超過能抑制甲狀腺功能的劑量。因為氟化物的添加，讓數以百萬的人現在深受甲狀腺機能低下所苦。缺乏碘，會降低或者中斷甲狀腺素的生產，而甲狀腺素是調節身體新陳代謝及眾多重要機能的荷爾蒙。碘的缺乏進而會導致乳癌，以及甲狀腺、卵巢以及攝護腺癌風險的增加（註57）。順道一提，溴化植物油（BVO）被添加在某些美國品牌的飲料，例如Mountain Dew和一些其他的柑橘口味的汽水中，也會造成碘缺乏。如果你住在歐洲或日本，那麼你很安全，這種化合物一開始由化學公司申請專利用於防焰產品，基於很好的理由，在當地是被禁止的。

甲狀腺功能低下現在在美國是非常普遍的問題。據美國臨床內分泌學家協會（American Association of Clinical Endocrinologists, AACE）及其他醫療組織的統計，估計約有二千一百六十萬人有甲狀腺功能低下的問題，但這個數字應該是被低估了；有些專家宣稱百分之十至四十的美國人的甲狀腺功能不盡理想。已有超過一百五十種症狀被確認是甲狀腺機能低下所造成，幾乎所有都與氟化物毒性已知的症狀相關。這些甲狀腺機能減退的症狀，包括憂鬱、頭暈、疲倦、怕冷、體重上升、肌肉關節疼痛、掉髮、皮膚乾燥且提早老化、頭痛、偏頭痛、呼吸短促、腸胃道問題、經期問題、血壓不平衡、膽固醇升高、膽囊疾病和肝臟阻塞、過敏、失眠、恐慌症發生及喜怒無常、敏感、記憶喪失、心律不整，以及充（鬱）血性心臟病、癌症、糖尿病以及喪失性慾。基本上，體內的所有器官和系統的運作都會緩慢下來，包括大腦。

印度和其他發展中的國家，有為數眾多的兒童和成人，因為工業汙染的氟化物中毒而跛足，且他們的牙齒也都受損了。為了避免處理這些有害的化學工業廢棄物而產生的巨額成本，較簡單的方法就是將它傾倒在飲水或加在食物中。它在美國數百萬男性和女性身上造成的甲狀腺功能低下的副作用，增加了甲狀腺藥的使用，可謂是門好生意；因此，健康當局不願站出來反對氟化物。一旦被診斷出來有甲狀腺功能低下，你就成為終生服用甲狀腺藥物的候選人。我們當然不能指望以利益導向的醫療產業，幫我們變得更健康或保護我們遠離氟化物等威脅。

為了幫助身體對付氟化物所造成的疾病，包括甲狀腺機能減退，將肝臟膽管清除乾淨，避免含氟化物的產品，以及使用可去除氟化物的淨水器（如果你的飲水中仍被添加了氟化物），是很重要的。蒸餾和逆滲透能有效去除氟化物以及汙染物。如果要找更理想的過濾設備，你可以詢問當地的經銷商。可尋找使用以活性氧化鋁作為降低氟化物/砷的媒介的淨水設備。

沸石和硫，能將氟化物從體內去除。礦物硼，也有同樣的作用。每天在吃生菜沙拉時吃芫荽，也有助於移除氟或讓它處於控制中。而根據身體體質（詳見《健康與回春之祕》）攝取不會造成阻塞的飲食、規律的睡眠和飲食習慣，以及無壓力的生活情況，對復原是必要的。

＊真正對身體有益的氟化物

只有刻意添加至飲用水、牙膏或其他產品內的氟化物（氟矽酸）才對人體有害。基於某些原因，許多的反對者相信氟化物僅有一種化學形式，且對健康有害，然而天然的氟化物，實際上對人體甲狀腺、牙齒和身體其餘部分都是相當重要的。

地球地殼組成成分內約含百分之〇．〇三的氟化物，其中最原始的礦物形式呈現於冰晶石（氟化鈉）和氟化鈣內。這些礦物質成分也存在於許多食物和天然未經處裡的水源之中。例如，喜馬拉雅山岩鹽結晶體和其他非精製的海鹽。而這些含有氟化物成分的岩鹽或海鹽，其比例是大自然所決定，用意在支援生命系統而非破壞；如果氟化物有害，大自然又為何會讓水源、食物和食鹽中含有該成分呢？沒有氟他物，人類和動物都將無法生存。

兒童藥物

如果你住在美國，應避免讓你的孩子服用含鋁色澱（Aluminum Lake）食用色素的藥物。這類添加物含有過量鋁成分以及有害合成石化物，它們都含有石油、抗凍劑和氨等高風險致癌物質，對人體會產生一系列的不良反應。

鋁中毒會導致記憶障礙、自閉症、癲癇、智力發育遲滯和老年失智症；同時也增加骨易碎裂症和腎臟、膀胱、睪丸、甲狀腺和腎上腺等部位罹患癌症的機率；鋁同時也會損害免疫系統。

如果你相信食品暨藥物管理局能保護你的孩子免受鋁或其他化學添加物質在兒童藥品或食品的為害，那麼你就錯了。在食品暨藥物管理局的「官方管理流程和歷史觀點」中詳細揭示：「食用色素添加劑諸多產品中的必要成分，可以讓產品更具吸引力、促進食慾和說服力。添加顏色同時也幫助我們辨識產品的外觀，了解糖果的口味或者藥物的劑量。」

由於高彩度的色素既促進食慾又能吸引目光，美國製造商大量於食品、飲料、糖果和藥品中添加有毒染料（色素），每年粗估達六百八十一萬公斤。這些色素添加物早已經被歐盟禁用。根據研究，美國的孩子們十二歲之前平均約攝取超過十三公斤含鋁成分的色素添加物。這項數據同時解釋何以孩童罹患自閉症的比例這麼高。

色素和染劑常添加在咳嗽糖漿、感冒藥、泰諾、藥物、維生素、烘焙物、粉狀飲料、加工飲料、糖果、麥片、奇多、多力多滋、Skittles彩虹糖、寵物食品、個人護理產品、化妝品、Robitussin、果凍（Jello）、吉利丁、水果軟糖（Fruity Pebbles）、黑櫻桃軟糖（Maraschino）、香腸、口香糖和其他數以千計的食品。美國公司出口產品至歐洲時，往往被要求改用更昂貴的天然色素，以達到歐盟更嚴格禁用廉價化學成分食品添加劑的規定。

＊吉利丁（明膠）

任誰也想不到俗稱「吉利丁」的明膠，可能是造成許多疾病的幕後真凶。明膠是一種肽類和蛋白質的混合物，其內含的部分水解膠原蛋白主要取自於動物的皮，煮碎的骨頭、結締組織、器官和一些家畜如牛、雞和豬隻的腸子。

大多數的農場牲畜其實都早已生病，且體內含有大量致癌成分的荷爾蒙、化學添加劑和抗生素。無怪乎超過百分之四十的成人有明膠過敏反應問題。今日，這一成分早被廣泛地運用在藥品、保健品和疫苗中。以疫苗為例，明膠能達到黏稠和熱穩定劑的效果。每年數以百萬計的人，都因為服用藥物或施打疫苗而出現嚴重的過敏反應，其中也包括他們所服用的保健品和維生素等。過敏性反應包括呼吸困難、腹部疼痛和抽筋，以及發癢的皮疹、喉嚨腫、血壓降低，甚至死亡。

明膠也被用於果汁飲品，如蘋果汁的純化。而從魚鰭中提煉出的魚膠，則大量作為用於葡萄酒和啤酒純化過程中的澄清劑。其他含有明膠成分的食品尚包括果凍、蛋糕、肉凍、棉花糖、玉米棒、各類動物軟糖、小熊軟糖等等。此外，許多加工食品以明膠作為穩定劑，增稠劑或黏稠劑的添加物，如果醬、優格、乳酪起司和人造奶油。

疫苗注射

疫苗注射副作用

幾十年來，我們都被教育相信疫苗是強大的預防性醫學，也幾乎根除許多可怕的傳染病如小兒麻痺症，雖然截至目前，尚無任何實際科學證據能支持該理論。時至今日，國家級衛生機構如美國疾病預防控制中心和食品暨藥物管理局，依舊拒絕進行長期雙盲對照研究，以證明疫苗是既安全且絕對有效的。而另一方面，早已有數以百計的研究均證實注射疫苗對兒童健康的傷害性，有時甚至會致命。一份發表於二〇一二年醫學期刊《狼瘡（*Lupus*）》的研究報告（註58），將現有疫苗傷害相關的實驗證據集結，並由兩位全球知名的研究學者托姆列諾維奇（Lucija Tomljenovi）博士和蕭（Christopher Shaw）博士發表一項共同言論：「孩童早期發育過程中所進行的疫苗注射，包括疫苗菌株引起的免疫系統改變，可導致大腦和免疫功能永久性損害。」該研究為加拿大溫哥華英國哥倫比亞大學的神經動力學研究小組所進行。

另一份名為「鋁佐劑毒性機轉與小兒自體免疫力人口關聯性」的論文亦指出，「實驗證據證實，僅有二至三種免疫佐劑能達到克服自身免疫遺傳抗性的作用。在一些已發展國家（美國），孩童在四至六歲前，通過常規接種疫苗所進入體內的一百二十六種抗原化合物，均含有大量的A1鋁佐劑成分。該作者清楚地指明，食品暨藥物管理局所出版的相關報導都未曾將「適量的毒物添加對於疫苗安全性風險的影響列入考量，僅因為這些含毒化物的疫苗，在本質上被視為無毒。」然而以我的觀點，食品暨藥物管理局的做法相當不負責任。因為不論哪一份科學研究文獻均指出，鋁是極為強大的神經毒素，甚至會導致老年失智症。

在檢視鋁佐劑如何嚴重干擾人體與生俱來的免疫系統所進行的各種科學事實報告後，該項研究作者警告：「對於當前兒童疫苗接種的整體安全性，提出高度且合理的擔憂。」

「總之，研究證據顯示現行疫苗接種的相關做法，必須進行更高規格的檢視與規範。兒童可能是因疫苗引起併發症的最大風險受害者，嚴格審慎的評估以及與疫苗相關的兒童健康影響是相當迫切需要的。」托姆列諾維奇博士和蕭博士總結。

幾乎每一天，我都會收到因為上述原因而擔憂孩子接種疫苗副作用的父母諮詢，許多父母分享他們的負面經驗，描述孩子接種疫苗後所產生的副作用，而這些副作用也都恰巧公佈於疫苗製造商網站，以及美國疾病管制與預防中心網站上。例如，美國疾病預防控制中心承認接種麻疹腮腺炎德國麻疹混合疫苗所導致的幾項嚴重問題，包括嚴重的過敏反應、耳聾、長期癲癇發作、昏迷、意識昏迷與永久性腦損傷，但卻又補充註解聲明：「該情況很少會發生，且目前尚無法肯定這些副作用是經疫苗接種所直接造成。」然而事實是，疫苗接種所造成的副作用相當普遍，只是疾病預防控制中心不希望父母們知道這個消息。不論是食品暨藥物管理局、世界衛生組織和其他衛生機構，也都一再重申疫苗的副作用極少被通報。根據食品暨藥物管理局的數據，醫生通報疫苗接種產生嚴重副作用的比例，僅界於百分之一至十。

糟糕的是，許多疫苗的副作用並不會在接種後一個月或數個月後產生。所以當一個孩子發生哮喘、持續驚厥或嚴重過敏症狀時，醫生會視這些為單一性疾病問題進行治療，而不會將這些病症與疫苗注射後遺症相互連結。常見的假設（非經證明的事實），所謂疫苗副作用僅止於接種疫苗後的頭幾天作為觀察指標，並以此判定疫苗接種並無長期性的副作用。然這是只是一種說詞，因為長期性的疫苗安全性研究從未被獲准以證明或反駁這個假設。

如更進一步思考這個問題，儘管嬰兒猝死綜合症（SIDS）發生率最高的國家幾乎都發生於新生兒疫苗接種最先進的國家裡，醫學界仍舊聲稱嬰兒猝死綜合症的原因是無法解釋的。嬰兒猝死綜合症是出生一個月至滿周歲這段期間，最常見的突發性死亡現象，其官方說明為：「造成嬰兒猝死綜合症的原因無從考證與解釋。」就法律而言，還是有一些所謂的間接證據，且適用於醫學領域上的指控。因為一個健康兒童不會毫無原由地突然死亡。

醫藥界與醫療業直接否認疫苗是造成嬰兒死亡的兇手。然而，否認這個現象並無法減少許多支持該狀況的間接證據；尤其當未注射疫苗的孩童從未發生過嬰兒猝死綜合症。而又為什麼比起未接種疫苗的孩童，有接種疫苗的孩童患有哮喘的比例多出一・二倍、注意力缺陷多動症多出三・一七倍、神經系統疾病多出一・八五倍、自閉症則多出一・四六倍。

以線性迴歸統計分析法加權嬰兒平均死亡率（IMRs），也證實越來越多的疫苗劑量和嬰兒死亡率存在極高相關性。根據最近一項發表於二〇一一年九月四日《人體與實驗毒理學雜誌（*Journal of Human & Experimental Toxicology*）》的研究（註59），「嬰兒死亡率與常規疫苗注射數之比較：生化或協同毒性是否存在？（Infant Mortality Rates Regressed Against Number Of Vaccine Doses Routinely Given: Is There A Biochemical Or Synergistic Toxicity?）」該項研究的其中一名作者，米勒（Neil Z Miller），於正式研究報告發表之前，於二〇一一年三月先行發表演說，表示美國有超過兩千名嬰兒於接種肺炎球菌和乙型流感嗜血桿菌疫苗造成猝死，但這些無辜受害的生命卻未受到任何關注。反之，日本僅發生四名嬰兒死亡案例後

（福島核災發生前不久），旋即宣布暫停施打疫苗。

我們究竟還要提出多少間接證據，才懂得提出下面這項問題：一歲前接種疫苗與不接種疫苗的主要差異為何？

好吧，在美國，孩子於屆齡五歲前需接種三十六劑疫苗，其中每九名孩童有一名會造成自閉症。而無接種疫苗的孩童，則是每兩千名才有一名孩童會患有自閉症。五歲前，每一千名接種疫苗的孩童會有八名死於疫苗接種。相較而言，居住於冰島的兒童僅接種十一劑疫苗，其罹患自閉症比例每一萬一千名孩童中僅一位，因疫苗接種死亡的比率僅約千分之四。當然，上述疫苗相關的死亡人數，尚未包括嬰兒猝死綜合症死亡數。假若有千分之八的嬰兒於疫苗接種後直接造成過敏性休克（過敏反應的一種），那麼認定新生兒於注射含化學性成分疫苗後一個月甚或一年，對於自體免疫力破壞的影響，似乎也不是無稽之談。尤其是，在這段期間他們所相繼接種的其他疫苗。

直到最近，有關疫苗接種長期性的副作用仍舊未知，但一份研究多達一百五十一份早期科學報告的相關論文發表已指出，兒童時期藉由疫苗接種以抑制人體主要免疫反應，會提供日後成人時期罹患癌症的風險（也請參見第一章）。如果兒童時期疫苗接種可能導致三十年後罹患癌症，還有什麼更嚴重的副作用研究未被揭露？

政府衛生機構聲稱嚴重性疫苗副作用是相當罕見的，但他們如何證實這項聲明毫無瑕疵？而基於道德原因，政府單位禁止任何型式的雙盲控制研究法（double blind control），以至於無法比較接種疫苗與無接種疫苗兒童之間的各項數據。更令人震驚的，時至今日，有關長期性疫苗安全的相關雙盲研究甚至無從查考。在此前提下，試問美國疾病預防控制中心又基於什麼研究報告，來證實疫苗的安全性，尤其當他們根本從未進行相關安全研究時？還是該問：美國疾病預防控制中心真的想知道背後的真相嗎？

任何一名有良心的醫生都無法判定，新生兒於出生當天接受的B型肝炎疫苗，會與一個月後無明顯原因的突然猝死，完全無關。醫生們甚至不應該作出這樣的假設，因為政府單位完全禁止臨床性疫苗安全的研究。根據美國疾病預防控制中心的說法，疫苗不可能於接種這麼長一段時間後造成孩童死亡，因為疫苗其實是安全的（然目前毫無研究能實際證明該論點）。美國疾病預防控制中心所做的不僅止於此。其轄下的國家免疫接種和呼吸道疾病中心（National Centers for Immunization and Respiratory Disease, NCIRD）裡的十名研究人員，於近日聯合發表一篇論文，題目為「母乳對傳染性口服輪狀病毒疫苗活性的抑制作用（Inhibitory Effect Of Breast Milk On Infectivity Of Live Oral Rotavirus Vaccines）」，文中表明婦女應停止母乳餵養自己的孩子，改以嬰兒配方奶粉取代，以提高疫苗的有效性。

顯然地，母乳內所含的高度免疫力能干擾疫苗接種的效果。母乳內飽含多種天然免疫力，能拒絕和破壞任何有害的病毒，當然也包含所謂的疫苗。取而代之推廣母乳能協助寶寶建構完整的自然免疫系統，研究人員非但不建議應避免危險和有害的毒性疫苗，反倒建議媽媽停止哺乳，方能讓疫苗發揮接種效果。當然疫苗的效力與疫苗有效性並非絕對關係，也就是說疫苗的保護效力究竟有多少並無從確知。一般人均可對任何一種存在於體內的病原或經由感染後，產生相對應量的抗體數。在現實中，人體免疫系統會出現病原體免疫的情況，前提通常是因為體內抗體對入侵的病原有親和力作用，也就是所謂抗體——抗原親和力。增加抗體數量完全無助於抗體——抗原親和力的免疫機制強化，這也就是為什麼，運用外力介入提高抗體濃度從未展現出其被寄望的保護效力。

ＦＤＡ並未要求疫苗生產商進行疫苗有效性驗證。疫苗商只需要證明他們的產品具有高度療效，也就是能有效提升抗體標準值；而要達到此一效果並無難度，僅需於疫苗佐劑中透過添加鋁、礦物油、甲醛、穩定角鯊烯洗滌劑（detergent stabilized squalene-in-water）、百日咳菌素（pertactin）、病毒的ＤＮＡ、磷酸鹽等，即能在免疫系統中發揮高濃度的療效反應。適當且持久的抗體抗原親和力，另一方面，理論上必須依賴體內自主免疫系統，也就是細胞免疫系統，經由強度高或低的病原感染後，慢慢建立出完整的一套免疫機制。

透過介入細胞達到的免疫效果，非但未達到抗體增加的初衷，反而喚醒體內巨噬細胞、自然殺手細胞（ＮＫ）、抗原特異性細胞毒性（antigen- specific cytotoxic）、Ｔ淋巴細胞，以及釋放出為對抗抗原產生的激素。細胞介入的免疫能力主要針對微生物，微生物在體內具備高度戰鬥力，能消滅病毒感染細胞，同時也具備對抗癌症、真菌、變形蟲和其他原生動物與細胞內細菌之能力。

即使抗體能賜予人免疫力，現代的生活方式幾乎讓我們無法從疫苗抗體增加的方式之中獲益。簡單舉例，孩童大量曝露於氟化合成物的環境中，舉凡各種製造商品與食品包裝，近日已被證實會降低孩童疫苗接種後的抗體反應能力。這項研究已發表於二〇一二年一月二十五日《美國醫學會雜誌》（註60）。該研究的作者承認不粘鍋具和氟化合物會導致疫苗效力失敗。「全氟化合物（PFCs）長期造成飲用水、食品業和食品產業鏈（food chains）的汙染。」作者說。「如果因果關係存在，我們的研究結果在臨床意義將是證明，長期全氟化合物的暴露，可能會增加孩子未受到白喉和破傷風疫苗預防保護的風險，無論接種疫苗的建議時程有多滿。」

雖然《美國醫學會雜誌》研究只針對五至七歲孩童體內，破傷風和白喉類毒素的血清抗體濃度進行研究，這一發現足以假設所有疫苗誘導抗體複合物接種可能都有此問題。該論點也獲得全面性的科學證實，確定全氟碳化合物會抑制免疫效果，不論何種抗體類型。科學家們相繼承認人工誘導疫苗（chemical-induced vaccine）失敗的發現，也讓更多人對於疫苗理論的有效性與疫苗性提出了高度質疑。二〇〇四年美國政府針對這些化學物質發表一項研究報告，經由大範圍的母體血液樣本抽樣調查（註61）。而根據這項最近的研究，這些化學物質抑制抗體以及疫苗效力的可能性極大，且造成大多數美國人接種疫苗無效。

如果疫苗正如政府宣導般具有保護效果，幾乎所有人的血液中都因為疫苗接種而造成化學合成物的汙染降低免疫性，最後導致多數人並未因接種獲益而產生更大規模的傳染性疾病。但顯然這情況並未發生。該研究證明，由於高水準的衛生、環境衛生和營養措施的存在，現代社會才能免於各種流行性疾病的大規模死亡威脅。

當前的疫苗理論，其疫苗有效性是由有一定程度的抗體於血液中的濃度決定。稍為下降的抗體數都可能導致該疫苗被宣稱無效。即便沒有化合物干擾，疫苗抗體假使降低，都需要加強注射。但是由於百分之九十八的人，至少那些生活在美國土地上的人，幾乎所有的時間都會接觸全氟化合物，我們可以有把握地導出一個結論，疫苗不僅無效同時也不必要。疫苗存在的主要意義，是因為其產生的有害副作用能進一步延伸更多的相關醫療行為，這將有利於醫療產業的持續蓬勃發展。

因為疫苗對於人體主要免疫系統的啟動效果幾乎是零，且從未有任何數據顯示疫苗能長期且有效的保護人體免於各種傳染性疾病。相反的，藉由繞過人體細胞內免疫系統去干擾與身俱來的自然免疫機制生成，反而減少人體自身免於癌症、毒素和病原體入侵危害的抵禦能力。結果是，疫苗接種無法達到免疫效果，卻造成自體免疫系統失衡，並促使人體自身原本便能保護機制更為匱乏。這項醫療失誤的後果將於之後日益凸顯。近年來，疫苗衍生脊髓灰質炎病毒（ＶＤＰＶ），也稱為醫源性（疫苗誘導）小兒麻痹症，幾乎演變為脊髓灰質炎和脊髓灰質炎疫情的主要元凶。醫學期刊《刺胳針》曾刊載一份報告，報告中指出印度於大規模接種小兒麻痺疫苗後，當地患有急性無力肢體麻痺症（ＡＦＰ），尤其是非脊髓灰質炎急性弛緩性麻痹（non-polio AFP，或稱NPAFP）的病患大幅增加（註62）。最近發表於《印度醫療倫理學期刊（*Indian Journal of Medical Ethics*，*IJME*）》的論文解釋道，臨床上視非脊髓灰質炎急性弛緩性麻痺（NPAFP）和小兒麻痺症癱瘓為兩種不同類型的病症。而根據醫療科技的司法辦公室（Office of Medical & Scientific Justice ,OMSJ），非脊髓灰質炎急性弛緩性麻痹致死率為小兒麻痺症的兩倍。在印度政府進行大規模小兒麻痺疫苗接種前，當地甚至不曾罹患過非脊髓灰質炎急性弛緩性麻痺。

研究證實非脊髓灰質炎急性弛緩性麻痺罹患增加率，比起未接種小兒麻痺症疫苗的地區來得高。全國性來說，脊髓灰質炎急性弛緩性麻痺罹患率比預期以增加了十二倍之多。「在北方邦和比哈爾邦邦州，每個月都會進行小兒麻痺症疫苗的接種，其非脊髓灰質炎急性弛緩性麻痺罹患率比其國際標準值各高出二十五倍與三十五倍。」該研究報告宣稱。

賣弄合成性病毒疫苗並讓數以億計的人接種，如同現今印度般，已經產生嚴重的後果，同時也造成印度這一國家整體的經濟生存與人民健康的全新考驗。研究作者說：「印度政府最後不得不投注更昂貴的成本以因應新疫情，比起原本的防疫基金多出一百倍的成本。」與印度政府投注的二十五億基金相比，美國當地全球小兒麻痺根除推動案所投注的二十億基金，其中十三億由比爾蓋茨捐出，另外的八億則是國際扶輪社近二十年來的募款所得總數。打著人道主義旗幟，行殘害發展中國家人民健康之實並從中獲益，絕非這些捐款者值得驕傲的成果；違背大自然定律終究會導致更嚴重問題。

輪狀病毒、麻疹、腮腺炎、德國麻疹混合疫苗（ＭＭＲ）和其他疫苗的效果也沒有任何更好的追蹤記錄。事實上，公開統計資料顯示，在改善個人衛生、環境衛生和營養教育後，歷史記載中所有重大疾病暴發感染的發生率早已明顯下降，反倒在大規模疫苗接種施行後，這些傳然性疾病才又大幅增加（註63）。任何一個外行人都能明白，注射疫苗的成分如鋁、汞、甲醛、防凍劑、去甲油清潔劑、各種動物的ＤＮＡ、抗生素和數十種其他有毒的致癌化學物質等，一旦進入新生兒體內，不僅是毒害孩子同時也會造成永久性的免疫系統破壞或損傷，更別提大腦和消化系統；尤其如果是剖腹的早產兒又沒有餵食母乳（都是弱化免疫系統的種種因素）。

於毫無抵抗力的新生兒體內注射毒物

出生後的前十八個月內需注射三十多次疫苗，這是美國新生兒平均疫苗接種數。英國的新生兒則稍好點，但在這幼小的年紀也約莫接種二十五次。為確保疫苗於體內的有效性並在早期獲得最佳防禦力，還會強制在出生之際，便施打九株或更多不同的混合性抗原（也就是致病物質）至新生兒體內，此時嬰孩體內的免疫系統甚至尚未健全。

對大型製藥公司最棒的部分就是，大部分疫苗接種都有法律背書。在美國，如未根據美國疾病預防控制中心的時程表接種疫苗的兒童，將無法獲准進入正規教育系統。這個金箍咒似乎還嫌不夠緊，世界各地的人口都如被洗腦般相信，他們自身或孩子們如果不接受疫苗接種，生命就會備受威脅甚至死亡。我們不是都想給孩子最好的嗎？疫苗接種也就勢在必行。

幾十年來，頂尖科學家和醫生極力倡導免疫接種是保護兒童免於感染白喉、天花、脊髓灰質炎、霍亂、傷寒和瘧疾等傳染病的最佳方式。然而越來越多的證據，免疫接種不僅無效且甚至有害，將許多劇毒的化學物質倒入湖泊中，並不會讓湖泊具備抵抗汙染物的能力，同樣，在兒童血液中注射活性病菌疫苗，其實是在剝奪未來世代擁有更健康體魄的機會。

疫苗的謬誤和後果

自從路易士．巴斯德提出謬誤的疾病與病菌理論後，科學廣泛建立與連結各種可能威脅生命疾病的細菌、病毒和其他病原體。製藥廠更是無所不用其極地，運用各種技術生產和保存這些病菌。不論如何宣稱免疫效果多成功，某些疫苗始終無法與許多特定症狀和症候群脫離關係，兩者間的紛爭也持續進行著。和疫苗接種相關的病症包括慢性疲勞綜合症、自身免疫性疾病、學習障礙、腦炎、生長抑制問題、發育障礙和過動症。

其中一些問題，如學習障礙，一度被認為只是一般性成長發育問題。醫學研究人員現則承認學習障礙可視為腦炎性疾病（大腦的炎症性疾病）的一種。有個觸目驚心的數據顯示：超過百分之二十的美國兒童（每五人有一人）有這類或相關的問題。有越來越多的科學研究證實慢性疾病如腦炎、類風濕性關節炎、多發性硬化症、白血病和其他這種的癌症乃至於愛滋病毒，均可能是嬰兒時期疫苗接種的後遺症。例如，類風濕性關節炎，也就是關節部位的發炎現象，這一度是老年人的普遍級病。現在，這種嚴重的疾病卻廣泛流行於年輕人中間，其中的關聯可能是因為麻疹和德國麻疹的疫苗接種。

格林—巴利綜合症，是一種會導致癱瘓的嚴重疾病，也長期被認定與施打麻疹、白喉、流行性感冒、破傷風和口服脊髓灰質炎疫苗的免疫接種後所造成的併發症。這項發現對於高毒性疫苗而言並不是什麼新聞。事實上，與免疫系統較好的孩童相比，孩童體內免疫系統較弱者，將容易造成更為嚴重的併發症。

如今我們還可以懷疑腎臟性疾病也與疫苗的嚴重副作用有關。二〇一一年六月，著名的《新英格蘭醫學雜誌》發表一項非常重要的研究，題目是「兒童早期性腎膜病與陽離子牛血清（Cationic Bovine Serum Albumin）之關聯」（註64）。

腎膜病是一種因腎臟流失過多蛋白質於尿液內所造成的疾病。當人體攝取或注射牛血清白蛋白（ＢＳＡ）至體內後，會自動依附於抗體上，形成新的抗體複合物。這種化合物很容易被腎膜組織所接收，造成腎膜濾過功能感染或破壞。一個健康未受損的腎臟會透過多道濾過機制將體內所需之蛋白質存留下，包括凝血因子和免疫球蛋白，而受損腎臟將無法發揮如此重要之功能，任其這些必須蛋白質自尿液中流失。這是一個相當嚴重的情況，凝血能力不全會導致兒童或成人必須進行血液透析或腎臟移植手術，同時終身須以藥物控制病情。當然也提高了各種威脅生命的併發症的發生率。

牛血清白蛋白不僅存於牛奶裡，幾乎每種兒童疫苗都會添加該物質，包括：

- 痲疹、流行性腮腺炎、德國痲疹、水痘的混合疫苗（MMRV）
- 多價性肺炎鏈球菌疫苗（Pneumovax）
- 狂犬病疫苗（Rabies）
- 輪狀病毒疫苗（Rota Teq）
- 破傷風，白喉疫苗（Decavac）
- 巴斯德破傷風、白喉、百日咳三合一補追疫苗（Boostrix）
- 水痘疫苗（Varivax）
- 帶狀皰疹疫苗（Zostavax）

透過飲用未加工處理過牛奶的孩子，身體內會有很好的機會建立對牛血清白蛋白的防禦力，但改以疫苗接種方式讓牛血清白蛋白直接注入血液中，反而破壞人體自身抵禦牛血清白蛋白的能力。注射牛血清白蛋白後，人體被迫以發炎的方式對抗抗體化合物，並於日後造成腎臟功能衰退以及其他種種器官問題。

如果你決定給你的孩子食用乳製品，且又有接種疫苗的前提下，她或他日後極有可能面臨腎功能損害甚至完全衰竭的一天。現今科學研究已經指出，許多無法解釋的腎病綜合症，這幾十年來不斷困擾著醫生與父母們。儘管研究人員建議，兒童應避免食用牛奶並改以母乳餵養，同時也承認牛血清白蛋白也包含在各類疫苗中，但他們卻不願意警告家長不要讓孩子接種疫苗。畢竟，現代免疫學可說是傳統西方醫學的重要象徵。

危險的神話終將付出代價

人類對於現代免疫學工程的認知可謂鳳毛麟角，其所會帶來的破壞力與代價實非你我能想像。父母總想要給孩子最好的選擇，但卻也付出沉痛的代價和責任。錯誤的資訊讓父母們產生相當多的衝突掙扎，任誰都不想要因為忽略孩子們的健康而造成任何傷害。

疫苗擁護者認為他們的化學配方不只拯救了許多生命，也防止流行病擴大，同時也讓地球上一些致命的疾病消失無蹤！請注意，這不過是一個神話。事實上，過去所謂四大兒童致命性疾病：猩紅熱、百日咳、白喉、痲疹，早在實施疫苗接種前就已經下降逾百分之九十。這些疾病消退的原因不外乎因為衛生水平、環境清潔和生活條件已有顯著改善，以及越來越多人能吃到健康的食物。根據美國疾病預防控制中心網站所述，乾淨水源比疫苗接種更能達到防疫效果。

通常我不會太相信服務於藥廠的人所講的資訊，但就網站上所描述的這點，他們是對的。無奈現實狀況是，他們選擇說服開發中國家實施疫苗施打作為公共衛生政策推廣，而不選擇較便宜的方法進行當地水質淨化工程。明顯的，疾病預防控制中心的立場就只是預防疾病。可笑的是，美國疾病預防控制中心近期恰巧被一個非營利組織揭發其蓄意掩蓋一項有關於含汞疫苗會造成自閉症的研究報告（註65）。如前所述，透過「資訊公開法案（Freedom of Information Act, FOIA）」的法律要求，那些被美國疾病預防控制中心企圖掩蓋的報告終能浮上檯面。由無汞藥物聯盟進行的研究，並發現疫苗中的汞含量會大幅增加罹患自閉症的風險。二〇〇三年，《兒科（*Pediatrics*）》雜誌上刊載一份丹麥的研究報告，文中提及自從政府要求疫苗中禁用脫硫柳汞（一種高毒性含汞化合物）成分後，丹麥孩童罹患自閉症的機率大幅衰減。作為一個推廣疫苗接種的官方單位，美國疾病預防控制中心顯然隱藏了這份報告中大量與脫硫柳汞會提高自閉症罹患率的研究數據，並對該成分禁用後對降低罹患率的幫助隻字未提。

對於這些消失的文件，該項研究原始作者也曾經聯繫美國疾病預防控制中心的官員們，讓他們知道該機構錯誤解讀這些資料。他們告訴美國疾病預防控制中心，其發表的數據與結論都是錯誤的並需要提出更正。無視作者要求並進行必要修正，美國疾病預防控制中心甚至將自行刪修後的版本以快速審查的方式，第一時間在《兒科》期刊出版捏造的言論。《兒科》期刊也在不知情下發表這份經過改造的研究，報告中特別提到疫苗禁用硫柳汞成分完全無助於自閉症罹患率降低，反之會更惡化。這使得數以百萬計憂心忡忡的家長們想知道，為何自從汞被添加到疫苗後，孩童自閉症罹患率就不斷以驚人的速度激增。每一天，許多家長都親眼見證孩子疫苗接種疫苗後立即或短期內變成自閉症患者。

一九九九年，美國疾病預防控制中心推斷，「儘管缺乏證據顯示硫柳汞疫苗使用會造成重大健康損害，然去除這種防腐劑成分會增加市民們對疫苗安全性的信心度。」很明顯的，這是一個政治舉動。因為硫柳汞仍然廣泛的被添加到流感和破傷風疫苗，以及所有送往發展中國家的疫苗內，美國疾病預防控制中心從未想讓父母們知道真相。

美國疾病預防控制中心強烈建議，七歲以上孩童以及老年人每年施打季節型流感疫苗。新生兒在六周、三個月、五個月大時會接種破傷風疫苗，並在四歲和十一歲時施打追加疫苗。換言之，仍有大量會導致腦損傷的汞疫苗常態性的出現在孩童成長過程。

由於千百計的嬰兒因接種流感疫苗後死亡或健康受害，包括澳大利亞、芬蘭和瑞典等國家已經禁止新生兒施打流感疫苗。印度《巴拉特紀事報（*Bharat Chronicle*）》的一份報告稱：「疫苗似乎會蔓延世界各地般，影響兒童和青少年的神經系統並造成共同的疾病模式。」連印度這樣健康醫療機構堪稱清廉的研究單位，都發現流感疫苗對於孩童健康發展會造成嚴重的負面影響。

以基於人道理由，疾病預防控制中心現已禁止任何的臨床研究，如此可以一勞永逸證明或反駁疫苗與自閉症或其他不良反應之間的相關性。其論點是，「不讓孩子們接種疫苗是非人道行為。」這實在是個很自打嘴巴的藉口，以為這樣的方式就可以讓社會大眾無法正視彷如流行病般到處蔓延的自閉症問題。拒絕進行所謂比較性的研究自然是站不住腳，越來越多的父母開始站出來疾聲反對某些兒童疫苗接種。這個世界終究會有一群沒有接種疫苗的孩童能作為研究對象，且十分樂意成為這樣的研究對象。

即使美國疾病預防控制中心官方網站以經刪除任何有關捏造丹麥研究的相關資訊，他們仍繼續維持官方說法，認定科學界從未將疫苗接種與罹患自閉症畫上等號。好在有無汞藥物聯盟（CoMeD）的存在，也讓我們清楚知道為何美國疾病預防控制中心急於掩蓋這些事實，並強烈否認含汞疫苗會造成自閉症的原因。

幸運的是對於父母來說，醫學研究院（Institute of Medicine, IOM，是美國一個聲望卓著的非營利、非政府組織，成立於一九七〇年，隸屬於國家科學院〔National Academy of Sciences〕）審閱了超過一千份疫苗相關研究（註66），並找到眾多具有可信度的證據足以判定當前普遍施打的疫苗所會造成的十四種危險副作用。包括疫苗分別包括麻疹、腮腺炎、德國麻疹三合一混合疫苗（ＭＭＲ）、水痘、流行性感冒、Ａ型肝炎、Ｂ型肝炎、人類乳頭瘤病毒、白喉、破傷風、百日咳（DTaP）與腦膜炎球菌。會產生的副作用則有，常見的疫苗株水痘帶狀皰疹感染、肺炎、腦炎、腦膜炎、肝炎、麻疹、熱性驚厥、關節痛、危及生命的過敏反應、三角肌滑囊炎，或肩炎症、暈厥，還有結膜炎、面部浮腫和輕微呼吸道症狀。

腦炎症是一種與自閉症高度相關的病症。衛生機構一方面，他們承認疫苗能引起腦炎和腦膜炎，另一方面又否認疫苗會導致自閉症。這種非理性的立場說詞應視為一種故意欺瞞的行為。

二〇〇九年發表在《兒科與兒童健康（*Pediatrics & Child Health*）》的研究（註67）揭示了另一個令人極為不安的疫苗副作用事實，且這些副作用並未詳列於公開資訊中。一種致命性的血液疾病，稱為特發性血小板減少性紫癜或ＩＴＰ。這種疾病的症狀會讓孩子在疫苗接種後幾天或數周後突然噴發鼻血，這是因為疫苗引起免疫系統過度反應並破壞血小板組織造成凝血功能失常，同時造成皮下出血甚至大腦出血等急症。

研究人員於研究摘要中指出：「血小板減少症是一種少見但卻重要的疫苗接種副作用。」ＭＭＲ三合一疫苗尤其能誘發此項嚴重的病症，特別是新生兒與幼兒；年長的孩子們則可能因為Ａ型肝炎疫苗和破傷風、白喉、百日咳追加疫苗而產生副作用。如遇到這一病症，對孩童和父母都會相當煎熬。

在醫藥研究所（Institute of Medicine）這份報告中明確承認，有關疫苗於人體內的作用尚缺乏充分的科學佐證，特別針對疫苗如何、何時、為什麼以及對哪些人是有害的。換句話說，疫苗接種至今都沒有獲得真正科學上的證實。而高標準的安全疫苗科學研究更是缺乏。既然如此，何以數十億的疫苗劣質品卻能包覆著醫療與科學的糖衣，向廣大不知情的人們大力推廣。的確，連疫苗接種單位都無從得知疫苗是如何、為什麼或是否真的發揮防疫效力。

糟糕的是，即使疫苗在某些不知情因素下確實發揮防疫效力，每年全球仍有數百萬的人因為防疫政策而死亡或重症。這完全是根據世界衛生組織的公開資料。二〇〇三年起，世界衛生組織、聯合國兒童基金會（UNICEF）、聯合國人口活動基金會（UNFPA）三大組織發表聲明，要求所以疫苗接種時均使用拋棄式針頭，因為不安全的注射行為每年已經導致二千一百萬B型肝炎新病例，兩百萬的C型肝炎、二十五萬起愛滋病例和約一百三十萬的死亡人數（註68）。

然而，非安全性注射行為在貧窮國家依舊普遍，且打著醫學進步的旗幟行屠殺之實的現象也未曾減緩。二〇〇六年，世界衛生組織發表聲明更正，在「安全注射：濫用和過度使用的全球性注射工程」指出，不安全注射每年估計導致一百三十萬人提早死亡，至發布日為止，我們已損失兩千六百多萬人的性命，年度直接醫療費用列損已達五億三千五百萬美元。此外，在不發達的國家，疫苗儲存也是問題。由於運輸上的耽擱和缺乏適當的冷藏設施，加上不間斷電力供應在落後地區更不可能，經常會導致疫苗變質、無效甚至可能危及生命。

科學家揭露疫苗騙局

好在許多科學界精英人員也開始質疑疫苗接種工程學背後的人道意圖。

二〇一二年一月十二日，醫學年鑑出版一份相當震撼的同業論文審查報告書——「人類乳突病毒（HPV）疫苗政策和醫學證據對照：是贏亦或賠？」（註69）由著名研究人員．托姆列諾維奇博士（Lucija Tomljenovic Ph.D.）和蕭博士（Christopher Shaw Ph.D.）兩人與溫哥華英國哥倫比亞大學神經動力學研究組共同合作進行。有足夠的證據顯示，所謂人類乳突病毒疫苗（默克藥廠），以及子宮頸癌疫苗（葛蘭素史克藥廠）的療效與安全性，完全未獲得任何科學性的背書。且在此之前，疫苗公司就已經將這些疫苗在父母們毫無戒心下，直接讓青少年們接種。

默克的臨床試驗嚴重造假，因為研究人員使用了鋁佐劑做為安慰劑，眾所周知，它具有嚴重的副作用。為了做比較，藥廠直接用施打食鹽水的副作用作為記錄，並混合了食鹽水佐劑組與鋁佐劑的實驗結果，以此宣稱疫苗接種僅有「些微副作用」。然現實生活中，默克藥廠所謂的輕微副作用與那些實際上因疫苗接種產生嚴重不良反應甚至致命的全球青少年相較，根本相差甚遠。

報告的作者也強調：「疫苗聲廠商所積極投注的行銷策略裡，最讓人困惑的就是透過醫學專家的口吻對大眾提出恐懼訴求，進而促進疫苗接種率。……以此看來，今日世界各地的醫療和管理單位仍繼續提供不精確的資訊，傳播有關子宮頸癌風險和人類乳突病毒疫苗的錯誤資訊，宣導這些疫苗接種根本無法達到的防疫效果。

論文摘要中，托姆列諾維奇和蕭提醒醫療專業人員，「宣稱子宮頸癌是全球婦女第二大常見癌症的論點完全有物，根據現有資料顯示，其實僅針對發展中國家的婦女。」他們進一步指出：「子宮頸癌在西方國家是相當罕見的一種疾病，其死亡率甚至比接種人類乳突病毒HPV疫苗後的嚴重不良反應還低好幾倍。未來疫苗接種政策，應更嚴格地遵從醫學佐證以及倫理準則才是。」他們指出，人類乳突病毒疫苗在預防子宮頸癌的療效並無顯著證明，且疫苗風險仍有待充分評估。「目前全球人類乳突病毒的免疫接種作法中，兩種HPV疫苗株都無法確定其對長期健康的幫助，包括經濟上的幫助；同時也無證據顯示人類乳突病毒疫苗接種（即使證明能有效預防子宮頸癌），在防疫上的表現比定其子宮頸抹片篩檢還有效。」托姆列諾維奇和蕭博士提到。

研究人員進一步解釋，長期數據已顯示世界各地因接受人類乳突病毒疫苗產生嚴重不良反應的人口日益增加，這些副作用幫括死亡、抽搐、感覺異常、癱瘓、格林—巴利綜合症、橫斷性脊髓炎、顏面神經麻痹、慢性疲勞綜合症、過敏反應、自身免疫性疾病、深靜脈血栓、肺栓塞和子宮頸癌。此外，他們還提供沒有製藥廠樂意聽聞的忠告：「由藥廠所贊助經費的研究報告往往都有品質上的重大瑕疵，以疫苗療效為導向的研究應當被禁止。」

現在有關這類疫苗對其他HPV致癌病毒株的影響日趨明顯。「加衛苗」（Gardasil）假設十五種病毒株中有兩種其實會造成子宮頸癌。臨床試驗結果清楚顯示，接種疫苗的婦女體內其HPV人類乳突病毒株，比HPV-16和HPV-18病株所引起的癌前病變數量還多。這其實不是什麼新發現，且相關疫苗生產商和FDA也早該有所作為，然不管是誰都無心經營真正的疫情防治，換言之因疫苗罹患癌症的醫療災難勢不可免，如何提振疫苗防癌業績才是相關單位所重視的。

子宮頸癌每年在美國僅造成三百人死亡，而在疫苗接種預防子宮頸癌政策推動下，美國現在已經疫苗施打對象擴及至數以百萬計的年輕女孩，甚至男孩們。這疫苗幾乎是疫苗史上最危險的疫苗之一。不意外，這項疫苗政策日後將會促使原本罕見的疾病頓成野火蔓延般不可收拾。請記住，每個癌症患者需約花費一百萬美元的醫療金，更別提療程中會用到的治療設備。默克公司已經讓數十億年輕的女子接受疫苗施打計畫。令人驚訝的是，何以原本是用來防疫的疫苗卻反而導致子宮頸癌呢？那些不斷強調預防醫學的單位，從一開始便以保護自己、保護家人健康的觀念推廣宣導，其背後的目的卻是讓我們變得更不健康以便能從中獲利。然在我看來，照顧自己的健康需求其實一點都不困難。

這項看法近年也已獲得非常強而有利的數據證實，發表於二〇一二年三月十四日的一份長達七十二頁的研究報告表明：「疫苗和免疫球蛋白召回數目均高於其他藥物。」報告中詳列二〇〇七年至二〇一〇年年間，每年醫療藥品召回數量。這樣的一份報告對於許多醫生和病患而言相當珍貴，但要購買這份研究的費用卻非常高昂。僅有極少數的人會為了想知道每年瑕疵醫療用品回收數量，甚至挖掘醫療回收品再製和更改標籤再售出的真相，而花費三千五百美金購買該研究報告。

為安全的你和家人的生活安全，你應當知道任何的藥物，包括疫苗，是否曾因為受到感染或其他可能會對孩童造成傷害，或是混合型疫苗效益減緩等狀況而被回收。大多數疫苗被回收的理由是發現疫苗效力或強度（經測試注射後血液內抗體數）太低所致。疫苗效果低下遂無法產生必要免疫反應，即無法對特定的病原體（病原體）產生免疫力。

例如二〇〇九年，疫苗生產商賽諾菲巴斯德正是以疫苗效力不足為由，回收八十萬份小兒型A型H1N1流感疫苗。儘管疾病預防控制中心已告知家長和醫生，無需因此進行二次注射，社會大眾對於流感疫苗的保護效力依舊深信不疑。如果疫苗接種這麼有效，疫苗商為何需要回收這些藥品？而如果這些疫苗品質其實並不好也無法達到保護我們孩子的作用，又為何要推廣大家施打？今天的醫療政策在在出現這種矛盾情結，是一種犯罪和腐敗的勾結，勢將影響到數以百萬計的兒童和納稅人必須花費龐大的醫療費與社會成本。

一名記者亞當（Mike Adam）曾於新聞中揭發史上最嚴重的疫苗欺詐案之一，在一篇題為「兩位默克病毒學家指證默克公司疫苗欺詐」，訴訟中兩名病毒學家稱公司十多年來偽造流行性腮腺炎疫苗療效結果（註70）。

這篇報導亦公佈於二〇一二年六月二十七日NauralNews.com網站上。根據兩位病毒科學家於二〇一〇年對默克公司提出虛假索賠法起訴案（註71），在公開的偵查報告中，疫苗製造商默克公司刻意偽造其流行性腮腺炎疫苗試驗結果，在動物抗體的血液樣本作手腳，並將實際上會造成流行性腮腺炎和麻疹暴發的疫苗到醫療市場上，欺騙政府和消費者誤信默克公司出品的疫苗效力高達百分之九十五。有關聯邦反托拉斯訴訟案對於默克公司的更多詳細資訊，可以在法院新聞網站網站上找到（註72）。

糟糕的是，美國政府早已經意識到默克公司自一九九〇年代末就有疫苗詐欺案例，卻選擇忽略。同時，數以百萬計的兒童仍然需要注射效果很少甚至無用的疫苗以預防流行性腮腺炎。所謂疫苗接種是有效甚或比未接種還好的假設，後來都被醫生們以科學研究證實為基礎來說服民眾接受施打，只要有接種就能避免我們受到這世界上所以可怕的致命病毒，包括流行性感冒。

百分之九十八・五的流感疫苗都無效

大多數人仍相信流感疫苗可以預防感冒，因為醫生和衛生機關是怎麼告訴他們的（註73）。根據二〇一一年十月二十六日出版的《刺胳針（*Lancet*）》期刊，其中一個對五千七百零七份文章及三十一項符合條件的研究所做的大型整合性分析顯示，一百個接受流感疫苗注射的成人中，只有一點五個人免於流感的威脅，當然，沒人會告訴我們這些。流感疫苗的效果在統計上不具意義（幾乎沒有提供任何保護），只會讓接受注射的人產生類流感的症狀罷了。

令人失望的是，研究人員指稱新型的疫苗在臨床上的效果已獲改善，剩下還需要進一步改善的是減輕流感造成的發病率和死亡率，以使其更有效率。其實這也不至於令人驚訝，因為現在的流感疫苗在預防流感的實際成績上，不靈光到幾乎無效的地步。

「對經病毒學確認的流感而言，流感疫苗可以提供些微的保護作用。但是在某些季節裡，這種保護力會急遽下降，甚至完全失效。」這是研究人員在研究解釋中所做的結論。毫無疑問地，這種輕微的保護效果究竟在哪個季節會消失，是高度不可預測的。最多只能算是猜測，而非科學。換句話說，在這一季可能有數百萬人接受了流感疫苗注射，但是沒人能保證他們是否獲得保護。

更糟的是，研究人員承認，「沒有證據顯示，六十五歲以上的長者可以獲得保護。」

年長者是季節性流感疫苗接種的主要目標民眾。但卻沒有絲毫證據可以證明施打後可以獲得任何抗季節流感的效果，連百分之〇．〇〇〇一都沒有。你可以把這種**預防性**藥物稱為終極騙術。總而言之，該研究最明顯的結果即為，流感疫苗對百分之九十八．五的成人都幫不上任何忙。主要的問題在於，只為了讓區區一．五人能對無傷大雅的流感得到保護，就將致癌的有毒物質、抑制免疫系統的化學品及病毒注射到一百個人身上，這種做法到底值不值得？可以肯定的是，對涉及數十億美元的疫苗產業來說，是值一大筆錢。對該研究結果更深入的分析，請詳見刊載於自然新聞（Natural News）的精采報導（註74）。

疾病預防控制中心（ＣＤＣ）最近坦承，流感疫苗的保護效果（如果有任何效果的話）會在你接受注射後的短短數月或數週就開始衰退，而若要對年長者產生效果，則需要使用正常劑量的三倍（已獲《刺胳針》期刊的證實），當然，大多數的醫生也不會把這些告訴你。若說安慰劑的效果比真正的疫苗多十倍我也不會驚訝。總之，已有周全的研究顯示，心情開朗的人比鬱鬱寡歡的人更不容易感冒或得到流感。

至於對嬰兒和孩童來說，這些對付無害流感的危險疫苗究竟會產生什麼影響呢？美國食品暨藥物管理局和疾病預防中心最近都提供了，疫苗不良附隨報告系統（VAERS）的記錄，其中接種流感疫苗（Fluzone）後產生小兒熱痙攣的通報數。Fluzone是由賽諾菲巴斯特（Sanofi Pasteur, Inc.）公司生產，主要提供嬰兒和六至二十三個月大的孩童所使用的流感疫苗。

拯救生命，是為大眾施打流感疫苗最常見的論點。但至今為止，仍未有研究顯示它達到此一目的。相反地，自本世紀以來，反有旁證可證明它並沒有達成該使命。數年來，當疫苗血清數量不足，或是疫苗功效不敵流感菌種時，季節流感的致死病例數都維持不變。

顯而易見地，若流感疫苗在其他的時間當中使數百萬個接種疫苗的人獲救，那麼當疫苗供不應求時，其死亡人數應急遽攀升（如二〇一一年）才對。更有甚者，受呼吸道感染如肺炎（是由細菌造成，而非病毒）而致死的人數，在寒冬的數月中也如如不動，即便在疫苗缺乏時也不例外。許多醫生認為患有呼吸道疾病的病患尤其應該接種流感疫苗，否則會有生命危險。但，這同樣只是沒有科學根據的理論罷了。

考科藍合作組織（The Cochrane Collaboration）的研究人員在分析了五十個關於流感疫苗的研究（包含四十份臨床追蹤）後發現，例如住院感染或肺炎等併發症的發生率並沒有減少，亦無證據顯示流感疫苗注射可以減緩該疾病的擴散。「該項回顧顯示，關於流感疫苗的可靠證據薄弱，但是卻有證據可以證明這些研究虛偽造假和操弄結論的惡名為真。」研究人員寫到。他們也聲明那些「結論顯然不利於疫苗」的研究，才是未受製藥公司資助的研究。

或許，均刊載於公共科學圖書館的PLOS ONE期刊中，各自獨立進行的兩份回顧式研究，揭發了二〇〇九年H1N1流感疫情爆發相關最令人震驚的內幕。研究人員發現由葛蘭素史克公司生產的H1N1疫苗Pandemrix，是造成孩童及十七歲以下青少年罹患猝睡症（Narcolepsy）人數增加十七倍的罪魁禍首（註75）。

大約兩千人中有一人罹患猝睡症（Narcolepsy），它的症狀包括白日嗜睡、夜間睡眠不規律及昏厥、突然喪失肌肉張力（muscle tone）和肌力（muscle strength）。猝睡症患者缺乏分泌下垳腦泌素（hypocretin）的腦細胞，所謂下垳腦泌素是一種可以使人保持清醒的荷爾蒙。許多猝睡症病患一天只能清醒一小時。科學家懷疑疫苗可能是造成和猝睡症有關聯的自體免疫效應的元凶。有罹患猝睡症兒童的家庭，家人因經常需要為病患提供廿四小時的照顧和監控，而疲於奔命。這情緒和經濟上的巨大負擔常讓家長無法承受，父母無法接受的是，他們一度健康的小孩在一夕之間變得每天都得沉睡二十三小時，聊此餘生。

我總提醒父母，唯有他們自己才能保護自己的小孩。所有的藥物，包含疫苗，都有潛在的危險，所以預先知道自己的孩子會對藥物有什麼反應十分重要。有些孩子可以承受化學藥物的侵害，其他的孩子則未必。我的看法是，用孩子的生命做賭注是非常不負責任的做法。儘管所有證據顯示注射疫苗不但沒效，而且實際上可能會造成嚴重的傷害並時常引起無可挽回的疾病，然而組織嚴密的醫療產業早已想出萬全之策，以迫使父母讓孩子加入全程疫苗接種計畫。許多醫師現在開門見山的告訴父母親們，除非孩子接受疫苗接種，否則不會為孩子進行治療。在美國，當孩子因未受接種疫苗，而沒有醫生願意治療孩子時，兒童保護機構（Child Protective Services）可以用「虐待兒童和疏於照顧」的名義，把孩子從父母身邊帶走。

儘管在二〇〇一至二〇〇六年間，僅有百分之六的內科醫生表示他們不會對拒絕接受疫苗接種的家庭提供醫療服務。但是根據某些在二〇一一年對醫師的調查顯示，拒診的數字已攀升至百分之三十。這種粗魯的醫療暴力（medical arm-twisting），讓人不禁想起不久前，因為白人醫生認為非裔美人是二等公民，所以黑人時常無法得到適當醫療照護的種族歧視事件。醫生對這種醫療情況的主要辯辭是，未受疫苗接種的孩童可能會使已接種疫苗的孩童暴露在一連串的致病危機中。當然，沒有實證科學或邏輯支持他們的論點。如果疫苗真能對傳染病提供免疫力，為什麼還要在意沒有接種的人呢？到底何者才是真的：疫苗可以抵抗疾病，或不能抵抗疾病？總不可能兩者皆是吧。

目前的科學證據一面倒地支持後者的說法。除此之外，疾病預防控制中心及主流媒體，在一開始將其歸究於未接受疫苗接種的個人，所引發的許多疾病擴散事件，實際上反而是由接受疫苗接種的人所造成的。舉例來說，二〇一〇年在加州暴發的百日咳，接受疫苗接種的兒童中，介於八至十二歲的發病率似乎比其他年齡層的孩童更高，因此可以推斷隨著孩童年紀漸長，童年疫苗的效果會逐漸消退。一個近來的研究顯示，在二至七歲的兒童上，疫苗的效果僅有百分之四十一，而在八至十二歲的兒童身上，其效果更只有慘澹的區區百分之二十四。諷刺的是，那些從未接受百日咳疫苗接種的兒童，最不容易被感染。

發現百日咳疫苗功效不佳的研究人員發表了，「百日咳主要好發於接受疫苗接種的孩童」，這個令人震驚的陳述。路透社醫藥健康網（Reuters Health）在二〇一二年四月三日首先揭露了這個故事。「我們真的相信，（疫苗）的藥效，並不如我們想像中的長。」惠特博士（Dr. David Witt）如是說。惠特博士是位於加州聖拉斐爾的凱澤永久醫療中心（Kaiser Permanente Medical Center）的傳染病學專家也是該研究的資深作者。（註76）

惠特和他的團隊假設未受疫苗接種的兒童比已受接種的兒童更不具抵抗力，所以原本預期該病在未受疫苗接種的兒童間大流行。「當我們開始進行數據解析時。讓我們十分震驚的是，絕大多數的病例是發生在接受完整接種的兒童身上。這吸引了我們的注意。」在受測者中，有百分之八十一接受了當期完整的疫苗接種，有百分之十一曾至少接受過一次注射，但並不完全是受推薦的疫苗，有百分之八從未接種過疫苗。這些資料可以讓我們清楚了解，疫苗的效果不佳，另外，接受疫苗接種的人，其免疫系統已經遭到破壞。

對我而言，在這不幸的場景中，最令我觸目驚心的自白是出於ＧＳＫ（疫苗的製造商）的發言人，他承認，「本公司從未研究過，在四至六歲的兒童們接受疫苗接種後，疫苗的保護力能持續多久。」

洛杉磯生物醫學研究機構的王爾德博士（Dr. Joel Ward）對這個發現的回應是：「即便疫苗無法對百日咳提供持久的保護效果，孩童的父母仍應重視讓自己的孩子接受疫苗注射。」讓我把這個頗為怪異的情況做個摘要：百日咳好發於大多數接受疫苗注射的孩童上，要不是疫苗使他們的免疫力下降，就是疫苗直接造成該疾病的傳染。對進退維谷的父母親來說，儘管目前已證實，接受預防注射並沒有實質的保護效果，但仍被要求繼續讓小孩以接受疫苗接種的方式來預防。更有甚者，父母親必須給小孩服用一種疫苗藥物，而這種藥物的長期效果甚至沒被測試過，只知道它有許多具有毒害的副作用，其中也包括了感染百日咳。

除此之外，即便研究清楚的顯示這麼做根本完全無效，父母和護理人員仍被告知，他們也需要接受例行性的注射，以免他們把細菌帶給所接觸到的兒童。一份於二〇一一年，刊登於《臨床傳染病（*Clinical Infectious Diseases*）》期刊（註77），的加拿大研究發現，要使一個嬰兒免於死亡，其雙親接受疫苗接種的必須接種數（ＮＮＶ）至少要達到一百萬。意即，一百萬個父母親接受疫苗接種，其效果僅能使一個嬰兒免於死亡。依成人及兒童因疫苗注射所造成如此大量的折損來看（註78），呼籲進一步把現有的疫苗注射擴大至成人，是即不道德也不負責的做法。數百萬兒童再度淪為檢驗未經測試、實驗性疫苗的白老鼠。而這個疫苗正是原本宣稱可用來抵抗疾病，卻實際上使注射者更容易受到該疾病感染的元凶。

如同其他童年疾病，百日咳桿菌（百日咳）是一種自然增加的周期性疾病，往往每四到五年就會暴發一次。這些疾病並不會傷害民眾，而會幫助那些有需要的人發展出全面進化的免疫系統。如同百日咳的案例，這個研究明確地顯示，不論疫苗的接種率有多高，這種循環性疾病會持續發生，特別是發生在免疫力最低下的人群中，即大多數發生在接受疫苗接種的人上。

最主要的重點在於，疫苗確實導致疫情暴發，且造成孩童死亡，如同發生於加州百日咳大暴發的情景一般。除此之外，對較年輕和較年長的成人來說，若不每三四年持續接種劑量更高的疫苗，他們可能會變成被動的帶原者並成為百日咳桿菌的主動傳播者，這正是一般相信造成傳染的主要原因。未受接種而自然經歷百日咳的兒童，其症狀通常都相當輕微，對免疫系統健全且營養充足的兒童而言不會造成什麼傷害，且能獲得終生持續的免疫力，並且不會把細菌傳染給他人。

百日咳疫苗的狀況在其他所有疫苗上都一體適用。除非是因為個人、環境衛生狀況不佳、營養不良、缺少乾淨的飲用水之外，大多數現代疫情暴發，都是由接受人工疫苗接種的人所引發並散播的。從過去一百年以來，傳染病大流行的公開統計數據中，充斥著支持這個論點的證據。每一次注射流感疫苗或水痘疫苗都會對免疫系統造成更進一步的壓抑，使免疫系統更容易受環境病毒和病原體感染。因此，在大規模的疫苗接種已實施數十年後的今天，大多數我們現在面臨的疾病都是純粹人為的。

自我毀滅並非自然之道，自我保護才是。生長於非洲、亞洲或南美洲的野生動物不會死於癌症、心臟病、中風、糖尿病、麻疹或百日咳。很顯然，他們不需要接受大規模的疫苗接種以確保物種的存活，透過平常和病菌的接觸，他們自然而然地擁有免疫力。人類做為動物的一種，也是大自然免疫接種計劃中的一份子，只有當身體需要清除毒素或消炎並去除體內不健全或受損的細胞時，才會遭受感染。

此外，流感其實是一種當身體累積過多毒素時才會啟動的有效淨化機轉，通常接受定期流感疫苗注射的人發病的機率遠高於一般人；在許多其他公開、未公開的成分外，高毒性的疫苗還包含了像是甲醛、硫柳汞（防腐劑）、汞、抗凍劑等，會破壞免疫系統的化學品，因此會造成這樣的結果，看來一點也不令人意外。若想了解不同流感疫苗的完整成分清單，請上healthscents4u.com的疫苗接種網頁（註79）。要把這些毒素排出體外，我強烈建議使用有機硫化晶（organic sulfur crystals）（詳見第五章）。

最近，一位在大型老人安養院工作的護士朋友告訴我，因為院內的新規定，所有安養院的居民都必須接受一種新的三倍劑量流感疫苗注射。因此不久後，幾乎所有居民都染上了流感。有幸去治療這些病患的醫生認為，流感注射未能產生功效的原因在於，當流感疫苗起作用後，流感病毒卻轉變成另一個品種。好吧，這不是新聞了。疫苗製造商從來無法在事前就製造出可以完全符合下一季病毒株的疫苗。此外，研究也早已顯示，流感疫苗對年長者並無保護的功效。然而，這些卻無法阻止安養院的管理人員在來年再度執行院內注射的規定。「無論如何，我們有義務遵循醫生的建議。」我的護士朋友說。

意想不到的大自然助力

當然，規律的日曬或用維生素照明燈可以使人體分泌維生素Ｄ，這種自體製造的維生素Ｄ可以提供近乎百分之百的防護力。雖然流感病毒的流行不分夏冬，但在大多數人的身體皆獲得充足維生素Ｄ補充的夏天，並不是流感盛行的季節。因為保持充足的日曬或使用紫外線燈進行照射（且不使用會阻隔身體分泌維生素Ｄ能力的防晒措施和太陽眼鏡），所以我已經四十五年沒有得過流行性感冒了。

規律的進行紫外線燈照射不只可以預防流感，對其他傳染病一樣有效。據一項新研究所述，它甚至可以阻止水痘的傳染。一項由倫敦大學的研究人員，對二十五份關於帶狀皰疹病毒（varicella-zoster virus）的研究所做的分析，顯示紫外光的照射程度和水痘及帶狀皰疹的預防間有明確的關聯性。帶狀皰疹病毒是八種人類皰疹病毒（ＨＨＶ）之一，會造成水痘及帶狀皰疹。該研究在二〇一一年四月二十三日刊登於《病毒學期刊（*Virology Journal*）》（註80），顯示在終年日照充足的熱帶地區，水痘發生率極低。而事實上，在溫帶地區，水痘較易於日照缺乏的低氣溫月份暴發，也進一步的支持了該關聯性。研究者註明：「在溫帶地區水痘的發生屬季節性，其高峰見於冬春兩季。關於季節性的其中一種解釋是，紫外線輻射量在溫帶地域的夏季顯著較高，約為十至二十五倍，高劑量的紫外線可以使病毒（和水痘相關）的活性降低，不論是起水泡時或當水泡破裂後皆然。」當然，得力於維生素Ｄ的抗病毒、抗細菌、抗真菌及增強免疫力超強功效，日光可以直接使許多病原體活性降低或將之破壞。在抗生素尚未發明的七十年前，日光療法是對肺結核等數種會危及生命的感染的唯一有效療法（註81）。

只要回溯至六十年前，你就會發現日光對防止傳染病擴散的證據。一份在一九四九年由位於紐約的紐約州立衛生局（New York State Department of Health）所進行，名稱為「大型鄉間中央學校裡教室內紫外線放射和腮腺炎及水痘擴散的影響（Effect of Ultra-Violet Irradiation of Classrooms on Spread of Mumps and Chickenpox in Large Rural Central Schools）」的研究，顯示在學校教室內和走廊上安置紫外光燈，對減少學童間疾病的傳染有幫助（詳見《神奇的陽光療癒力》）。

居住於城市中的美國人，每天待在室內的平均時間為二十二小時，大多數的時間是待在人造光源之下，或由人造光源環繞。孩童在戶外接觸大自然的時間也愈來愈少，並花愈來愈多的時間待在室內，不是在家中，就是在學校，或在電腦和電視機前。因此，孩童和學生特別缺乏維生素Ｄ，而為傳染病好發的主要年齡層。即便在放學或寫完功課後會花時間待在戶外，但可能已是下午三點或更晚之後的時間，那時的陽光並不足以使身體製造足夠的維生素Ｄ。

隨著抗生素抗藥性機轉及疫苗無法預防傳染病暴發，面對致命感染逐漸升高的威脅，重拾大自然賜予我們最強而有力的療癒能力，目前看來不啻是一個好主意。因為含有抗生素的疫苗直接造成超級細菌和免疫不足的出現，所以為一般大眾進行疫苗接種危害到了數百萬人的生命。在所有院內感染中，超過百分之五十的病例都和細菌對抗生素療法的抗藥性脫不了關係。

藥品和疫苗中的抗生素，以及為家畜例行施打的抗生素，製造出對一般抗生素產生抗藥性的細菌，這種現象導致「就我們所知的現代醫藥的末日」，世界衛生組組的總陳執行官（Margaret Chan）做了上述警告（註82）。「即便只是普通的咽喉炎或孩童劃破了膝蓋都可能再度變成致命的危機，」陳女士說。「在歐洲和世界其他角落，抗菌的抗藥性（Antimicrobial resistance）都在升高當中。」

換句話說，每一個人都面臨在快速治癒和自然療法兩者中做出選擇，讓小孩接受疫苗接種的人，或是選擇食用經抗生素治療的家畜的人，都直接促使現代醫藥的崩潰。當每一劑以任何型式施與的抗生素，都會使感染的致命風險大幅升高，甚至醫院中一個簡單的手術都將變得萬般危險而不能進行的當下，在在都顯示我們正處於藥物濫用（magic bullet misuse）的關鍵時刻。根據陳女士的說法，任何一種曾被開發出來的抗生素都會變得一無事處，也使一度僅為例行公事的手術變得寸步難行。

當然，不負責任地過度使用抗生素所引發的狀況，也以相似的理由，發生在對疫苗的過度使用上。現在，愈來愈多的研究顯示，對疫苗產生抗藥性的病原體對我們的孩童造成威脅。為了對抗傳染病而進行大眾疫苗接種，使我們現在得面對，連疫苗都對付不了且從未在地球上出現過的危險變種入侵者。這些突變種由顯微性病毒和細菌所組成，一如對抗生素有抗藥性的細菌，無疫苗可與之匹敵。事實證明，在過去數年，有為數眾多關於傳染病擴散的廣泛報導，包含了在二〇一〇年暴發對加州產生影響的百日咳或百日咳桿菌，以及更近期內在美加暴發的痲疹。腦膜炎在全球各地，包含美國在內，都有逐漸增加的趨勢。

如前所述，接受疫苗接種的兒童對這些疾病並沒有免疫能力。許多疫情暴發都發生在接受完整接種的群眾上。直到今日，仍未有科學的證據能證明疫苗對傳染病能提供任何預防效果（根據發表於疾病預防中心醫學期刊的研究），但現在已有證據顯示，普通的病原體不僅對疫苗已產生抗藥性，而且更致命。以一項二〇一〇年發表於《新興傳染病期刊（*Journal of Emerging Infectious Diseases*）》的研究（註83）為例，顯示百日咳病例的數量增加部份須歸究於無細胞百日咳疫苗的廣泛使用，因為它造成了百日咳病毒株的突變。在一份更早於二〇〇九年進行的研究中，流行病學的數據顯示出，這些新病毒株和嬰兒死亡率增加間的關聯性。（註84）

在疾病預防中心坦承的所有事項中，最令人震驚的莫過於，接受疫苗接種的成人和孩童可能會使他們身邊抵抗力差的至愛遭受感染的危險。

在二〇〇〇年，由疾病預防控制中心出版的醫學期刊新興傳染病（ＥＩＤ）的研究人員對此研究的結論是：「我們同樣也觀察到ＤＰＴ疫苗（譯註：ＤＰＴ（三合一疫苗）是用來預防白喉、百日咳、破傷風）在預防世界衛生組織（ＷＨＯ）定義的臨床級疾病時，無法對孩童提供完全的防護。研究結果指出，百日咳桿菌潛伏在五到六歲，甚至年齡更小只有二到三歲的兒童身上，進而傳染給社區居民！」

「全細胞性百日咳疫苗的效力會在五到十年後衰退，接受過疫苗接種的人若發生感染，不會有特殊的症狀。接受過疫苗接種的青少年和成人會變成潛在的帶原者傳染給未受保護的嬰兒。全細胞性百日咳疫苗只能對付臨床性疾病，但無法預防感染。因此，就連最近接種疫苗的孩童都有可能是潛在的帶原者。」案例分析，根據該研究，那些接受疫苗接種的兒童和成人才是真正造成疾病暴發且防不勝防的原因。接受疫苗接種的兒童和成人是造成循環感染的定時炸彈，隨時隨地都有可能爆炸，而且透過無可預期的病毒株突變，甚至會改變炸彈的成分。

我要補充的是，以預防之名來散播疾病是老把戲了，保健權威及製藥公司以欺騙的手段使民眾屈從，藉由利用大眾的恐慌，使之自願交付出巨額的金錢。近來出現的麻疹和肺炎球菌菌珠疫苗抗藥性，是造成嚴重肺炎和腦膜炎感染病例的元凶，這不過是疫苗接種這個危險政策的開端，禍事將接連而來，而且，遭殃的不光只有美國民眾。由穆勒博士（Dr. Claude Muller）帶領，位於盧森堡的國立保健實驗室研究團隊最近發現，在非洲的麻疹流行病毒株，發展出對該地區目前所使用的疫苗的顯著抗藥性。

目前世界上最主要的致死原因是下呼吸道感染。和來自抗生素抗藥性的威脅如出一轍，造成下呼吸道感染治療抗藥性的疫苗，於是成為地球上對人類生命最具威脅性的危險物質。在美國，抗生素抗藥性造成的死亡人數，比愛滋病還多。

即然美國是全世界接受疫苗接種人口最多的地區，因此美國人也最有可能成為這場瘋狂醫療事件的受害者。美國兒童在他們出生的頭兩年，因遵循疫苗接種排程，而在體內注入了大約一百一十五種疫苗抗原。絕大多數的醫師仍相信這個方式不會有任何反效果（repercussions），這些醫師同樣也相信，開抗生素治療任何小感染，也不會導致嚴重的負面影響。

無論這只是醫界的無心之過，抑或是由那些從日益增長的病患數中獲取暴利的有心人士所創造出來的，令人不寒而慄的是，無良科學家們到底要把進行非法的人體實驗這個議題推展到何種程度才要罷手（只因他們可以全身而退）。舉一個最近的研究做例子，該研究在標準的疫苗接種前後，分別給予七十名嬰兒五倍劑量的抗生素。科學家們建議，在進行建議的童年疫苗接種前後，再為八個星期大的嬰兒打幾劑泰諾止痛藥（acetaminophen），可以幫助他們睡得更安穩，也可以使疫苗的效果更好，這是刊登於《小兒科學期刊上的內容。這種危險的做法未來很可能會成為兒科醫生進行建議的童年疫苗接種時普遍採用的方式，僅僅因為部分醫生相信在疫苗接種後安然入睡，是疫苗有效的正面訊號。

這個由加州大學家庭保健舊金山分部的法蘭克女士（Linda Franck）所領導的研究中，當然不可能提到，許多研究都曾顯示，當使用劑量如此大的止痛藥（acetaminophen）時，會造成肝臟和腎臟的損害，甚至導致死亡（註86）。也有充份的證據顯示，抗生素會對嬰兒成長中的免疫系統和剛開發的腸道菌群造成嚴重且永久的傷害。事實上，一個抗生素的療程可能使人賠上下半輩子消化系統的健康。

在二〇〇七年，美國食品暨藥物管理局的一個科學小組建議，因為止痛藥（acetaminophen）含有極強的毒性，因此不再推薦給六歲以下的孩童服用。早先的研究也曾顯示，在疫苗接種前後使用止痛藥（acetaminophen）實際上會阻礙疫苗發揮其應有的功效（註87）。

若不希望自己的寶貝產生氧化壓力（oxidative stress）、哮喘和肺部損傷，無論小兒科醫師在任何情況下，要使用止痛藥（acetaminophen）時，父母都應提出質疑。舉一份在二〇〇八年刊載於《刺胳針》期刊的紐西蘭研究來說，該研究發現在新生兒出生的第一年便使用止痛藥（acetaminophen），發生哮喘的比例，比其他嬰兒高出百分之四十六。然而，直至今日，美國食品暨藥物管理局仍不顧所有專業的調查結果並持續推薦孩童服用止痛藥。

每次當嬰兒接受疫苗接種後就使用抗生素，這樣的新推薦方式，會使發生在醫院和小兒科中心內的抗生素抗藥性機轉的危險性急遽增加；這樣做只會使最無害的童年病原體（Childhood Pathogens）抗體的數量增加，並沒有證據顯示這種抗體的增加可以對童年病原體產生更好的抵抗力。鼓吹大眾接受疫苗接種已經造成許多原本不該發生的新型疾病大暴發。舉例來說，現在已發現強制所有兒童接種水痘疫苗，是造成美國民眾帶狀皰疹大量增加的禍首（註88）。

與其責怪病原體造成感染，我們應該採取更積極主動的做為，並且認真考慮所有可以改善免疫耗竭（immune-depleting）因素的方法，因為免疫耗竭才是使病原體對我們造成傷害的主要原因。疫苗中的致癌化學物質和抗生素是造成免疫耗竭最主要的因素之一。

除了規律地把全身曝晒在陽光下、均衡的飲食和生活方式之外，進行肝臟淨化是強化自然免疫功能，並牽制超級細菌和其他變種病原體最有效率的方式。

生活習慣不良

擾亂生理時鐘

我們過生活的方式，對身體功能有著巨大的影響力。它的效率及表現，大大地仰賴與大自然晝夜節奏同步的預定生物節奏。晝夜節奏與地球繞著太陽的運轉緊密相關，也深受月亮和與地球位置相關的其他星球的運轉影響。

我們的身體遵循著上千個這種二十四小時的節奏，每一種個別的節奏都控制著我們某項身體功能的時間，包括心跳、血壓、體溫、荷爾蒙、消化液的分泌，甚至是疼痛的閾值。這些節奏彼此協調良好，並由大腦的「節律器」，也就是視叉上核（suprachiasmatic nuclei）控制。大腦的這個區域調節了神經細胞的發動，就像是設定我們身體生物節律的時鐘。如果某個節奏被擾亂了，其他的節奏也會失去平衡。事實上，非常多的疾病都是肇因於不均衡、不規律的生活形態所造成的生物節奏干擾。

這個區域也處理一些普遍的「偏差」，尤其會影響肝臟和膽囊功能。透過調整日常作息，使其與你身體的時程一致，就能給身體良好的支持，讓它毫不費力地滋養、潔淨並自我療癒。此外，你也能預防來日產生新的健康問題。

擾亂自然的睡／醒週期

日夜的轉變會調節我們自然的睡／醒週期，以及必要的生化過程。日間光線的開始，啟動了強力荷爾蒙（糖皮質素）的釋放，其中最主要的兩種是可體松和皮質酮，它們的分泌有著明顯的週期變化。這些荷爾蒙調節身體一些最重要的功能，包括新陳代謝、血糖，以及免疫反應。分泌的尖峰出現在上午四點到八點之間，然後逐步遞減。最低的濃度出現在午夜到凌晨三點之間。

藉由改變你每日的睡／醒時間，可體松的尖峰週期也會跟著改變。舉例來說，如果你突然開始在午夜過後，而非在晚上十點之前就寢，且／或在早晨八點或九點而非在六點左右起床，你將迫使荷爾蒙分泌的時間改變，導致身體的混亂。這種時間的變化，不像你去到一個離你原本居住的國家或地區很遠的地方所經歷的情形；身體暫時進行調整以恢復平衡一般稱為「時差」。

廢棄物一般都是夜間在直腸和膀胱中累積，然後在上午六點至八點間排出。醒／睡週期改變了，身體別無選擇，只好繼續保留它們，甚至還可能會吸收它們的一部分。當你干擾了你自然的睡／醒週期，身體的生物節奏與大自然黑暗與光明的全天節律不同步，就會導致非常多的疾病，包括便秘、胃酸逆流、慢性肝病、呼吸疾病，以及心臟問題等。

可體松的週期被打亂，也會帶來急性的健康問題。在一九八〇年代，研究人員發現，早晨發生中風及心臟病的機會，比一天中的其他時間還高。大約早上八點時，血塊最易快速形成。血壓也會在早晨上升，且持續到下午。大約在晚上六點時它會下降，到晚上時下降到最低點。為了支援體內最基本的荷爾蒙及週期節奏，因此最好早一點（晚上十點之前）就去睡覺，並不要比太陽晚起床（理想的時間大約是在早上六點。這些時間會根據季節而改變。在冬天時，我們可能會需要多一點的睡眠；夏天時就會少一點）。

當然，最為全球普遍採行的一個不自然、改變時間表的方式，稱為「日光節約時間」。《當代生物學（*Current Biology*）》線上的研究就證實，這個作法對我們的健康有極大的危害。研究發現我們身體內在的生物節律，不會因為日光節約時間而調整。

此外，一個名為「轉成日光節約時間開始，以及心肌梗塞的意外（Shifts To And From Daylight Saving Time And Incidence Of Myocardial Infarction）」的研究發現，心臟病發的意外在春

天轉換成日光節約時間的前面三個工作天時，顯著增加了。這個刊登於二〇〇八年十月三十日《新英格蘭醫學期刊（*New England Journal of Medicine*）》的研究，也顯示了在秋天時從日光節約時間轉換回正常時間時，心臟病發的意外較少。這個研究清楚指出，維持和大自然的晝夜節奏協同一致的步調，對人體來說有多重要。

松果體裡最強大的荷爾蒙之一，是神經傳導素褪黑激素。褪黑激素的分泌開始於晚上九點半至十點半（視年齡而定），誘導睡眠。它在凌晨一點至二點時達到顛峰，在正午時降到最低。松果體掌控生殖、睡眠和運動神經活動、血壓、免疫系統、腦下垂體和甲狀腺、細胞生長、身體溫度，以及許多其他的重要功能，這些全都有賴於一個平衡的褪黑激素週期。太晚睡（晚上十點之後）或在夜間輪班工作，會令褪黑激素的及許多其他的荷爾蒙週期失去平衡。

除了製造褪黑激素，大腦也會合成血清素。它是非常重要的神經傳導素/荷爾蒙，與身體及情緒的健康狀態相關。它影響日夜節奏、性活動、記憶、食慾、衝動、恐懼，甚至自殺意圖。不像褪黑激素，血清素會隨著白天的光線而增加，身體的活動和糖分都會刺激它。如果你早上起得晚，由於缺乏足夠、有效地接觸日間光線，結果會降低你一整天的血清素分泌量。更進一步，因為褪黑激素是血清素分解的產物，這個晚起的習慣，也會降低你的褪黑激素在夜間產生的量，更是造成睡眠中斷和失眠的主因。只有在午夜前一個半小時就沉睡，松果體才能將既有血清素轉換成褪黑激素，讓血清素成為真正的睡眠荷爾蒙。若沒有足夠的血清素，褪黑激素就會不夠，並無法導致能回春的深層睡眠。

任何日夜節奏的脫序，都會造成這些重要的大腦主要荷爾蒙的不正常分泌。接著，導致生物節奏受干擾，讓整個系統，包括消化、代謝和內分泌平衡的荷爾蒙功能受影響。突然間，你可能會覺得「失去協調」，變得容易感染各式各樣的疾病，從單純的頭痛，到憂鬱症和腫瘤。

＊不該擾亂褪黑激素周期的原因

這些主要的激素並非僅由大腦的松果體所分泌，也會從臟腑中分泌。實際上，體內百分之八十五的血清素都是由消化系統所製造，用來調節消化功能，而消化系統所製造的褪黑激素比大腦製造的多四百倍。褪黑激素亦存在胰臟和肝膽系統中。（註89）

睡眠不足從未被人們認真當做一項主要的致病因素。醫生是否曾過問你每晚睡眠幾小時，或你通常幾點入睡這類的問題？實際上，絕少慢性疾病和褪黑激素周期混亂無關。

除非內臟免疫系統內老早就存在著某些障礙，否則絕少會以生病的方式顯現出來。一項在二〇〇五年進行的回顧式研究，它把和褪黑激素在免疫系統內多種作用，包括這個威力強大的荷爾蒙和多個免疫病理學門之間，如感染、發炎和自體免疫的牽連，以及褪黑激素、免疫系統和癌症間的關係的所有既有的研究，都進行了一次總回顧（註90）。根據該研究，褪黑激素和重要的生長荷爾蒙的分泌也有關連。這些生長荷爾蒙也被稱作生長因素。平衡的睡眠循環有助於生長因素的適當分泌，而正常的生長因素分泌，又可以刺激兒童的發育，並幫助成人期肌肉和結締組織的維持。可引發褪黑激素的睡眠，也會啟動生長荷爾蒙的分泌。若在晚上十點前入睡，分泌的高峰會在十一點左右。這一小段時間正好是睡眠中的「無夢期」，就是俗稱「美容覺」的時間。在睡眠循環的這段期間，身體會進行自我淨化並著手於主要的修護和再生的工作。

當睡眠被剝奪時，生長荷爾蒙的分泌劇烈下降。值夜班的人較容易發生失眠、不孕、心血管疾病、中風、胃病、糖尿病和肥胖。這些人的免疫系統受到壓抑，也使得他們感染肝炎和肺炎的風險較一般人高。除此之外，夜間發生摔倒和意外的機率也較高。

＊關於補充褪黑激素的警告

和一般健康補給同業不同的是，我不建議把褪黑激素當成營養補充品或助眠劑服用。當你補充褪黑激素後，你的身體就不會自行分泌褪黑激素。最終，你只能依賴褪黑激素的補充。此外，由身體自行製造的褪黑激素，其獨特的成分才會被身體認定為最天然的褪黑激素。

身體顯然不喜歡由外在補充而來的褪黑激素，否則不會產生白天嗜睡、頭暈、頭痛、腹部不適、輕度焦慮、煩躁、困惑、短暫的沮喪感等有害的副作用。除此之外，褪黑激素補充品和抗凝血劑（anticoagulants）、免疫抑制劑、糖尿病藥物及避孕藥會產生不良的交互影響。儘管在大多數情況下，睡眠問題是出在缺乏血清素，而非褪黑激素不足，但現在許多失眠的人都會去服用褪黑激素。要知道褪黑激素是受黑暗的刺激所分泌的，而血清素卻是在日光照耀下才會分泌。

缺乏日照會導致褪黑激素不足，相對地會讓你在夜間睡不著。當補充了褪黑激素後，它會讓你不是昏昏欲睡就是沉沉入睡，你可能會有晝夜節律性睡眠障礙（circadian rhythm sleep disorder）。這或許就是因為你經常太晚入睡或是常常晝寢，使你的身體在錯誤的時間分泌褪黑激素。

光補充褪黑激素是治標不治本的方法，也可能造成抑鬱情緒障礙（depressive mood disorders）。治療晝夜節律性睡眠障礙最有效的方法是在晚上十點前就寢，在完全黑暗的環境下入眠（臥室中任何光亮都可以阻礙褪黑激素的分泌）、避免在日間睡覺、使用光療法且在晚間（不超過晚上七點）只吃簡單食物。（關於生物節律的說明，詳見《健康與回春之祕》。）

不遵守自然的用餐時間

生命的科學阿育吠陀，在數千年前就曾提出，若要維持身體及情緒的健康，身體必須依據大自然的時間表來進行。如同身體裡大部分的其他功能，消化過程是由晝夜節奏所控制的。膽汁和其他消化液的分泌，在中午時達到最高峰，並在晚間降至最低點。有鑑於此，最好在約中午時吃一天的最大餐，並在早餐及晚餐時吃相對少量的餐點。這能讓身體有效率地消化未被消化的食物，並吸收維持所有身體功能所必要的適量營養。為了避免在午餐時間干擾消化液的分泌，最理想的早餐應在早上八點前吃完。此外，為了完全消化，晚餐最好在晚上六點半或七點前吃完。

這個循環若長時間被擾亂，無論是因為不規律的進食習慣，或把早餐、晚餐當成最主要的一餐，都會導致未消化的食物堆積，且阻塞淋巴和血液。如此一來，也會擾亂身體的自然本性。如果它的本性完整無缺且正常運作，我們自然就會只想吃那些適合我們體質的食物，且只會在我們能好好地消化它們時才吃。膽結石形成的主要原因之一，是腸道中堆積了消化不良的食物。飲食不規律，或持續在身體無法產出適量的消化液時用餐，都會產生比身體能排泄的數量更多的廢棄物（也可參考第一章的「消化系統疾病」）。

其他因素

胃酸分泌不足

膽結石的一個成因之一，是胃酸的缺乏，接著就會因為膽結石而形成其他問題。如果想知道你的胃酸是否不足，你可以做以下的簡單測試：

在健康食品店購買甜菜鹼（betaine hydrochloride）錠或膠囊。在吃最後一口餐前，服用二分之一錠或膠囊。如果你感到有燒灼感或消化不良的不適感，可以立刻停止這項測試，因為你的胃已經製造了足夠的胃酸。如果你沒有任何燒灼感，請在當天的下一次主餐結束時服用一錠或一顆。如果還是沒有燒灼感或不適感，則在下一次服用兩錠或兩顆。持續用這種方式，每次加一錠或一顆，直到有燒灼感或不適感為止。這時候可服用一茶匙的碳酸氫鈉以消除不舒服感。

達到燒灼感或不適感所需要的胃酸愈多，代表你胃酸缺乏的情形愈嚴重。在餐前吃一茶匙現磨的薑搭配一小撮海鹽可以增加胃酸的製造。在平靜、無壓力的狀況下用餐，也能讓胃酸的量增加。相反的，壓力和緊張會抑制胃液的分泌。

吃高度加工的食物以及在用餐時喝飲料，也會干擾胃酸分泌，喝幾口水則無傷大雅。同時攝取動物性蛋白質和澱粉，是胃酸缺乏的最常見原因之一（關於如何正確飲食，詳見《健康與回春之祕》。）。

多數人和醫生相信胃酸只會在胃裡製造，但這是不對的。胃酸也會出現在血液和身體其他液體中，是負責維持白血球（免疫細胞）酸性及正常pH（酸鹼值）的主要因子。如果胃部酸分泌不足，身體裡其他部位的也會減少。除了造成血液的化學失衡、消化和吸收不良，也會讓免疫系統受損，因而無法對抗病原和毒素。膽管的阻塞嚴重地干擾消化和營養的吸收，包括必要的礦物質和微量元素。繼而，會影響胃部製造足量胃酸的能力。結果，身體會開始累積廢棄的酸，例如碳酸、乙醯乙酸、乳酸、乙酸、脂肪酸和尿酸以幫助維持酸鹼平衡。雖然人體的這個生存方式具有在短期內維持pH平衡的效果，然而它也帶來了干擾血液裡正常化學物質的長期不良結果。

當身體辨識到血液和液體內的胃酸不足，胃細胞會在胃裡分泌更多胃酸以彌補其缺乏，導致胃酸過多。最後，被過度刺激的胃細胞會開始疲累，而胃酸的產量會下降到非常低的程度，血液和淋巴液中的量則會完全消失，這就是所謂的胃酸缺乏。接著，細胞吞噬活性（對抗感染因子的防禦反應）就不復存在。

胃酸的濃度在血液和體液中這種上升又下降，最終完全消失的情況，會讓人之後產生各種不同的問題，包括急性感染、胃黏膜炎、消化不良、慢性胃潰瘍和十二指腸潰瘍、幽門阻塞、急性膽囊炎、十二指腸炎、盲腸炎、糖尿病、癌症、精神官能症、被動性充血、嚴重貧血、高血壓、動脈硬化症、化學中毒、心臟病、腫瘤生長、代謝和內分泌疾病、擔心、焦慮和老化。

胃蛋白酶，一種在胃裡產生的酵素，只有在大量的胃酸出現時才會作用。若沒有胃蛋白酶，蛋白質就無法被消化，取而代之的是被細菌分解。產生的毒素會更進一步影響消化功能並導致全身的毒性。此外，若胃部沒有足夠的酸，多數的食物就會腐爛、形成毒素、產生難聞的氣體，變成口臭。

如果胃酸持續缺乏，消化不良、膿瘍、膿溢、腎炎、肺炎、盲腸炎以及其他的退化性疾病就會開始出現。代謝廢棄物會留在血液和組織中，導致系統性的組織阻塞。例如會發生在血液中的碳酸、組織中的乳酸、關節和血管壁中的尿酸以及胃或腸道的丁酸上升時。通常胃酸會和十二指腸的基底膜共同反應以分泌荷爾蒙，那會刺激肝臟分泌膽汁。耗盡的胃酸抑制了膽汁的製造，防礙了消化功能，並讓肝臟無法從血液及身體其他部位排除毒素。

情緒壓力、創傷、關係衝突、失衡的飲食和生活型態、睡眠不足、未定期晒太陽（太少晒太陽導致維生素D不足，進而令肝臟增加膽固醇生產，造成膽結石形成）、飲水品質不良、脫水、暴露於環境毒素，以及最重要的，肝臟和膽囊中出現會影響胃部代謝功能的結石，都是胃部和全身各處胃酸不足的主因。

喝太多蔬果汁或蔬果昔

植物跟我們的身體類似，也有免疫系統以確保它們自己的生存及健康。它們利用尖銳的棘刺，一種像是顛茄的毒素，或者它們會用如蠟般的外皮將自己包覆起來，使得微生物和蝨子、瓢蟲等昆蟲無法穿透它們。如果任何掠奪者打算進入這些植物的內部，內部的防衛機制就會試圖摧毀入侵者，無異於我們自己的防衛反應。

為了保護自己的物質免於滅絕，植物能生產非常多種抗體，至今所知已有兩萬種，而這只是其中一部分。當動物或人類攝入這些抗體（現在被認為是抗原）會生病，讓他們不再去吃這些植物，或至少不要把它們全部吃光。

另一個可以保護植物物種不絕種的潛在敏感性，是對有毒水楊酸的反應。水楊酸是一種存在植物的皮、葉子、根部和種子的天然防腐劑，能在很多食物中發現。在蔬菜的外皮和外面的葉子中，它們的濃度最高。水果若是尚未完全成熟，則水楊酸是最高的，它會在成熟的過程當中減少。經由陽光熟成（被太陽煮熟）的水果，比起被摘下之後才慢慢成熟，對身體的效用還要好。總體而言，生食、乾燥食物和果汁比煮熟的食物含有較高濃度的水楊酸。為了避免在許多生食當中含有的天然毒性，所有主要的東方文化都會用各種烹調方法來達到解毒的目的（詳見《健康與回春之祕》）。

人體能夠毫無問題地處理頗大量的植物毒素，但仍有其極限。榨汁或製作蔬菜昔意味著這些植物的毒素自由且無障礙地釋放，因而濃度比你在它們是固體時吃下它們時更高。液化的食物也會讓你吃下比固體狀態還要多的量。

植物為了對抗本身的毒素，在纖維部分（纖維素）含有可中和的成分。這些中和的成分在你嚼碎並將它們用唾液混合時會釋放出來，這也就為何咀嚼食物是如此重要。多數喝蔬果汁或蔬果昔的人只是像喝水或茶一樣吞下它們。他們不了解這些液態食物中的碳水化合物有超過百分之八十需要酵素，而這些酵素只有在嘴巴咀嚼時才能產生足夠的量。如果你提供液狀的食物給牛隻，會讓牠們無法在口腔分泌足夠的消化酵素，接著會因營養不良而生病。此外，喝蔬果昔或蔬果汁，即使有，也無法提供太多像吃固體食物一樣的優點。以下是一些你最好避免「喝」食物的理由：

1. 身體的免疫系統會辨識出天然植物的毒素，並試著盡快連同它的汁液一同將它們拋棄。這會大大降低營養的吸收，若沒有脂肪/油的加入，這個情況會惡化。大多數的植物碳水化合物需要脂肪來消化。
2. 喝食物而非咀嚼它們，會缺乏唾液酵素，導致碳水化合物未能消化或只消化部分。這會讓發酵的腸道細菌作用增加，包括白色念珠菌，形成氣體造成脹氣。這些細菌產生的毒素會進入肝臟和膽管中，讓膽汁遲滯並阻塞。
3. 一旦食物纖維透過榨汁而被丟棄或被攪打成小碎塊，則液化的食物就不能充分地刺激蠕動。無法被消化的纖維（纖維素）在腸胃道中扮演了重要的角色，尤其是在大腸。腸道蠕動緩慢會導致整體中毒及肝臟疾病。
4. 喝了蔬菜昔一開始可能會導致強烈的淨化反應（植物的毒性刺激免疫系統將它們從腸道清除，這個動作也會移除累積的廢棄物），長期下來可能會嚴重減損消化功能。

每二至三天在午餐前喝六十至一百八十毫升的現榨胡蘿蔔汁——先在口腔裡漱過再吞下——作用如同優質的補藥和腸道的淨化劑。

我個人在吃午餐時會先吃大量的生菜、小黃瓜、酪梨、香菜、番茄、薑泥、橄欖，有時會吃南瓜或葵花籽，以及橄欖油和檸檬汁。這會刺激消化酵素並預防消化系統運作變緩。若要烹調食物，我會使用無水料理鍋具，以維持原有的維生素和酵素。

花數小時看電視

根據一項刊登在二〇一一年《美國心臟病學會期刊（*Journal of the American College of Cardiology*）》的研究報告（註91）指出，「每天花超過四小時在螢幕娛樂如電視、電動玩具或瀏覽網站的人，會提高心臟病發和中風的機率達百分之一百一十三……相較於那些每天花在螢幕娛樂上低於兩小時的人來說。」這個結論不分年紀、性別、運動習慣以及是否抽菸。此外，每天看電視四個小時會增加整體死亡風險達百分之四十六，和因冠心性疾病而死亡的風險達百分之八十。每看一小時的電視，死亡的風險就增加百分之十一。

《美國醫學會期刊》在二〇一一年審視過先前超過十八個研究（註92），都認為看電視與造成冠心性疾病、肥胖和糖尿病的代謝性疾病有關。另一方面，運動則顯示可以降低這個風險。缺乏活動也會增加高血壓的風險，以及女性的乳癌風險達百分之三十三。

科學研究顯示，看電視會顯著增加體內膽固醇的含量。膽固醇除了身為身體裡多數組織和荷爾蒙的必要分子，也是當生理或心理緊張時會增加的一種壓力荷爾蒙。事實上，膽固醇是第一個被傳送到受傷部位，並有助於治療的荷爾蒙之一。膽固醇是所有傷口組織在癒合時所形成的一種必要組織，無論這個傷口是皮膚上的傷口，或是動脈壁上的潰瘍。

大腦若要長時間處理快速移動的畫面，是非常累人且有壓力的。「電視壓力」在兒童身上的影響，尤其深入。他們的膽固醇可在看了數小時電視後，升高百分之三百。這種膽固醇的過度分泌，改變了膽汁的成分，因而造成肝臟中膽結石的形成。

接觸電視對大腦而言，是個很大的挑戰。電視每秒鐘出現在螢光幕上的快速畫面變換，已遠超過大腦處理進入的刺激的能力，其所造成的壓力和緊張讓大腦受到損害。這時血壓會升高，以助於搬移更多氧氣、葡萄糖、膽固醇、維生素和其他營養到身體各個不同部位，包括大腦。這些營養全被繁重的腦部工作快速利用了。此外，某些節目內容產生的緊張，包括暴力、懸疑，以及槍響、汽車和吼叫、巨大背景音樂產生的噪音，令腎上腺分泌腎上腺素，準備讓身體進入「打或逃反應」。接著，這個壓力反應壓縮並拉緊了體內的大小血管，造成細胞缺乏水分、糖分，以及其他營養。這種養分的缺乏，繼而會創造出許多人在電視機前會產生的「永不滿足的飢餓」的情況。

這個效應，會引發數種症狀。你會覺得疲倦、精疲力盡、頸肩僵硬、十分口渴、嗜睡、憂鬱，甚至累到無法入睡。壓力已知會啟動體內膽固醇的產生。因為膽固醇是壓力荷爾蒙的基本成分，其壓力的情況會用掉大量的膽固醇，以製造這些荷爾蒙。為了修補這些流失的膽固醇，肝臟就會增加這個珍貴物質的產量。如果身體在這種壓力情況下，不去增加膽固醇的產量，我們現在就會有數百萬人因看電視而死亡。此外，這種壓力伴隨一堆副作用，其中一項就是膽結石的形成。

缺乏運動也會導致膽管中的壅塞，因而造成膽結石。

情緒壓力

帶著壓力的生活形態，會改變膽汁的天然菌叢（細菌的群體），造成肝臟中膽結石的形成。生活中一個造成壓力的主要因素，是沒有留給自己足夠的時間。如果你沒有足夠的時間從事自己必須做或想做的事，你就會感到有壓力。持續性的壓力造成挫折感，而挫折最後會轉變成憤怒。憤怒是嚴重壓力的指標。它會對身體造成極度的負擔，可以由腎上腺分泌的腎上腺素，和副腎上腺素進入血液的量來測量。在重大的壓力或極度興奮之下，這些荷爾蒙會增加心跳的頻率和力量、升高血壓，以及壓縮消化系統分泌腺體的血管。此外，它們阻礙了消化液的流動，包括胃酸和膽汁；延緩了腸壁的蠕動和食物的吸收；以及妨礙了尿液和糞便的排泄。

當食物不再被完全消化，且大量的廢棄物無法經由排泄器官被排出體外，則身體的每個部位都會受到影響，包括肝臟和膽囊。這種因壓力反應造成的阻塞效應，對細胞造成極大的不舒服，並會以沮喪的情緒來呈現。研究顯示，慢性壓力或無法處理壓力，要為百分之八十五至九十五的疾病負責。這些通常被稱為「身心疾病」。因為壓力而誘發的疾病，不只需要深入地身體淨化，像是肝臟、結腸和腎淨化，也需要能啟動放鬆的方法（註93）。

在放鬆時，身體、心智和情緒會進入一種支持，並增加身體所有功能的狀態。收縮的血管會再度打開，消化液的流動與荷爾蒙回復平衡，而廢棄物能更輕易地排掉。因此，對於壓力和它的有害影響最好的解決之道，就是放鬆的方法，例如冥想、瑜伽、氣功、花時間接觸大自然、與孩童和寵物一起玩、演奏或聆聽音樂、運動、散步等，處理現代化生活的快速步調，並讓神經系統有足夠的時間去展開並放鬆所有累積的緊繃。每天最好能留給自己至少十至三十分鐘，而且是在安靜狀態下。只為你自己做某件事對你有正面的效應，讓你成為一個更快樂、更圓滿的人。

如果你過去曾有過一段充滿壓力的時期，或目前很難平靜及舒展開來，那麼透過一連串的肝臟淨化，能讓你獲得極大的好處。肝臟有膽結石這件事本身，就是身體持續壓力的主要原因。當你排除了這些結石，你會自然地變平靜並放鬆。你會發現，一旦你的肝臟乾淨了，無論你處在何種環境下，會較少對情境、他人或自己生氣，或感到沮喪。若想完全了解情緒及其根源，以及將你自己從限制中釋放的方法，請參考我的書《一切都是最好的安排》。

以不當方式治療膽結石

治療膽結石的典型方法，一種是直接在膽囊中溶解它們，一種是透過手術將它們自膽囊中移除。然而，這些方法對於阻塞在肝臟膽管中的大量結石，卻一點作用也沒有。非常重要且需要了解的一點是，膽囊中有膽結石的人，在肝臟中也會有數倍於膽囊的結石。以外科手術移除膽囊或裡面的結石，無法持續地增加膽汁流量，因為附著在肝臟膽管中的結石，會持續妨礙正常的膽汁分泌。

即使是在手術移除膽囊的案例中，它的情況對身體仍是個大問題。因為膽汁的幫浦（膽囊）已經不見了，以致肝臟從阻塞膽管所能擠壓出的膽汁，僅僅只有一點點。膽汁分泌不足，以及不受控制流入小腸的膽汁，會繼續造成消化及吸收食物時的大問題，尤其是當食物中含有脂肪時。而通常含有脂肪的蛋白質食物就會有大量未能被消化。

結果造成腸道和淋巴系統中，不斷累積了有毒廢棄物。腸道實際上就變成了腐敗物質和細菌過度繁殖的汙水池。而脂溶性的維生素Ａ、Ｄ、Ｅ和Ｋ，還有重要的礦物質如鈣和鎂，也未能被消化。

注意：如果你的膽囊已被切除，要避免發炎和高血壓，你可能需要在皮膚上定期塗抹一種優質的經皮吸收鎂油。

我曾聽過住院醫師和外科醫師對他們的病人這麼承諾：「只要你的膽囊切除了，你就會變好，消化問題也會隨之消失。」畢竟，醫學教科書宣稱膽囊並不是一個必要的器官，可以安全地切除。然而，既然只有膽囊裡的膽汁可以消化脂肪，而從肝臟直接流經腸道的膽汁是用來移除肝臟和血液裡的毒素，而非消化食物。把膽囊切除並不能讓一切都好。

同時，消化及排泄脂肪的能力受限，也會促使肝臟細胞增加膽固醇的產量。而身體因應此情況的緊急措施所產生的副作用，就是肝臟膽管中產生更多膽結石。因此，移除膽囊並不是改善消化問題的方法，反而會造成身體更多、更嚴重的併發症，例如癌症和心臟病。另一方面，平衡的膽汁分泌，可保護身體對抗大多數疾病。

所有對膽囊的治療，無論有多先進、多複雜，其效果皆十分有限，因為它並未解決主要的問題，也就是阻塞肝臟膽管的上百、上千顆結石。

每年有數百萬人落入遵循最常被傳統醫學建議的膽結石（膽囊裡的）的解決方案，也就是，進行膽囊切除手術。這項建議常伴隨著嚴厲的警告：「如果你不切除，你可能會死。」這就像是舊有的黑函作法，操控人們去做你想要他們做的事情。

一個好的醫生不會迫使病人選擇快速解決的方案，而不是達成長期的治療。他會把所有可能的選擇都列出來，詳述其優、缺點，然後讓病患自己做選擇。

目前醫院治療膽結石的方式，主要有三種：

＊溶解膽結石

對於那些症狀溫和、發作次數不頻繁，或不想接受手術的病人來說，有各種宣稱可以溶解膽結石的藥物可提供給他們。表面上，利用含有膽汁鹽的藥物來逐漸溶解膽結石（口服溶液療法），似乎是個不錯的點子，為了達到這個目的的主要用藥是所謂的ＣＤＣＡ（鵝去氧膽酸，chenodeoxycholic acid）和ＵＤＣＡ（熊去氧膽酸，ursodeoxycholic acid）。單一使用的話，較偏好使用ＵＤＣＡ，它也可以和ＣＤＣＡ合併使用。但服用此藥錠十二至二十四個月之後，會造成膽汁內的膽固醇減少及膽囊裡的小膽石溶解，而且無法保證具有效果。在一個包含將近兩千名病患的大規模分析中，直到一九九二年，以ＣＤＣＡ完全溶解結石達到百分之十八．二，以ＵＤＣＡ是百分之三十七．三，而若兩者綜合則是百分之六十二．八（註94）。不像ＵＤＣＡ，ＣＤＣＡ具有常會造嚴重腹瀉的缺點。

在利用熊去氧膽酸成功溶解膽結石之後，百分之三十至五十的病人會在五年內再度出現膽結石（註95）。有多種結石的病人，其復發率也會增加。此外，只有膽固醇結石能被膽汁酸溶解，而明顯的鈣化結石會很難溶解。

其他的溶解媒介，例如甲基三級丁基醚，效果沒有膽汁鹽來得好。治療未成功，接下來就會走上手術一途。

近來，透過一條置放在皮膚下的導管，直接將溶劑慢慢注入膽囊中，這個方法對溶解膽固醇結石似乎更有效率，但它仍然無法解決主要的問題——也就是堆積在肝臟中的膽結石。有科學研究證實，用這個治療方法會伴隨著副作用。在所有接受治療的案例中，其副作用從輕微到嚴重致死都有。

＊震波

另一個不用手術的方法，是活體外部衝擊波，這是一種透過一連串的聲波，將膽結石弄碎的技術。根據一九九三年，一項刊登在醫療期刊《刺胳針》的報告，這個療法有很大的阻礙，因為它會造成腎臟的損傷，並升高血壓。直到今天，這個風險仍未改變。這兩種副作用都會導致肝膽結石的增加（請見第一章，「循環系統疾病」與「泌尿系統疾病」）。

除此之外，這種透過震波將膽結石震碎的方式，讓帶有毒性的膽結石殘留下來。這些殘餘物會很快地成為有害的細菌和寄生蟲繁殖的溫床，並對身體造成感染。最新的研究已證實，多數採取這種治療方法的人，會有腸道流血的狀況，從一個小的出血到需要輸血的大失血。這種治療的結石復發率也很高。還有另一個粉碎結石的方法，電動液壓碎石術（percutaneous electrohydraulic lithotripsy），是利用爆炸的能量分解結石，方法是將一個導管插入膽囊以容納爆炸能量的輸送設備。然而就像使用震波的方式一樣，造成膽囊嚴重傷害的風險相當高。

有個相對較新的溶解結石方法，稱為「結石溶解」，但它仍在實驗階段，也沒有保險。這個方法是使用一根導管（經皮穿刺膽囊造口術，percutaneous cholecystostomy），以輸送溶劑到膽囊中。

根據瑞士的研究（註96），經皮穿刺膽囊造口術（percutaneous cholecystostomy）是利用甲基三級丁基醚（methyl tertiary butyl ether）將結石溶解，這對那些情況很糟無法接受手術的人來說，是個有效的治療方式。

膽固醇結石案例中的成功率平均百分之七十至九十五，要視結石的數量和大小而定。根據土耳其進行的研究顯示，「這種手術之後通常會立即或在數天之內發生相對罕見的併發症，包括出血、迷走神經反應、敗血症、膽汁性腹膜炎、氣胸、腸環穿孔、膽囊的繼發性感染或細菌拓殖，以及導管滑脫。」（註97）「之後的併發症則有導管滑脫或急性膽囊炎復發。」研究人員表示。

*手術

根據美國胃腸病協會（American Gastroenterological Association）指出，在美國，每年大概有八十萬個膽囊移除手術的案例，花費大概六十億。一次膽囊手術花費約在八千至一萬美元之間，大約需時三十至四十五分鐘的腹腔鏡檢查。傳統膽囊切除術目前仍被普遍地使用在經常性及嚴重性疼痛，以及有急性膽囊炎的病人身上，不過腹腔鏡膽囊切除術，則已逐漸成為較受歡迎的手術技術。在傳統手術中，移除膽囊需要全身麻醉，並透過一般開放式的技法以切開皮膚的方式來進行。腹腔鏡膽囊切除術，也被稱為「鑰匙孔手術」，可將充滿膽結石的膽囊透過腹部的一個小切口拉出來。然而，如果鑰匙孔手術失敗，仍然需要開放式膽囊切除術來補救。

有了鑰匙孔手術，病人看來似乎復原得較快，且能在幾天內就以正常的體力出院返家。然而，自從它被導入之後，這種治療膽囊的「急救」式方法，促使很多病人接受了非必要的膽囊手術，理由是可讓他們免於一些持續性的不舒服症狀，但事實上，這根本不會發生。

一個在二〇一一年進行並發表在《臨床腸胃病學與肝臟病學（*Clinical Gastroenterology and Hepatology*）》期刊的研究（註98），研究人員承認，在切除膽囊之後，仍有百分之五十的病患持續有腹部疼痛的問題，所以醫生要有更好的方法來決定到底誰可以從手術中得到好處。「基於膽囊切除術施行的數量，這個研究強調的是選擇接受手術的病患時，對其病史要詳加了解的重要性。」此研究的領導作者，也是梅約醫學中心的提索醫師（Johnson L. Thistle, M.D.）這麼說。

許多有胃食道逆流和大腸激躁症的患者，都會經歷類似那些因為膽囊疼痛而接受膽囊切除手術（再次強調，那根本沒必要）的人產生的症狀。這很值得關注，因為大概有百分之八十的膽結石不會出現症狀，也就是說，它們終其一生不會對病患產造成困擾。這也就是說，如果一個人經常因橫結腸或胃的脹氣而痛苦，而膽囊也出現了一些症狀，結果可能就是接受了不必要的膽囊切除手術，因為醫生相信腹部的疼痛可能是因為膽囊的問題。

除了對膽囊疾病的整體死亡率不具任何效益之外，腹腔鏡手術仍然有其風險。根據美國衛生研究院（U.S. National Institute of Health）的報告，大約有百分之十的病人在進行手術之後，仍有膽結石留在膽管裡（此處指的膽管並非肝臟膽管）。

根據梅約健康中心（Mayo Health Oasis）的資料，其他危害還包括將膽結石遺落在腹膜腔、腹部沾黏、還可能有感染性心內膜炎。此外，根據《新英格蘭醫學期刊》指出，這個方法會造成胰臟的出血及感染（一個潛在的致命情況），以及十二指腸壁穿孔。膽管可能會受傷或阻塞，膽汁即可能會滲入十二指腸，增加病人發生嚴重感染的機會。大約有百分之一的病人，會因這種手術而死亡。

膽管的傷害因為使用鑰匙孔手術，而急速增加。在加拿大安大略省，有百分之八十六的膽囊手術都是以這種方式進行的，自從一九九〇年代中期這個方式成為標準做法之後，膽管受傷的數目提高至百分之三百以上。

在許多病人身上，膽結石會被卡在總膽管中（連接至十二指腸的主要膽管）。在這些案例中，移除膽囊並不會減輕膽囊疾病的症狀。為了解決這種情況，會在嘴巴以及總膽管進入十二指腸的交接處，置入一條具有彈性的管子，透過這個方式把膽管的開口加大，讓結石會跑到小腸中。不幸地是，許多結石會卡在小腸或大腸中，變成腸道感染以及相關問題的持續成因。

上述方法都無法解決膽囊疾病的成因。事實上，它們都會造成身體的消化和排泄系統更嚴重的干擾。病人在膽囊拿掉之後所得的短期紓解，會令他們誤以為自己已被治癒了。很多仍然保有膽囊的人，持續感受到他們經歷的痛苦。肝臟的膽汁分泌若持續且經常被干擾，則會導致比單純有膽囊疾病還要嚴重許多的健康問題。

接下來的章節會教你一個無痛、安全且有效的簡易方法，讓你不只可以排除膽囊中少量的結石，且更重要的，還可排出肝臟中數以百計、甚至上千顆的結石。但非常不幸地是，數以百萬的人因為肝臟及膽囊疾病，已經非必要地拿掉了他們的膽囊，或失去了肝臟。幸運地是，有一個簡單、無風險、便宜的方式，可以讓每個希望自然地恢復肝臟和膽囊健康，以及預防日後疾病的人來執行。

對於那些不幸已失去膽囊的人來說，也能透過肝膽淨化大大獲益。比起那些膽囊未發揮良好功能的人來說，這些人在肝臟裡的結石會比較多。膽囊疾病的主要原因是肝內結石的出現。這些石頭讓肝臟無法適當地移除造成肥胖、糖尿病、癌症和心臟病等健康問題的毒素和有毒物質。

如果你的膽囊已經切除，而你他做了一系列的肝膽淨化，那麼你仍需要攝取膽汁營養補充品（通常是以公牛的膽汁型式來銷售）。如果你會腹瀉，就要降低劑量，但如果你便秘，就要增加劑量了。

為了避免新的併發症，我強烈建議你停止攝取動物性蛋白質，包括肉、魚、雞、蛋、起司、牛奶以及油炸或油膩的食物。除了攝取膽汁營養補充品並遵循平衡的蔬食飲食和生活習慣，你也能擁有舒適且健康的生活。

第4章

肝臟及膽囊淨化法

淨化肝臟和膽囊裡的膽結石，
是你為了改善你的健康所能做的，
最重要、也最有效的方法。
肝臟淨化需要六天的準備期，
以及十六至二十小時的實際淨化。

準備物品

項　　目	份　　量
蘋果汁	1000C.C.（每天），共準備6天份量
瀉鹽*（或檸檬酸鎂）	約20~30公克**，溶於750~1000C.C.的水中
冷壓初榨橄欖油	125C.C.
新鮮葡萄柚汁（粉紅色的爲佳）或新鮮檸檬及柳橙汁（混合）***	200C.C.
罐子	2個，1個要有蓋

註：

* 你可以在多數的藥局或天然食品店買到瀉鹽。有些包裝上面會標示它是天然的輕瀉劑、口服瀉劑或「供內服」，不要使用上面標示「請勿內服」或「沐浴用」者，因為它含有雜質。如果你買不到瀉鹽，可以用檸檬酸鎂代替（劑量相同；如果它是液狀的，可以一次喝30至50毫升，共四次）。

** 對於歐美人士而言，一般建議的用量是四十至六十公克，但因亞洲人體型普遍較小，因此只須攝取一半的用量20至30公克即可。這樣的量已經可以讓你水瀉，幫助排除從肝臟和膽囊釋放出來的毒素和結石。

*** 如果你無法忍受葡萄柚汁，或如果它令你感到噁心，則可以使用等量的鮮榨檸檬和柳橙的混合果汁代替；兩者效果相同。

實行方式簡表

準　備　期	
第1至5天	每天喝1000C.C.蘋果汁
實際淨化期	
第6天	早上喝完1000C.C.蘋果汁
	晚上6:00：喝200~250C.C.的瀉鹽水（第一份）
	晚上8:00：再喝200~250C.C.的瀉鹽水（第二份）
	晚上9:45：將橄欖油125C.C. + 葡萄柚汁200C.C.，混合、搖勻
	晚上10:00：用大吸管喝光，喝完馬上躺下入睡
第7天	早上6:00~6:30：喝200~250C.C.的瀉鹽水（第三份）
	早上8:00~8:30：再喝200~250C.C.的瀉鹽水（第四份）
	早上10:00~10:30：可喝新鮮果汁

肝膽淨化的作法

準備期

〔第一至六天〕

＊每天喝一千西西的包裝或鮮榨的蘋果汁（最好是用有栽機種的蘋果）**，或二四〇西西未加糖的酸櫻桃汁**（請見下述其他的選擇）**，為期六天。**

蘋果汁或酸櫻桃汁裡所含的蘋果酸可以軟化結石，並讓它們易於通過膽管。酸櫻桃汁所含的蘋果酸濃度比蘋果汁還要高四倍，而且對於無法承受蘋果汁裡大量糖分的人來說，也比較能接受。

蘋果汁和酸櫻桃汁都具有強大的淨化效應。有些敏感的人喝下這麼大量的蘋果汁時會感到脹氣，偶爾會腹瀉，其大部分所排出的事實上是被阻塞的膽汁，是由肝臟和膽囊排出來的（呈棕、黃色），也可能是因為蘋果汁裡的糖發酵而形成的。如果這令你不舒服，你可以用水稀釋蘋果汁，或換成酸櫻桃汁，或者改用下面所述的其他選擇。

我發現不管是蘋果汁或酸櫻桃汁，都可以讓肝臟和膽囊預備好進行有效的淨化。

喝果汁時請在一整天內餐和餐之間，慢慢的、小口小口的喝，這樣能確保你一整天都能持續地有蘋果酸的供應，以助於軟化結石。應避免在用餐時、用餐前一刻或餐後的兩小時內，或在晚上六點之後喝果汁。除了果汁之外，你還是應該要每日攝取六至八杯水。

注意：在準備期的第六天，請在早上就將全部的果汁喝完。

關於蘋果汁，你該知道的事：

如果你選擇蘋果汁做爲準備期的方法，請使用有機果汁，而用有機蘋果現榨的蘋果汁也很理想。雖然任何優良品牌的蘋果汁、蘋果濃縮液或蘋果醋汁都能起作用，但市售的蘋果汁可能含有大量的非有機砷——這種天然的礦物質若濃度太高，可能會有毒。

爲了預防酸性傷害你的牙齒，可以每天用蘇打水漱口，及/或刷牙數次。這方法也適用於你用其他選擇時。

有些人不能喝這麼大量的蘋果汁，包括患有糖尿病、低血糖、念珠菌感染、癌症和胃潰瘍者。

關於酸櫻桃汁，你該知道的事：

酸櫻桃和甜的、黑色的品種不同，不要搞混了。

酸櫻桃所含的蘋果酸是蘋果的四倍。因此，你只需要使用四分之一的量，也就是在進行爲期六天的淨化準備時，每天飲用約二百五十西西的酸櫻桃汁，作用就等於約一千西西的蘋果汁。

請務必購買玻璃瓶裝的酸櫻桃汁。多數的健康食品店都有販售有機、不含防腐劑的酸櫻桃汁。

研究認爲酸櫻桃汁能有助於降低第二型糖尿病的風險因素，因而對糖尿病患來說，若想要進行肝膽淨化最好使用酸櫻桃汁，不要使用蘋果汁，因爲它的含糖量較高。

這種果汁還有助於降低關節發炎並阻礙腫瘤成長、改善血流、降低血壓並增進心臟和大腦的健康。對於患有念珠菌感染的人也有益。

＊飲食建議（頭五天）

在準備及淨化的這一整個星期內，應該：

1. 避免冷的或冰的食物及飲料。它會使肝臟凝結，因而降低淨化效果。所有食物必須是溫的，或至少是室溫狀態。
2. 如果你習慣只吃生食，你可以繼續這麼吃。盡量避免動物性來源的食物如肉、魚、禽肉、蛋，以及乳製品（奶油除外），還有油炸物和精製的糖或含有精製糖的食物，以讓肝臟準備好進入淨化的主要階段。
3. 應吃正餐，但要避免吃得過多。準備階段最好攝取新鮮沙拉、煮熟的蔬菜、穀物、豆莢類、堅果、種子、天然脂肪和油脂、草藥、香料和水果。請注意下述準備期第六天的重要飲食指示。

＊淨化的最佳時機

1. 肝臟淨化最主要且最後的部分，最好能在週末，或者選擇一個你沒有任何壓力，並有足夠休息時間的期間。
2. 雖然肝臟淨化在一個月的任何時間都有效，但建議在滿月和新月之間的其中一天；試著避免在滿月那天做實際淨化，因為這一天，身體傾向比其他日子留住較多的液體在大腦和組織中（想要了解更多關於月亮對身體的影響，請見《健康與回春之祕》一書）。新月當天，是淨化與治療最有助益的一天。

＊如果有服用藥物

雖然有些服用處方藥的人也能成功做完肝膽排石，但也有些人說他們沒有排出任何石頭，或說他們有一至兩天覺得非常不舒服。

有百分之九十九的比例，藥物僅只用來壓抑症狀，而不是成因導向，因此它們是無效、非必要且會增加傷害的，尤其是長期使用時。舉例來說，血壓藥現在已知會造成充（鬱）血性心臟病、高血壓和腎藏病；關節用藥會損傷肝和腎並造成更多痛苦和關節炎；史嗒汀會增加心臟病、中風和肝臟損傷的風險；抗癌藥物會造成更多癌症並使癌症擴散至全身等（詳情請見第三章）。

有非常多簡單、經過證實、完全天然的方法可以恢復身體的平衡，這些方法不只更有效，而且還能避免有害的副作用。舉例來說，光是維生素D，可以透過經常晒太陽而獲得，就能夠平衡血壓、讓血糖和膽固醇趨於正常、預防並逆轉癌症、終止結核病等感染、改善皮膚病，以及改善幾乎所有疾病。

有非常多的高血壓案例只是因為慢性脫水，且能在幾天之內就得到改善。本書中有很多資訊供你利用，令你得以進行飲食及生活型態的必要改變，以脫離服用有毒藥物的惡性循環，這些藥物只會讓你的疾病和不舒服更形惡化，進而需要服用那些造成更多症狀的新藥物。

如果你已成為依賴藥物的人，我建議你找一位自然療法的醫生，在他的監督之下逐漸脫離藥物，並依照本書裡的飲食和生活型態的指示，或者更進一步，參考我的《健康與回春之祕》一書的建議。

肝臟淨化幫助身體解毒並治療它自己，而藥物如抗憂鬱藥或抗生素，則只能起相反的作用。讓身體同時間處於兩種不相容且相反的程序中，是很危險的。事實上，在進行肝膽淨化時服用藥物，可能改變它在血液中的濃度，因此造成危險。一旦不服用藥物，你將能安全地做肝膽淨化。

＊癌症藥物的警告事項

做了化療的人若想要做肝膽淨化，則在最後一個化療療程後還需要等六至八個月才能做。化療藥物具有高度毒性，會製造過量的肝內結石，但在化學毒素被膽汁吸收並形成結石之前，需要經過一段不短的時間。若接受這些藥物之後太快進行肝膽淨化，會釋放游離的毒性進入腸道中，並在其中燒灼出洞來。

＊甲狀腺藥物的警告事項

對那些已經切除甲狀腺（或甲狀腺功能低下）而正在服用甲狀腺藥物的人，在做肝膽淨化時需要持續服用甲狀腺藥物。這是規則中少數的例外。我還沒有遇過服用甲狀腺素讓肝膽淨化效果變差的例子。

＊營養補充品

如果你服用營養補充品，例如礦物質和非合成的維生素，你可以持續服用，但最好避免在實際肝膽淨化那兩天服用任何營養品或藥物，除非它們是絕對必要的。此外，因為它們會隨著膽汁和瀉鹽被排出，也是挺浪費的。

＊年齡的考量

年紀在九或十歲左右的兒童，也能做肝膽淨化，但他們應該只服用淨化材料的一半的量（請見下面的指南）。我也認識有九十多歲的人透過肝膽淨化而獲得良好的結果。

＊進行肝膽淨化前後，要淨化結腸

排便正常，並不絕對代表你的腸子沒有受到阻塞。在準備期的其中一天，或更理想的，在準備期的第六天，做一次結腸淨化，有助於避免或減低可能在實際淨化期間發生的不舒服或噁心。它能防止油的混和物或廢棄物，從腸道逆流至胃部，也能協助身體迅速地排出膽結石。多數在肝膽淨化感到噁心的案例，是因為在之前未做好結腸淨化。

結腸灌洗（大腸水療法）是讓結腸準備好進行肝臟淨化最快及最容易的方法；用灌腸板（克內魔板）是第二個良好的選擇。（詳情請見第五章，「保持結腸的清潔」）

＊第六天喝蘋果汁時，該做的事

1. 早上就把一千西西的蘋果汁或二百五十西西的酸櫻桃汁，或其他你選擇的方法全部喝完，你可以在醒來不久之後就開始喝。
2. 如果你早上覺得餓，可以吃些簡單的早餐，例如加熱的早餐穀片，燕麥會是理想的選擇。避免加糖或其他的甜味劑、辛香、牛奶、奶油、油脂、優格、乳酪、火腿、蛋、堅果、派餅、冷的穀片等；新鮮現打的果汁或蔬菜汁則可以。
3. 午餐吃水煮或蒸的蔬菜，與白米（最好是香米）、蕎麥、藜麥或其他健康的穀物同煮，加一點點非精緻的海鹽或岩鹽。若你較喜歡吃水果或生的蔬菜，也行。請勿食用任何蛋白質食物、堅果、酪梨、奶油或油脂，否則你會在實際淨化期間感到不舒服。最重要的事情是盡可能保留最多的膽汁以進行肝膽淨化，如此才能從肝臟和膽囊中排除最多的結石。吃了脂肪或含有油脂的食物，會用掉膽汁而讓肝膽淨化的效果打折扣。
4. 下午一點半之後，除了水之外，不要再吃或喝任何東西，否則將很難排出結石。請確實遵照以下的時程表。

注意： 在你做淨化前，請務必仔細讀完其他章節。

實際淨化期

〔第六天〕

＊晚上六點

將二十至三十公克的瀉鹽（檸檬酸鎂）加到七百五十至一千西西過濾過的水中。將它分成四份，一份約二百至二百五十西西。

此時喝下你的第一份。你可以啜飲一小口的水，以中和嘴巴內的苦味，也可以加一點檸檬汁讓味道變好。如果你仍無法忍受那個味道，可以加一點點蘋果汁。有些人會以粗的吸管來喝，以避開味蕾。對大多數人而言，喝的時候閉氣還滿有用的。在喝完後刷牙或以蘇打水漱口，也是有幫助的。

瀉鹽的主要作用之一，是擴大（加寬）膽管以及歐迪式擴約肌（sphincter of Oddi，也就是肝胰管壺腹擴約肌，用來控制膽汁和胰液等消化液通過之特氏壺腹，進入十二指腸），令結石容易通過。

根據已發表過的研究，瀉鹽也會造成膽囊收縮至原本體積的三分之一（註1）。這個效應能大大地幫助結石從膽囊中排出。此外，瀉鹽也會清除可能妨礙結石排出的廢棄物。

雖然很罕見，但如果你對瀉鹽過敏，或就是無法嚥下它們，你可以利用第二個最佳的選擇——檸檬酸鎂——來代替，劑量相同。

準備好你待會兒要用的葡萄柚（或檸檬與柳橙），讓它在室溫下回溫。

＊晚上八點

喝下第二份瀉鹽。

＊晚上九點半

如果到現在為止瀉鹽都還無法讓你有至少一次的排便，通常是因為你在先前的六至八小時之內已經做了一次完全的直腸淨化（大腸水療、克內魔或溫水灌腸）。然而，也有可能是你先前並未淨化你的結腸，若是如此，可以在此時做一次溫水灌腸（請見第五章的作法說明）。這會引發腸道的蠕動，也能讓肝臟和膽囊更容易排出結石。

注意：結腸的阻塞會讓膽囊無法適當地張開，因而降低淨化的效果。

＊晚上九點四十五分

將葡萄柚或檸檬及柳橙洗淨，擠出果汁，並將果肉去除。你會需要二百西西的果汁。將它和一百二十五西西的橄欖油倒進罐子裡，將罐子蓋緊，並用力搖晃，大約二十下，或直到溶液變成水狀為止。理想狀況下，應該在晚上十點時喝下它。但如果你覺得你仍需要再多上幾次洗手間，你可以晚個十至十五分鐘再進行這個步驟。

＊晚上十點

站在你的床邊（不要坐下），並喝下混合物，盡可能不要中斷。有些人喜歡用大的吸管喝它。喝的時候不要呼吸，會是最容易的辦法。

如果必要，可以在喝的時候加一點點蜂蜜，那能有助於讓你更順利地喝下它。大多數人都能一次就把它喝完。喝的時間不要超過五分鐘（只有較年長或虛弱的人，可以多花一些時間）。你可能會想要快速地刷牙以消除那個混合物的味道。

注意：請馬上躺下！

這對排放膽結石是必要的！關掉電燈平躺下來，用一或兩個枕頭將你的頭墊高。你的頭部必須高於你的肚子。如果這樣不舒服，請向右側躺，並讓你的膝蓋曲起。靜靜地躺至少二十分鐘，並試著不要說話。你要用全部的能量去將結石排出來，所以不要分心。閉上眼睛，把注意力放在你的肝臟中。有些人發現如果在肝臟的部位放一個蓖麻油包（caster oil pack），會很有幫助。

你會感到結石在膽管中像彈珠一樣地移動。你不會感到任何痙攣或痛苦，因爲瀉鹽中的鎂讓膽管的門閥擴張並鬆弛，而膽汁也隨著結石分泌，使得膽管獲得良好的潤滑（這與沒有用鎂和沒有膽汁時，所形成膽結石疾病的狀況非常不同）。如果可以的話，就去睡覺。

經過最關鍵的前二十分鐘後，你可以移開多餘的枕頭，回到你習慣的睡覺姿勢；然而，應避免趴睡。

最好是留在床上，如果在夜間你覺得急著排便，那就照辦。你可以看看是否已經有小石頭（青豆色或棕榻色）浮在馬桶裡。

雖然機率不大，但若你在淨化時的任何時候感到不舒服，請依照本章「若在淨化中感到不舒服」一節的指示。

〔第七天〕

*早上六點至六點半

起床時，喝你的第三份二百至二百五十西西的瀉鹽。你可以休息、閱讀，或冥想。如果你還覺得睏，可以再回到床上睡，不過最好是讓身體維持直立的狀態。多數人感覺還不錯，且會選擇做一些溫和的運動，例如瑜伽。

*早上八點至八點半

喝下第四份（最後一份）的瀉鹽。

*早上十點至十點半

這時你可以喝一些現榨果汁。一個半小時之後，你可以吃一、兩塊新鮮水果。一個小時之後，你可以吃正常（但清淡）的食物。到了傍晚或隔天早上，你應該回到正常狀態，且會感受到改善的第一個徵兆。

在接下來的二至三天，持續清淡飲食。記住，你的肝臟和膽囊歷經了一次重大的「手術」，不過沒有任何有害的副作用或花費。

提醒：淨化過程中要飲用足夠的水

在整個肝膽淨化的過程中，包括六天的準備期，應確保你喝了足夠的水，尤其是當你口渴時。除了剛喝完瀉鹽那一刻（允許十至十五分鐘），以及喝下油的混合物之後的頭兩個小時。

身體需要擁有充足的水分，才能在肝臟淨化期間製造足夠的膽汁並將結石從肝臟和膽囊中排除。事實上，脫水會妨礙肝膽淨化的效果。

何時不建議進行肝膽淨化？

＊腸道阻塞

如果小腸裡有阻塞，就不該嘗試進行肝膽淨化。造成小腸阻塞（ＳＢＯ）的病理過程有很多，包括惡性腫瘤、克隆氏症和疝氣手術的術後沾黏。和小腸阻塞最密切的手術是闌尾切除、結直腸手術以及婦產科及上消化道手術。

＊虛弱

對於異常虛弱以及消瘦（體重過輕）的人，不應嘗試做肝膽淨化。如果這是你目前的現況，你的首要之務是利用本書裡建議的方法增加你的能量和精力。一旦你的身體重新獲得了健康的體重並感到強壯些了，就可以嘗試第一次的肝膽淨化。

*腸道疾病

如果已經切除了一部分的大腸，仍舊可以進行肝臟淨化。然而，如果有任何發炎疾病，就應該避免，例如潰瘍性大腸炎、克隆氏症、憩室炎、多個瘜肉、以及大的痔瘡。請參考我所著的《健康與回春之祕》一書，去處理會造成這些疾病的飲食和生活習慣。一旦治好了，就可以安全地做肝膽淨化。

*急性感染、處方用藥

當急性感染、服用處方用藥（除了甲狀腺藥物）、有肛裂或大顆痔瘡、嚴重肚子痛、噁心或嘔吐、脫水，或經常腹瀉或血便，以上情形不能進行肝膽淨化。

*便秘和痔瘡

痔瘡是下腸道的靜脈阻塞、靜脈曲張，通常是因為慢便秘而造成。如果你有便秘情形卻仍試著做肝膽淨化，則油的混合物可能會回流或停留在胃部太久。最後，食道閥會打開，而你會感覺噁心、頭暈並嘔吐。如果你仍舊排出結石，則石頭和/或肝臟毒素可能會造成任何已存在的痔瘡破裂並流血。雖然流血看起來有些恐怖，但事實上它也幫助移除了靜脈曲張所阻礙的毒素。這能大大地改善腸道的健康。

然而，最好還是避免便秘以免痔瘡發生。那麼你也能在肝膽淨化之前進行適當的結腸淨化，因此能避免不想要的噁心感和可能將油的混合物吐出來。

想要改善便秘，應在晚上十點前上床睡覺、喝足夠的水、並在中午左右吃完最重要的一餐。選擇食物時，盡量吃多一點含有水分的食物，避免乾燥食物，多一點脂肪和油，海鹽，以及酸的食物。也要多一點時間放鬆，聽音樂，散步（可按摩腸道），並花足夠的時間晒太陽，以獲取維持足夠達成消化功能的維生素。

＊懷孕及哺乳

雖然很多懷孕婦親及哺乳的母親也都成功地做完肝臟淨化，但基於法律因素我不能指出這個效果。如果你正懷孕且仍然希望做肝膽淨化，請確認你並沒有便秘，且要在肝膽淨化前及後進行完全的結腸淨化（詳見第五章）。

＊生理期

雖然在生理期做肝膽淨化也有效果，但對女性來說在月經前或後才做肝臟淨化是比較方便且舒服的。此外，月經期的流血也是另一種淨化身體的形式，身體最好不要同時進行兩種淨化。生理期的淨化會耗費許多能量，而在同時間做肝膽淨化可能會降低其有效性，且可能干擾月經廢物的排除。

＊化療

我強烈建議你要在最後一次化療後的六至八個月才做肝膽淨化。高度毒性的化學物質要完全被吸收並封存在膽汁結石中，就要花這麼久的時間。此外，若是在化療後太快進行肝膽淨化，可能會讓化學毒性透過膽汁滲入腸道，造成多發性腸穿孔以及腸道壁的發炎。

換言之，化療後立即淨化身體可能危及生命；這種情況下，最好是讓身體處於阻塞狀態，當務之急是把精力花在本書所建議的提升健康的方法上。

＊膽管裡有支架

當膽管裡置放了塑膠或金屬的支架，造成的問題是肝膽淨化時，它無法像一般膽管一樣膨脹（服用瀉鹽的反應），所以當結石被釋放出來後，可能無法通過支架。這會造成阻塞，尤其是若結石比支架的直徑還大時。多數裝有支架的人必須定期更換它們，如果是我，我會選擇移除支架然後做肝膽淨化，或至少用瀉鹽或本書裡提到的方法以預防膽管再度收縮。我認識有些人在將他們的支架去除後，成功地完成肝膽淨化。

＊糖尿病

我知道很多糖尿病患也成功做了肝膽淨化，但如果你有糖尿病，你必須依照本章的指導調整作法。讓你的血糖隨時保持穩定，是正統作法所關心的。當然，節食可能會讓血糖下降，但一樣的，在準備期的第六天不要吃東西是非常重要的，能防止你覺得不舒服並讓你在肝膽淨化時能排出最大量的結石。

不過令我感到驚訝不已的，是我發現多數糖尿病患者也能毫無問題的遵循一般的作法，或許是因為在實際的肝膽淨化前做了結腸淨化，瀉鹽的效果，喝了油的混合液，或是以上因素的總和。在少數案例中，喝一至二茶匙的生蜂蜜，或在下午吃一些浸泡過的棗子乾，並在隔天一早再吃一些，能有助於他們沒什麼大困難地度過淨化。你要自己找出對你最好的方法，但我強烈建議你不要吃任何蛋白質，因為它們會讓你覺得不舒服，令肝膽淨化沒有任何效益。

想要了解第二型糖尿病的背後成因，你可以閱讀我在《健康與回春之祕》一書中關於糖尿病的章節。過去三十年來我處理第二型糖尿病的經驗，我發現攝取動物性蛋白質是他們生病的首要因素，再來是攝取精製糖和人工甜味劑，以及因為缺乏晒太陽而導致維生素D缺乏。

我曾見過糖尿病患在採行平衡的蔬食飲食、定期晒太陽和運動後，糖尿病症狀在六至八週就消失的。所以如果你現在無法做肝膽淨化，我建議你一定要先進行飲食和生活型態的改變，然後當你的血糖自然地穩定下來之後，再開始做肝膽淨化。

注意：除非有小腸阻塞（SBO），否則結石不會累積下來或受阻於小腸中。小腸裡高度的水、油和膽汁含量，作用就像高效能的抽水馬桶。小腸不像大腸會吸收水分、形成糞便並累積在結腸中，等著透過肛門排出去。然而，如果結腸沒有在做肝膽淨化前清乾淨，尤其是如果有便秘，結石就不會從小腸排出，它會停留在那兒直到結腸再度被打開。必須避免這種情形，否則會導致中毒，因此在做肝膽淨化前將整個結腸清除乾淨是非常重要的（詳情請見「遵循肝膽淨化法則以進行安全的淨化」）。

你能期望獲得的結果

在進行淨化之後的早晨或者下午，你會有幾次水狀的排便，甚至多達十五至二十次。一開始時，會混合著食物殘渣和膽結石，接著就只會有結石和水。大多數的膽結石都是青豆色，且會浮在馬桶裡，因為它們含有膽汁的成分（請見下頁圖29）。這些結石有各種不同的形狀，顏色是綠色或亮亮的，如同寶石一樣閃著光。只有肝臟的膽汁能形成這種綠色。

膽結石的大小、顏色和形狀都不盡相同。淡色結石是較近期形成的，深色結石歷史較久。有些像是豆子大小，或比豆子小一些，有些直徑大概可達一吋。一次也許會排出數十顆，有時甚至是數百顆的結石（有著不同大小和顏色）。它們多數是綠色、米黃色、黃色、白色、棕色、紅色和黑色。顏色之所以不同因為每顆結石裡所含的膽汁色素如膽黃色（黃／紅／棕）和膽綠素（綠／藍／黑）的百分比不同，

也請注意深棕色和白色的結石。有些較大的深棕色或白色結石會跟著糞便沉到馬桶底部，那些是從膽囊中被排出來的鈣化膽結石，不過我最近發現也有些是從肝臟來的結石。它們含有較重的有毒物質，固化的膽固結晶，只有少量的膽汁脂肪，如果有的話。所有綠色和黃色的結石都是膠狀的，或者像油灰一樣軟，這都是因為蘋果汁或酸櫻桃汁裡的蘋果酸和低濃渡的鈣起了作用。

你也許會在馬桶裡發現有一層棕色像碎屑般的廢棄物，或者白色的「泡沫」。這些泡沫含有數以百萬極微小、白色、尖銳的膽固醇結晶，會輕易弄破較小的膽管。能將它們順

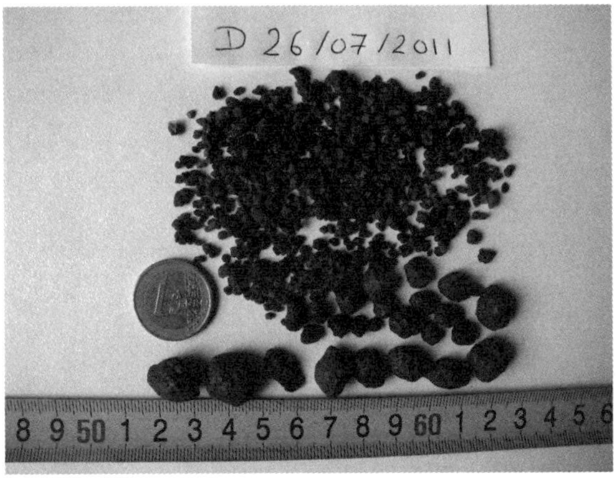

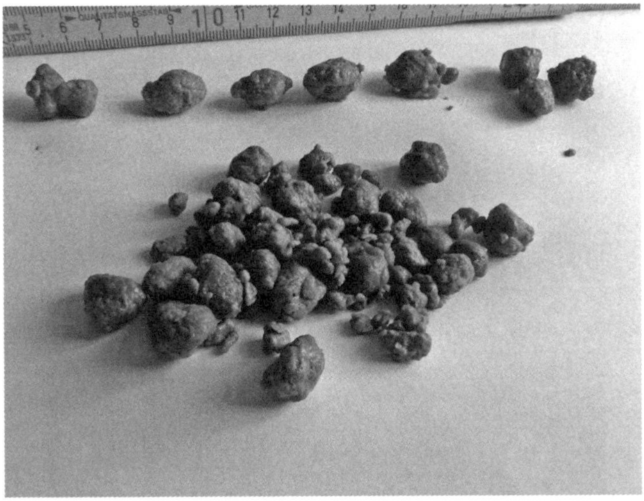

▲ 圖 28

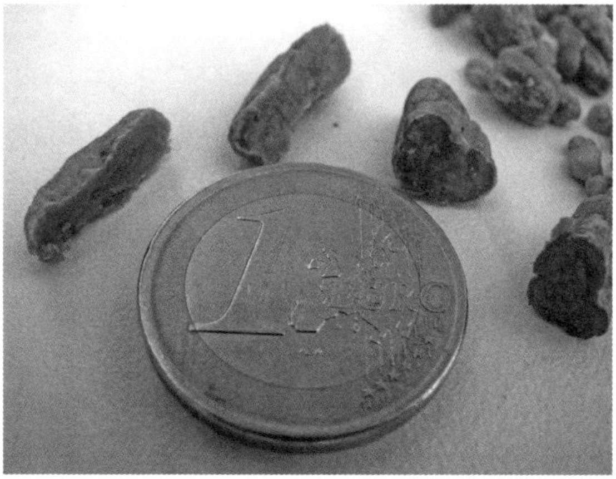

▲ 圖 29：綠色膽結石（切面）
（圖片來源：http://www.agirsante.fr）

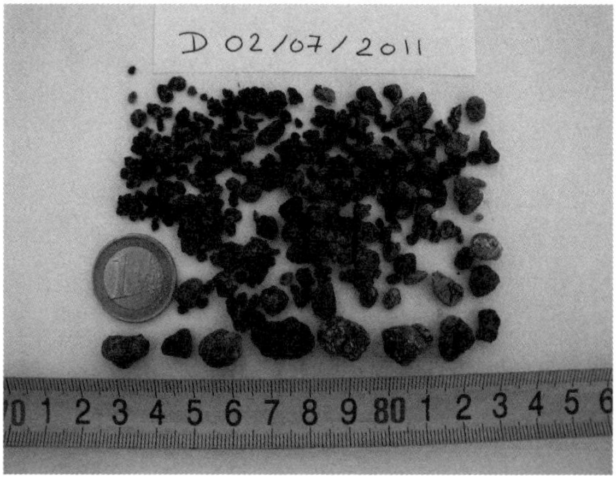

▲ 圖 30：各種形式的膽結石
（圖片來源：http://www.agirsante.fr）

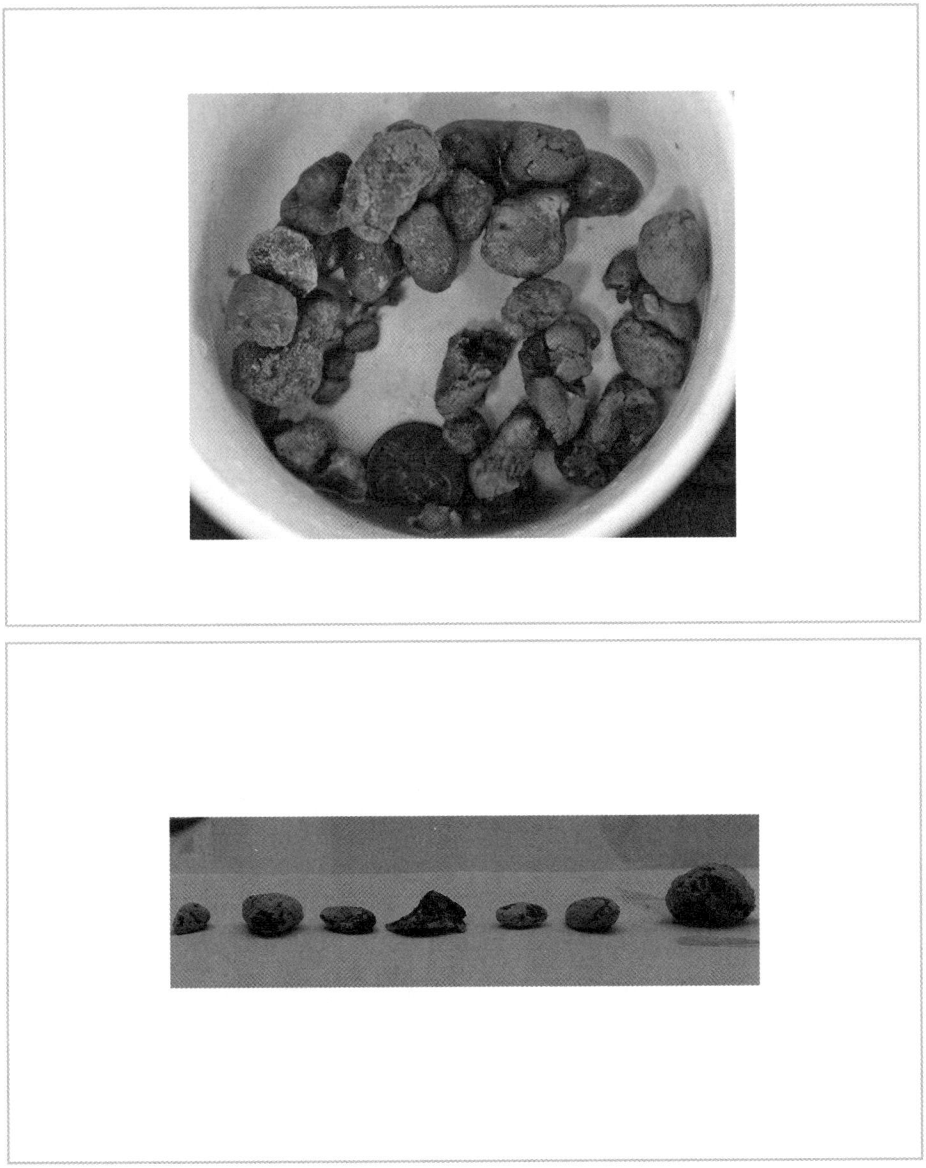

▲ 圖 31

利排出來，也是同樣重要的事。

如果你排出的是紅色的結石，請不要擔心（見圖32）。它們是因為含有高濃度的膽紅素，能擺脫它們是一件好事。黑色的結石愈來愈常見了，它們通常是來自有溶血性貧血或肝硬化的人的膽囊中。

有些結石看起來像鷹嘴豆，而且可能是中空的，在肝膽淨化時看到這麼奇怪的東西排出來，甚至包括死的寄生蟲，請不要太過驚訝。

我每個月都會收到數十張讀者寄來的照片，他們排出各式各樣看起來顯然不屬於身體的東西。如果你也排出這裡沒有描述的其他東西，你要因此而感到高興。記住，排出來一定比留在體內好。

以下這個受歡迎的健康網站www.curezone.com，裡面有全世界做肝膽淨化的人所排出來的各種膽結石及寄生蟲的照片（註2）。

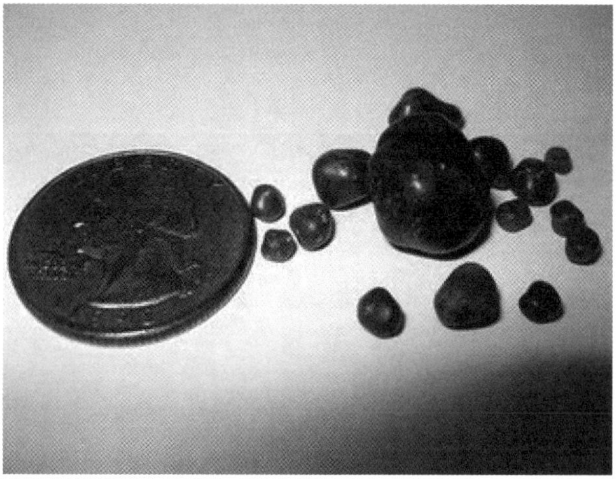

▲ **圖32**：紅色的膽紅素結石

寄生蟲淨化非必要

有些健康顧問會說，應該在進行每次之前做寄生蟲淨化（Parasite Cleansing），以求效果及安全。但除非寄生蟲感染非常厲害，否則我不建議殺光寄生蟲，例如肝吸蟲（肝蛭）。將肝臟膽管清乾淨，比直接殺死這些有機物還要有效得多。一旦膽管乾淨，正常的膽汁流動就會令它們自然地排出。

將近二十年來我實行肝臟和膽囊淨化，並推廣至全世界數百萬人身上，因故我接受到非常多的回饋，但並未顯示有做寄生蟲淨化的必要。一開始，我建議許多人在做肝膽淨化先做寄生蟲淨化，或在肝臟淨化的程序裡添加殺死寄生蟲的萃取物，但經過測試，並未發現這麼做會有任何不同，或比不做寄生蟲淨化帶來更多好處。

六天的準備期，以及肝膽淨化前後的結腸淨化，已經能提供夠好的結果。我發現有百分之十做肝膽淨化的人，在一次或數次肝膽淨化時排出死亡的寄生蟲（請見被排出的寄生蟲的照片，註3）。直接殺死寄生蟲可能造成它發展出對治療的抵抗性。一開始時，寄生蟲淨化可能會產出好的結果，但這個方法最終可能會導致相反的結果。你愈是嘗試殺死寄生蟲，它們就會變得愈聰明。

另一方面，透過把腸道環境從髒汙且阻塞改變成乾淨且開放，寄生蟲就會失去它們生長繁殖的能力。雖然我知道一切的規則都有例外，但我的經驗和研究讓我對殺死寄生蟲採取保守的態度。有新的證據顯示，與先前所持的觀念相反，寄生蟲實際上可以幫助一個有慢性疾病的人降低嚴重度。舉例來說，一個英國和越南的科學家團隊發現腸道中的寄生蟲可保護某些有氣喘或過敏傾向的人使其不受影響（註4）。

當環境惡劣、且存在著嚴重阻塞時，寄生蟲事實上是非常有用且幫助很大的，甚至可能預防癌症。我發現大自然裡的一切，沒有任何事物是浪費或錯誤的。我們只是無法通盤了解大自然在處理自身事物和我們的誤解時所擁有的智慧，以及可能進而導致非我們最佳利益的結果。為身體做好準備讓身體幫助自己淨化，比起只把目標放在症狀，並干擾身體偶爾與微生物發展出不尋常的合作關係，是個聰明得多的作法。

肝膽淨化實行頻率

試著估計你大約排出了多少結石。要永遠治療滑囊炎、背痛、過敏或其他健康問題，或預防疾病的發作，你必須排除所有的結石。這或許會需要至少八至十二次的淨化，中間可間隔三個星期到一個月（請勿做超過此頻率）。一些有用藥習慣（所有種類）、酗酒、抽菸、疫苗注射、不健康的飲食和生活習慣、情緒創傷或衝突，或嚴重疾病的人，會需要做十二次以上的淨化。我一位老朋友（五十五歲）在接受了侵入性的肝癌治療後死亡，根據解剖報告，他的肝臟中有超過七萬顆膽石，他沒有機會淨化他的肝臟，但如果他做，可能要做三十次或更多。

淨化間隔的三個星期間，可以包含進行下一次淨化的六天準備期，不過最理想的，是在三個星期過後，再開始進行。如果你無法如此頻繁地進行淨化，則休息較久的時間也是可以的，不過不要超過六至七個星期。

要記得一件重要的事，那就是一旦開始進行肝臟淨化，你就必須持續地做，直到連續兩次的淨化都不再有任何結石排出為止。讓肝臟只淨化一半一段時間後（三個月或以上），會比完全沒有做淨化之前，產生更大的不舒服。肝臟身為一個整體，會在第一次的淨化之後開始更有效率地運作，你會發現明顯且突然的改善，有時甚至在十二個小時之內就可立刻感受到。我收到數千人的回報，包括顯著地降低疼痛、增加能量、瞬間改善視力、心智更加平穩、清明，以及心情的愉悅感。

然而，在幾天內，肝臟後面的結石會「往前」跑到兩條肝臟的主要膽管（肝管），而那會造成某些或全部先前的不舒服症狀再度出現。事實上，你可能會感到失望，因為康復的時間看起來是如此短暫。任何既存的、舊有的症狀甚至會更強烈，因為此時肝臟辨識到阻塞的膽管打開了，提供它傾倒比以前更多結石和毒素進入膽管的機會。然而，這些是在提醒你有些結石仍留在肝臟中，且已準備好在下一次的淨化中被排出。不管你是否有注意到這些改善，肝臟自我修復及淨化的反應會大大地提升，對於這個身體內極度重要的器官，添加非常大的效率性。

只要還會有一些小結石從數千條膽管的某幾條中，移動到數百條稍大的膽管裡，它們就可能會結合在一起形成更大的結石，且產生先前經歷過的症狀，像是背痛、頭痛、耳朵痛、消化問題、脹氣、急躁、生氣等，雖然這些症狀比先前還輕微。

我知道有些健康從業人員提出忠告說，淨化肝臟的頻率一年不要超過一或兩次。然而，從我對肝膽淨化的廣泛經驗以及我從數萬個實行肝膽進化者得到的回饋，讓膽管持續阻塞或半阻塞是導致疾病的危險因子，而我無法認同讓膽管阻塞會比舒通它們提供給身體更多好處這個想法。對肝臟和身體而言，留住有毒的膽汁和累積的結石所造成的壓力，比起在肝臟淨化中十二至二十四小時溫和的能量消耗還要大得多。百分之九十五進行肝膽淨化的人，其肝臟和身體在第七天的下午都變得比之前感覺更具能量和活力，其他人則說在第八天感覺回到了正常或甚至更好。

如果接連兩次新的淨化都不再排出任何石頭，那可能會發生在經過六至八次淨化之後（某些嚴重案例，可能會花上十到十二次，甚至更多），此時你的肝臟就可以被認為是「無結石」的。否則，建議你每六到八個月就應做一次肝臟淨化的程序。每一次的淨化，都會更進一步提升肝臟功能，並處理所有可能在同時間累積的毒性，或新形成的結石。但如果你像我一樣遵循相當健康的飲食和生活習慣，你就永遠不會再形成新的結石。我在大約十五年前完成了十二次的肝膽淨化，約排出三千五百顆結石，從那時開始就再也沒有排出任何結石。

大顆膽結石如何通過狹窄的膽管？

我常聽人質疑說，大的膽結石是不可能通過狹窄的膽管進入腸道。多數醫生和外科醫師會告訴你這樣的結石要不是卡在總膽管中，不然就是在乏特氏壺腹（ampulla of Vater），需要立即進行手術。「你當然無法讓一顆結石通過只有它直徑一半的管道！」一位醫生曾在電話中這樣跟我說。一位外科醫師告訴我：「乏特氏壼腹太小了，無法讓大石頭通過。如果結石卡在那兒，它也會造成危及性命的胰臟炎和黃疸。」

當然，多數病人都不具有醫療專業，因此沒有理由去質疑醫生所說的話，尤其是當這些話聽起來是這麼具有邏輯的時候。實際上有數百個醫療迷思延續至今，只因為沒有人試著去反駁它們。幸運的是有一些勇敢的科學家開始針對慣用的醫療方法進行研究並提出反對意見。

其中一個最令人瞠目結舌的醫療迷思就是使用支架，預設這些支架可以救心臟病患及那些有心臟病風險的人一命。二〇一二年一項刊登於美國醫學會（American Medical Association）的《內科學檔案（*Archives of Internal Medicine*）》的研究（註5）讓醫藥界十分驚訝。侵入性心臟醫學最被稱道的作法就是放置支架，但根據這項研究所得的結論，在非急性冠狀動脈疾病的人身上放置支架以打開被斑塊阻塞的血管，不只完全沒用，而且事實上還會造成永久性的傷害。這個隨機臨床試驗比較了安裝動脈支架和藥物治療，進行了統合分析，以了解它們對死亡、非致命性心肌梗塞、非計畫中的血管重建以及持續性心絞痛的影響。

在美國，一年接受這個手術的案例介於三十萬至五十萬之間，花費的成本高達數十億美元，沒有任何利益，除了讓醫療產業的荷包滿滿。它常對病人造成嚴重傷害的事實，看來並未喚起人們的注意，這種方法繼續像之前研究結果未被揭露時一樣被積極地使用。

事實上，支架和繞道手術從未顯示有其益處。在《健康與回春之祕》於一九九八年出版的第一版中，我曾寫道：「對心臟病成因的了解愈多，就會產生對擴張阻塞動脈的價值或有用性的質疑。愈來愈受歡迎的侵入性治療，例如繞道手術、血管修復術（用一個小氣球將動脈內斑塊往回推，藉此擴張動脈，之後以支架讓它維持開放狀態。）和安裝支架（由鐵絲網構成的支架可以撐住斑塊，讓它抵住動脈壁；如此可以使胸口壓迫性的疼痛獲得緩解。它們似乎可以藉由把閉鎖的動脈撐開而使心臟病發作的病患獲救，但現在發現這其實是個錯誤的假設。），對於預防閉塞復發的效果很低，甚至完全沒用。

雖然咸信繞道手術能延長嚴重疾病患者的性命（至少直到最近皆然），但它對預防心臟病卻一點用也沒有。如同我們發現的，心臟病不是像多數人認為的是因為血管阻塞而發生……畢竟，沒有一個近期所使用的外科手術能證明它可降低因心臟病而造成的高死亡率。」

本書中，我提出了深入的見解，說明造成心臟病的原因、當冠狀動脈阻塞時身體是如何創造出自己的血管通道、以及為何支架或繞道手術是完全無用，就如上述在所有此一領域中隨機統合分析中發現的一樣。

既然說服一個心臟病患在他阻塞的冠狀動脈裝上支架相對來說容易得多，說服有膽囊疾病者接受膽囊手術就更容易了。畢竟，很多醫生都告訴他們的病患，即使沒有膽囊，他們一樣可以活得很好、甚至更好。然而，並未有任何科學證據可以證明，而且只有極為少數的科學證明，支持進行這種侵入性治療的需要性。

一九八五年有項研究標題名為：「大顆膽結石可能自然地通過」（註6）發現這些醫學假設一點也沒有科學根據，且是醫療迷思。在這個刊登於具聲望的期刊皇家醫學會（Royal Society of Medicine）的研究中，英國布魯斯托的法蘭徹醫院（Frenchay Hospital）的研究人員證實，直徑大於19×15公釐的膽結石可以自然地從總膽管通過進入十二指腸。他們建議：「當在治療總膽管結石的病人時，謹記一定要考慮自然排出的可能性。」但此建議卻鮮少被遵守。

研究人員知道一般廣泛相信膽管裡的所有結石都應盡快被移除，他們的論點是，「如果結石可以自然地排出，那麼政策就會有所調整。」這個可能性很清楚地存在，且當然，大大地因肝臟和膽囊淨化的應用而強化。該研究團隊的成員指出他們見過結石相當大（直徑將近二公分）的案例，自然地從總膽管排出。

醫界的共識是，多數人的膽管直徑約在五公釐正負一公釐之間。根據最新的醫療學說（迷思），一顆結石比膽管的直徑大了四倍，如果不手術的話，結石是無法通過的。大家知道小結石通常可自然地通過，這會在沒有任何相關症狀或併發症例如胰臟炎的情形下發生（註7）。

在另一個刊登於《內視鏡（*Endoscopy*）》的報告裡（註8），三個德國科學家描述一顆大型膽汁結石自然地進入腸道中。

來自法蘭徹醫院的研究人員也提到伯格岱爾和霍姆蘭德的研究（Bergdahl & Holmlund，1976），裡面描述了三十八位在接受膽囊切除術之後總膽管內仍留有結石的個案，他們都在診斷之後接受了一個月的觀察。根據該研究的結果，有二十四個案例自然排出結石，其中有兩顆結石直徑有一公分或一公分以上，而有十三顆量起來有五至九公釐；有十八個案例未出現與排石有關的症狀。

「我們在等待了四週，且若有必要，以一般的生理食鹽水沖洗T型管膽道攝影之後，成功地解決了滯留的結石。」該研究這麼陳述。有兩個案例展示了達19×15公釐的結石能自然排出，即使他們沒有膽囊。

這個結論性的陳述總結了從研究得到的無價意義：「這個期盼中的處理策略，能避免可能有三分之二身上結石能自然排出的人，接受非必要的膽管手術。」（註9）

假設全世界有數百萬人已經使用本書裡的方法，安全地清除他們肝臟和膽囊裡，尺寸從針頭到一顆高爾夫球的結石，顯示了不僅有三分之二的膽結石手術是非必要的，而是幾乎所有都不必要。

如同先前所說的，根據刊登於《外科年鑑（*Annals of Surgery*）》的研究指出，口服的硫酸鎂（瀉鹽）能大幅鬆弛並擴張膽管和歐迪氏擴約肌，因而讓結石輕易地通過不被卡住。除非膽囊完全喪失功能，已經萎縮或破裂，或充滿了鈣化結石導致沒有任何膽汁能夠進出，否則沒有任何理由需要將這個器官移除。

如果大顆結石經科學證明能夠不透過肝膽淨化就能無痛且自然地排出，很明顯的在你實際實踐了數次淨化後，卻對你說這不可能發生的醫生，不是忽略此一事實，就是擁有財務上的利益，想要幫你動手術並從你身上賺錢。每年有八十萬個膽囊手術施行，每次手術約花費一萬一千元，這八十億元的商機對靠此謀生的人而言，當然很難放棄。

遵循肝膽淨化守則，進行安全的淨化

肝臟淨化是你重獲健康最無價且有效率的方式之一。只要你遵照指示來做，不會有任何風險。請認真地看待接下來的警告。有許多人利用朋友或網路上所提供的肝臟淨化方法，反而讓他們產生不必要的併發症。這是因為他們並未對這個程序，以及其發生作用的方式有完全的了解，以為只要從肝臟和膽囊中排出結石就已足夠。

結腸淨化非常重要

有些膽結石在被排出來的過程中，會卡在結腸中，這可以透過結腸灌洗（請見下頁圖33）、克內魔板或灌腸，快速地被移除。克內魔板灌腸是最接近專業大腸水療的方法，這應該在肝臟淨化後的第二或第三天才做，會比較理想。如果膽結石仍在結腸中，它們會造成刺激、感染、頭痛、肚子不舒服、脹氣、喪失食慾、甲狀腺問題、皮膚癢、皮疹等，這些結石最終可能會變成身體毒血症的來源。如果在你住的地方無法進行結腸灌洗，你可以在溫水灌腸之後做一次咖啡灌腸，或是連續做二或三次溫水灌腸（每次最少使用一公升的液體）。你可以先做灌腸，然後排掉，接著再做一次，然後再排掉。如果必要的話，可以重覆做。然而如果你做溫水灌腸已經很有經驗了，那麼只需做一次就足夠了。你會知道如果水有到達你結腸的整個右側，讓它像氣球般鼓脹起來，且如果你在排便數次之後感覺空空的且有潔淨感，那麼一次的灌腸就已足夠。（該如何進行有效的溫水灌腸，詳情請見第五章「保持結腸的乾淨」一節。）

結腸和腎臟淨化的重要事項

雖然肝臟淨化本身能產生非常驚人的結果，但最好能先進行結腸和腎臟的淨化。如果腎臟本身就有問題，例如腎結石，或經常尿道感染。淨化結腸（也可參考「準備期」一節）可確保排出的結石，能輕易地從大腸排出。在第一次肝臟淨化前淨化腎臟，可確保在淨化過程中，從肝臟出來的毒性不會對這些重要的排泄器官造成負擔。然而，如果你不曾有腎臟問題、腎臟結石，或膀胱感染，則你可直接進行結腸淨化—肝臟淨化—結腸淨化的順序。此外，確認在之後的階段淨化腎臟。你應該在每三或四次肝膽淨化後，做一次腎臟淨化（爲期三週），直到你的肝臟完全乾淨了為止（也可見第五章「腎臟淨化」一節）。或者，你也可以在每次肝膽淨化後喝一杯腎臟淨化茶，為期三至四天。遵循這個指示可以讓你準備好進行主要的腎臟淨化。

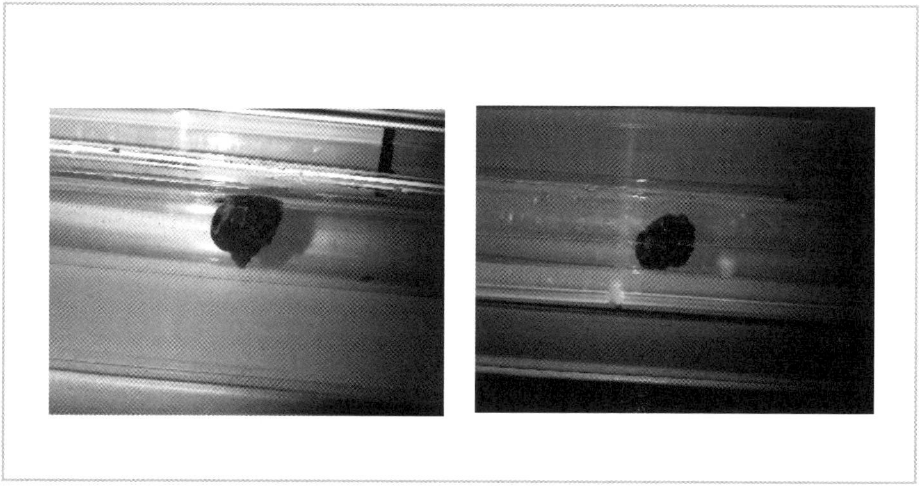

▲ 圖 33：結石通過大腸水療管

（圖片提供／ Leis Keith [Certified colon hydrotherapist]）

注意：若你有腎臟病史，例如腎結石，你最好不要做三週完全的腎臟淨化。

你可以結合腎臟淨化和肝臟淨化，但務必避免在實際肝膽淨化的那兩天喝腎臟淨化茶。你可以在肝臟淨化的第五天時，停止腎臟淨化，然後在第八天時再恢復，並把漏掉的那兩天加到正常二十一天腎臟淨化的期間內。

結腸嚴重阻塞的人，或那些有長期便秘病史的人，應考慮在嘗試第一次的肝膽淨化前，至少做二或三次的結腸淨化，例如一星期一次。

此外，再次強調，在完成每次的肝膽淨化後要在三天內進淨化你的結腸，這是非常重要的。排除肝臟和膽囊的膽結石，可能會遺留一些結石或其他有毒殘餘物在結腸裡，傷害你的健康。如果你在之後無法淨化結腸，則最好不要做肝臟淨化。我曾見過人們在遵守其他肝臟淨化守則卻未做到這個最重要的建議，而發生嚴重的併發症，我認為略過這個警告是個極度不負責任的作法。

蘋果汁或酸櫻桃汁的另類選擇

如果你因為某些原因無法忍受蘋果汁或酸櫻桃汁，你可以以下面的方法代替，例如一天選擇其中一個，隔天又選擇另一個之類的。我列出各種不同的選擇，因為並不是每個人都能在他們的國家或居住地找到所有的產品。

1. 純蘋果酸溶解凝滯的膽汁並軟化結石的能力特別優異。避免用蘋果酸膠囊，尤其是它們含有其他配方時。最好是在攝取蘋果酸前，就先讓它完全溶解。用大約一茶匙的蘋果酸（五至六公克）溶解於〇．七五至一公升或更多的室溫水中，在六天的準備期間每天喝。在一整天裡，小口小口地啜飲。食品級的檸檬酸粉（未與鎂或其他成分混合）是非常便宜的，且能夠透過網際網路或一些自然健康食品商店買到。所有的製酒商都是使用檸檬酸來生產酒。糖尿病和有念珠菌感染的人尤其適合選擇這種方法。

2. 蔓越莓汁也含有蘋果酸，可以用來取代蘋果汁或酸櫻桃汁。每天可將〇．五公升不加糖的蔓越莓混合在〇．二五至〇．五公升的水裡，在六天的準備期喝。除了水，它也可以跟相同份量的蘋果汁混合。如果在肝臟淨化之前每天服用蔓越莓汁，持續二到三個星期，則可增加效益。

3. 有機蘋果醋是另一個良好的選擇，因為它不含糖分且富含蘋果酸。將九十毫升混合在〇．七五至一公升的水中，在一整天之中啜飲它，為期六天。然而，如果有念珠菌繁殖過度的問題，要注意醋可能會導致症狀復發。

4. 金錢草（Gold Coin Grass）和柴胡（Bupleurum）的酊劑也能有效軟化膽結石，因此可以用來當成肝膽淨化的準備步驟，雖然它會比用蘋果、酸櫻桃汁或蘋果酸溶液花長一點的時間。這兩種藥草通常被製成酊劑（以藥物和藥用酒精配製而成的液劑），銷售時名稱就叫金錢草（GCG），八．五盎司裝。適當劑量是每天一次，大約在早餐前三十分鐘空腹時喝一湯匙（十五毫升），在實際肝膽淨化前用這個方法持續八至九天。

註：金錢草酊劑對那些在頭幾次肝膽淨化沒有排出結石，和／或已切除膽囊者，特別有用。這兩種人除了使用這種方法，也可以加上其他的選擇。

5. 磷酸（Orthophosphoric acid），濃度百分之七十五的。服用三十滴，維持三至四天，然後逐漸增加劑量到每天五十滴，再服用十天。在第十四天時才進行實際的肝膽淨化。每三十滴含有三百九十毫克的磷酸。最好的方式是將它稀釋在〇．五公升的水中，並在一天之中小口啜飲它。

只使用真正的初榨橄欖油

請注意有些牌子的橄欖油事實上並非百分之百的純橄欖油，造成有些人對它無法忍受。肝膽淨化時必須確認使用的是初榨且百分之百的純橄欖油。通常，若標籤上標示是冷壓初榨的橄欖油，代表它是個安全的選擇，但還是要仔細閱讀標籤，確保它沒有添加其他種類的油。

不幸地，在某些國家中，瓶上標示百分之百初榨橄欖油的，有可能是真的，也有一些甚至含有高達百分之八十的大豆油或其他便宜、次級的油。這是因為舊有的標示手法，讓這些生產製造商用很低的價格銷售他們所謂的「初榨橄欖油」。

真正的橄欖油是綠色的，且相對來講較貴。應避免購買塑膠瓶裝或鐵罐裝的橄欖油。比較安全的作法是花稍微貴一點的價格，購買從義大利、希臘或西班牙進口的品牌。

有機橄欖油的味道最好。如果你仍無法確認它的真實性，可以用肌肉動力學測試來檢驗它。混有次等油的橄欖油會讓你的手臂肌肉變得非常虛弱。

市面上有非常多書及影片能教你如何進行肌肉動力學測試。它能立即告訴你一項食品是否適合你，在我的《健康與回春之祕》一書中，也有對這個測試法做精簡的描述。

不建議在準備期禁食

雖然有些在肝膽淨化的準備期禁食的人能成功地排出結石，但我一般並不建議這麼做，除了在第六天下午兩點過後及第七天的早上需避免飲食之外。為了盡可能地排出愈多的結石，最好能讓膽汁保持分泌且被良好地刺激，以便到時有足夠的膽汁來進行實際淨化時。若你禁食，膽汁的分泌會明顯變緩，膽囊裡的膽汁甚至會乾涸，這都會讓結石無法隨著膽汁一起被排出。然而從下午兩點開始禁食，有助於儲存並累積所有膽汁，以供晚上十點淨化時使用。這二十年來我發現這個作法是最有效的。

在淨化時遭遇困難嗎？

淨化那天晚上無法入眠

大多數人在肝膽淨化當天晚上可以睡得很好，但有些人就是沒辦法。如果你是個很淺眠的人，你可以服用四至八顆鳥胺酸（ornithine）膠囊，隨著橄欖油／檸檬汁的混合液一起吃下。這能讓你睡眠不中斷，而且沒有副作用。

無法忍受瀉鹽

如同先前提到的，你可以在服下瀉鹽之後喝幾口水，以中和嘴巴內的苦味，或者加一點檸檬汁以改善味道。加入少的蘋果汁並用粗的吸管來喝，能讓它較容易容忍。在喝的時候閉氣並緊接著喝少量的水，對多數人是最有用的方法。喝完瀉鹽後刷牙或以小蘇打粉漱口也會有用。

如果你對瀉鹽（硫酸鎂）過敏，或即使在採取上述所建議較容易喝下它的方法，但就是無法吞下它，那麼你可以使用檸檬酸鎂來代替。你可以測試自己是否對檬酸過敏，方法是直接服用，例如可以用四分之一茶匙溶於一杯水中，在空腹時喝下，如果沒有反應，那麼你應該就可以用它來進行肝膽淨化。對鎂過敏的案例非常少，因為大多數的天然食物都含有鎂。至於硫酸，有較高的機會起反應。在檸檬酸鎂裡的檸檬酸鹽，只會影響那些對柑橘類或檸檬酸鹽過敏的人。

至今就我所知，沒有研究證實檸檬酸鎂可以像瀉鹽一樣良好地擴張並鬆弛膽管，不過那些使用它來做肝膽淨化的人發現它也一樣有效，我將這個效果歸功於鎂對神經和肌肉的放鬆作用。檸檬酸鎂可在多數的藥房中買到。

添加四湯匙檸檬酸鎂到七百一十毫升的過濾水中。如果你能買到液態形式的，典型是二百五十毫升一瓶，就買三瓶，將它分成四份一百八十毫升的份量。時間到了時每次喝一百八十毫升，接著喝一杯水。它有檸檬味，且不像瀉鹽那麼苦。

我不建議你用膠囊型的瀉鹽或檸檬酸鎂。瀉鹽需要適當地溶於足量的水中以避免過敏，並達到充分鬆弛膽管以及必要的瀉肚子的目的。

＊關於攝取瀉鹽的異議

有些人在網路上看到瀉鹽是危險的。然而，把他們擁有的疾病怪罪在瀉鹽身上容易得多，因為如此一來，他們就不須在飲食或生活型態做任何改變。舉例來說，如果某個人長期受心臟病而苦，他不應該去責怪天然的鹽造成他得病，而是應該要去找尋其背後已被證實的成因，例如心臟病藥物史塔汀、家庭或工作上的重大壓力、慢性淋巴阻塞、攝取肉類、喝酒、吸菸、睡眠不足、以及不健康的生活型態。又如果這個人也有便秘並服用瀉鹽以求舒解，那麼就不該說他的心臟病發作是因為瀉鹽所造成。你也可以說就算服用瀉鹽，人還是可能會心臟病發作啊（因爲某些原因），然而，有些人喜歡用特殊的例子去責怪自然的事，卻不去管失敗的治療。

我使用瀉鹽已經超過四十年了，從未見過它使用在肝膽淨化的其中一個步驟和在空腹時用，會造成任何傷害。但如同其他的任何東西，每個人都應謹慎使用瀉鹽。就像水是我們生存所必需，但喝太多水會造成水中毒並死亡。此外，我們若沒有氧氣就無法生存，但如果空氣中的氧氣高於正常值，我們也會因此而死。一個人可以用幾乎所有在正常狀況下自然且健康的任何事物，也可以用它來自殺。

無論如何，瀉鹽裡沒有任何固有具傷害性的物質。它是在泉水中自然產生的礦物質，包括了鎂、硫酸和氧，化學式是$MgSO_4$。鎂是必要的礦物質，是數百個生理過程中必要的元素。硫酸也同等必要，所有的細胞都需要硫酸才能正常運作。事實上，硫酸是細胞和酵素裡最重要的巨量營養素之一。有機的硫是所有蛋白質的成分之一。少了它，我們的身上就不會有皮膚、頭髮或指甲，且會有慢性發炎、腦部和心臟缺損（也可見第五章「攝取離子化的必要礦物質」和「經常晒太陽」）。

這兩種主要元素在溶液裡會分離，當你將鹽放入水中時可以清楚看見。鎂和硫酸這兩種礦物質，都不會造成健康問題。

瀉鹽在以下狀況被當成藥物使用：

- 作為鎂缺乏時的替代療法。
- 在心跳停止時做為抗心律不整的第一線藥物。
- 是使用過乙型受體素（beta-agonist）和抗膽鹼藥（anticholinergic agents）之後的支氣管擴張藥，例如嚴重的氣喘急速惡化。
- 可作為減緩急性氣喘症狀的噴霧器。
- 嚴重氣喘發作時可用於靜脈治療。
- 可控制懷孕婦女因為某些懷孕併發症（例如毒血症）的抽搐。
- 有效延遲分娩，預防早產。
- 透過靜脈注射能預防早產兒的腦性麻痺。
- 氯化鋇中毒（barium chloride poisoning）的急救法。
- 有效控製高血壓、嚴重腦部功能疾病（腦病變）以及兒童因驟然且嚴重的腎臟感染，而造成的抽搐（急性腎炎）。

- 降低某些通往肌肉的神經脈衝，而治療抽搐。

在內服時，經過科學證實的禁忌症如下：

- 你對硫酸鎂的成分過敏。
- 你有嚴重的心律不整（如心傳導阻滯）。
- 你懷孕了且預期會在兩個小時內分娩。
- 你懷孕了、計畫懷孕，或哺乳中。
- 你正在服用處方或非處方藥物。
- 你有嚴重的腎臟病或體內的鎂太多。

瀉鹽在醫療上已救了數百萬條性命。事實上，如果它帶有毒性反應，不可能擁有如此多不同的好處。數百萬人使用瀉鹽做為肝膽淨化的一部分並重獲健康。他們所有人幾乎都在家中安全且有效地做淨化，如果瀉鹽有害，他們不可能有這些良好的結果。

如果你還是對瀉鹽有疑慮，可以使用檸檬酸鎂（相同劑量）來代替。除此之外我不知道有任何替代品可以安全且成功地完成肝膽淨化。

無法忍受橄欖油

如果你對橄欖油過敏，或就是無法忍受它，可以使用澳洲堅果油（macadamia oil）、壓榨或冷壓的葡萄籽油、葵花油，或其他壓榨的油來代替。但不要用芥花籽油、沙拉油或這類的加工油品（想要了解健康／有害的油和脂肪的詳細說明，請參考《健康與回春之祕》一書）。請注意初榨橄欖油仍然是肝臟淨化最有效的油。通常，無法容忍是因為使用了含有精製油如大豆油的次等橄欖油。

如果你早有膽囊疾病或膽囊已經切除，且避免吃含有脂肪和油脂的食物，你可能會質疑肝膽淨化時攝取這些油的問題。事實上，你的確需要小心地攝取油脂或脂肪，因為你的肝臟膽管和膽囊累積了結石，你的身體無法消化它們。然而，在肝膽淨化時所喝的油混合物不能和在用餐時吃下脂肪和油脂相比擬。淨化的原理是，油會啟動強烈的膽汁噴發，幫助結石移出肝臟和膽囊。因為膽汁非常油膩，而膽管因為瀉鹽的作用而變得鬆弛，結石就能容易且安全地通過。進行肝膽淨化是改善你身體攝取及利用脂肪的最佳辦法。

無法忍受柑橘類果汁

通常那些對葡萄柚或柳橙過敏的人，也能接受檸檬汁，而用檸檬汁代替是最佳的解決之道。有極少數無法喝檸檬汁的人，可以使用萊姆汁。

此外，將橄欖油混合三分之二杯（約一百八十毫升）的酸櫻桃汁，如果買不到，就用蘋果汁，這兩種方法都很理想。柑橘是所有水果中最能刺激膽汁分泌的一種，而這正是我們在肝膽淨化過程中最重要的一環。多數有食物過敏的人發現，他們做完數次肝膽淨化之後，症狀都減輕或消失了。

*如果你沒有膽囊，仍可以做肝膽淨化

如果你的膽囊已經被切除，你當然還是可以做肝膽淨化。事實上，沒有膽囊的人其肝內結石往往比有膽囊的人還多。肝內結石會阻礙肝臟從血液中移除毒素和廢棄物，可能導致體內結締和脂肪組織的毒素過度負荷。這會導致淋巴阻塞和體重增加（這是身體暫時保存毒素，讓自己不被傷害的保護性手段），以及其他諸多疾病，如糖尿病、心臟病和癌症。

當你第一次做肝膽淨化時，可能不會立刻排出很多結石，因為你肝臟的膽管可能比一般人還要阻塞。你可能需要做一至二次肝膽淨化，才開始軟化並釋出這些阻塞的結石，不過當然也有很多沒有膽囊的人在一開始就排出一些結石。

如果結石並沒有順利排出，或你沒有排出超過五十顆結石，那麼在你下次淨化之前，可以延長你的準備期至最少六天，也就是維持十二至十四天。這能讓肝臟釋出結石的過程容易得多。這種情況下，你也可以在不同選擇中替換，例如交替使用蘋果汁、酸櫻桃汁、蘋果酸、金錢草等。

提醒：雖然我鮮少建議服用營養補充品，但你可能會考慮服用膽汁營養補充品。多數的膽汁補充品含有公牛的膽汁。服用膽汁營養品的原因在於，少了膽囊，你就再也無法擁有足量且帶有黏性的膽汁來充分地消化食物。如果你出現腹瀉的狀況，就將劑量降低，或者中斷服用，並在不再腹瀉時，以低劑量慢慢恢復到原本建議的劑量。你可以諮詢你的醫療服務人員，問他們什麼產品最適合你。醫生們本來應該在他的病人切除了膽囊之後建議他們

補充膽汁營養品，但他們鮮少這麼做。

*淨化時或淨化後感到頭痛、噁心或不舒服

如果你在進行肝臟淨化後的日子裡，感到頭痛或噁心，多半都是因為並未完全地依照指示。然而，在某些罕見情況中，在完成肝臟淨化之後，膽結石仍會持續地自肝臟排出。這些結石釋放出來的部分毒物，會進入循環系統中並造成不舒服。在這種情形下，可在肝臟淨化後，只要不舒服，就每天喝一百二十至一百八十毫升蘋果汁或六十至九十毫升的酸櫻桃汁。最好是在早餐之前至少半個小時喝蘋果汁。此外，繼續做結腸淨化以清除後面排出的結石，是必要的。第五章提到的組織淨化法（離子水），能有助於移除循環時的毒物。如果你放一小片新鮮的薑到熱水瓶中，喝下這個水能快速地停止噁心感。每天喝二到三杯的洋甘菊（chamomile）茶，也能有助於鎮定消化道和神經系統。洋甘菊對鈣化的結石而言，也是一個很好的「碎石器」。

有些人在夜晚和／或隔天一早會覺得噁心。這是因為膽結石和毒素強烈且突然地從肝臟和膽囊傾倒出來，將一些油的混合液推入胃中，尤其如果先前結腸沒有淨化乾淨，更容易發生。然而如果胃有長期胃酸缺乏的現象，就容易發生噁心感，讓食道的閥門打開、胃裡的東西吐出來。

通常，早上過後噁心感就會消失。然而如果噁心感很強烈讓你覺得暈眩或想吐，可以吃一錠的甜菜鹼（Betaine hydrochloric acid）或三十毫升的蘆薈汁。這能快速地關閉食道閥門，停止噁心感。喝下兩茶匙的蘋果醋配三十毫升的水也有效。在我十二次肝臟淨化的其

中一次，經歷過一個很糟的夜晚。但除了吐出大多數的油脂混合物之外，那次的淨化就跟其他次一樣成功。在我嘔吐時，油脂已經做了它該做的工作，也就是它促進了膽結石的釋放。如果這發生在你身上，記得這只是一個晚上的不舒服。要從傳統的膽囊手術中恢復，可要花上好幾個星期或幾個月的時間。手術也會導致重大的痛苦，並在日後的歲月中令你不舒服。

注意：何時應減少橄欖油和瀉鹽的用量？

如果你的體格較小，或體重差不多只和健康的青少年差不多，那麼正常量的橄欖油對你而言可能太多，會令你感到不舒服。你可以試著將橄欖油、柑橘果汁和瀉鹽的量減少至三分之二的量。你會發現減少每一種淨化材料的量也能足夠達到你想要的結果，同時也能讓你在淨化的過程中感覺較舒服。

在準備期遇到干擾

如果你開始準備進行肝膽淨化，卻因某些原因（例如感冒）而無法在第六天執行實際淨化，請不要擔心，因為不會對你成傷害。具有軟化結石效果的蘋果酸有助於將一些結石分解成較小的結石，也有助於將毒性移出肝臟。這會讓你在開始一次新的淨化準備時，更加容易。如果你因故必須延後一至兩天才能做淨化，那麼就在那些多出來的日子持續飲用蘋果汁／酸櫻桃汁／蘋果酸溶液（或其他的選擇）。

為何鈣化的膽結石可能無法被排出？

我自己在一九九五年做肝膽淨化時，曾排出數顆超過二公分大小的鈣化膽結石，而我太太在她第九次做淨化時排出一顆至少有兩倍大的（請見圖15）。有些人在他們第一次做肝膽淨化時就排出數十顆完全鈣化的結石。如果包括服用瀉鹽——根據研究它能放鬆膽管（註10）、肝膽淨化前後做結腸淨化在內的每個步驟都被確實地執行，那麼這些石頭就能輕易地排出來。然而我發現小顆的鈣化結石可能在第一次淨化時就排出，但膽囊裡大一點的鈣化結石卻沒有那麼容易且快速排出。

因為它們比膽汁重，因此經常留滯在膽囊最底層的部位，且除非膽囊已將其他非鈣化的結石清空，否則它們不會移到膽管中。

鈣化結石是較為頑強的種類，較不易排出，有時它們甚至永遠無法出來。不過有些人卻是馬上就將它們排出，例如知名的節目主持人保羅尼森（Paul Nison），他曾經採訪過我，錄製了一段的影片可在www.youtube.com/enerchiTV看到。在這個名為「保羅尼森採訪安德烈談論肝膽淨化（Andreas Speaks About The Liver Flush With Host Paul Nison）」（註11）的影片中，尼森拿了一個玻璃瓶，裡面滿滿都是他在第一次肝膽淨化時所排出的鈣化結石。

如果出現前者的情況（即使經過十二次或更多次肝臟淨化，卻沒有排出任何鈣化結石），而只有少數膽囊裡的結石，就毋須太過操心，只要膽管保持在開放且乾淨的狀態。如同先前所提的，百分之八十有膽結石的人，從未經歷任何不良反應或增加發生膽結石疼痛的風險。

目前得知，有些人因為長年膽囊壁很虛弱，導致膽汁的噴發頻率較低，這意味了要讓鈣化結石離開膽囊是非常困難的。這些人只能排出那些影響肝臟膽管的結石。當然，舒通肝臟膽管至為重要，因為一旦它們阻塞了，肝臟將無法擺脫血液和身體裡的毒素。此外，我也曾見過在經過連續幾次肝臟和膽囊淨化後，膽囊噴出膽汁的頻率逐漸改善的案例。

除了淨化肝臟和膽囊，攝取能夠逐漸減少鈣的廢棄物，如同在腎結石、膽結石、血管裡的斑塊、攝護腺和乳腺等裡發現的，也是有用的。推薦的食物包括甜菜根汁、檸檬汁、蘆筍、薑、朝天椒、腎臟淨化茶，以及沒錯，一天一杯有機咖啡（如研究所顯示的）。

體內過多的鈣是老化及慢性、退化性疾病最主要的原因之一。接下來的自然營養療法會直接去除體內的金屬鈣，幫助身體進行解毒，以及生長健康的頭髮、皮膚、指甲和骨頭組織：

每天服用MSM Organic Sulfur Crystals（有機硫結晶）。一開始請使用令你舒服的劑量，逐漸增加到一天兩次、一次一茶匙（五公克）。這個產品是身體最普遍的物質之一，可以持續使用，且沒有任何壞處。然而，一開始可能會發生淨化反應。你可以增加到一湯匙（十五公克）、一天兩次，以取得更強大的效果。除了分解鈣化的廢棄物，ＭＳＭ有機硫能有效地移除體內的有毒金屬、化學物質和毒素，且也能優異地打造健康的頭髮、皮膚、指甲和骨頭（詳細資訊請見第五章）。

註：喝咖啡能引發膽囊的收縮，並因此阻礙結石的形成，不過一天不要喝超過一杯，最好還是靠淨化膽囊，並利用食物裡的脂肪和油脂來當成主要的引發

器。咖啡喝過量，咖啡因會造成頭痛、焦慮、失眠、心律不整（心悸）、高血壓、腸胃及泌尿疾病、攝護腺疾病和經前症候群。含咖啡因的飲料在你疲倦或長期能量耗竭時會對你造成傷害，它不應該被當成刺激物使用，因爲它會消耗掉身體更多能量，對身體造成極大的壓力。另一方面，當你感覺充滿活力和精力時喝一杯咖啡，不會有不好的結果，反而能帶來更多利益。

高密度膽固醇（ＨＤＬ），或稱好的膽固醇，可預防鈣化；食用含有能提高ＨＤＬ的食物因此是更好的。椰子油、橄欖油和其他天然的油能提高ＨＤＬ的數值，而油炸物（富含反式脂肪）以及低成本和氫化的蔬菜油，則降低ＨＤＬ且直接造成斑塊的堆積。動物性蛋白質和精製／加工的糖，會從骨頭和牙齒溶出鈣質，進而導致關節裡累積金屬廢棄物、腎結石及鈣化的膽結石。

美國等國家在自來水中加入的氟化物，是身體裡鈣化廢棄物形成的罪魁禍首。氟化物會被松果體吸引，在這裡形成磷酸氫鈣結晶，甚至比在膽囊和腎臟中還多。鈣化的松果體會造成人們方向感的損害，以及其他健康問題。

鈣的營養品是至今造成鈣化的最大原因之一，不應再服用了。應該利用富含有機、離子化鈣質的食物來代替，例如芝麻籽（或芝麻醬）、杏仁果、核桃、巴西堅果、奇異籽、羽衣甘藍和其他綠色葉菜、綠花椰菜、綠色豆子、鷹嘴豆、多數豆類、新鮮棗子和杏桃。

幾乎所有加工的食物都含有某種形式的金屬鈣添加物，例如磷酸鈣或碳酸鈣。很多食物營養補充品也都以這些物質作為填充料。既然鈣化是心智和生理失能最嚴重的原因之一，我們應該要盡可能避免加工食物和添加鈣的營養補充品。

每天喝一至二顆檸檬／萊姆汁，持續三至四個月，有助於縮小鈣化結石的尺寸。洋甘菊茶也是良好的溶石／碎石物，只是作用較緩慢。珍珠草在傳統上被用來溶解膽囊和腎臟裡的鈣化物（見下述）。然而，很重要的是知道，對某些人有效的方法，不見得適用於每個人。不同的人對不同的物質會起反應，你應該要嘗試各種方法以找出哪一種對你是最有效的。

若肝膽淨化未產生預期的結果

有些非常罕見的案例，是肝臟淨化並未產生你所期望的結果。這種情況有兩種主要原因，以及解決之道：

可能是肝臟膽管嚴重阻塞

因為結石的密度過高，讓蘋果汁無法在第一次的淨化時，就有效率地軟化它們。在某些人身上，可能要做二至三次淨化，才能讓結石開始排出。

排石草（*Chanca piedra*），也就是一般所稱的「碎石器」，有助於讓你的肝臟和膽囊更有效率地排出結石，尤其是若你的膽中有鈣化的結石時。將二十滴的排石草濃縮液溶解在一杯水中，每天服用三次，最少持續二到三個星期，才進行淨化。

另一個方法是喝三湯匙未稀釋、未加糖的檸檬汁，每天早餐前十五至三十分鐘前喝，持續一個星期。這能刺激膽囊，讓它準備好進行更成功的肝臟淨化。這也可以長期地做，以減少身體裡鈣化的情形。

腸溶薄荷油（Enteric peppermint oil）以膠囊狀的形式供應，也是溶解鈣化膽結石或減少它們體積的有效方法。不過，可能不太容易找到純的形態。它通常會與其他的配方混合，而這樣會降低它的效果。

每天喝二至三杯的洋甘菊茶，也能幫助溶解鈣化結石。

另一個在淨化中，能有效支持肝臟和膽囊，並促進更多結石排放出來的方法是，將一片絨布浸泡在加熱的蘋果醋裡，並在安靜躺著的二十至三十分鐘時，將它塗抹在肝臟和膽囊的部位。有些人發現，用溫熱的蓖麻油代替，會增加其效益。

龍膽（Chinese gentian）和柴胡（柴胡）這兩種藥草，也能有助於打通部分阻塞，並能因此令你的肝臟進行更有效的淨化。這些藥草都被製成酊劑，市面上的「神農苦茶」（chinese bitters）就是。這個酊劑的適當劑量是每天一次，每次二分之一至一茶匙，在空腹時食用，大約是早餐前的三十分鐘。這個藥方應該在喝蘋果汁（或使用前述的其他方法）前的三個星期前做。任何不舒服的淨化反應，通常會在三至六天後消失；它們可以透過組織淨化的方法來降到最低，包括使用熱的離子水，以及藉由活性氧腸道清潔劑，例如oxyflush、oxypowder、可樂散（colosan）的膠囊，或是灌腸板，做一次灌腸以讓結腸乾淨（請見第五章）。

你可能沒有完全依照指示來做

1. 如果你跳過任何一道程序，或者改變了劑量及時間，都可能會讓你無法獲得完美的排石結果。
2. 在少數人身上，肝臟絲毫無法運作，除非大腸已被先清乾淨。廢棄物和廢氣會阻斷適當的膽汁分泌，並預防油脂混合物輕易地在腸胃道中移動。
3. 有些嚴重便祕的人，在進行肝臟淨化時膽囊幾乎不打開。結腸灌洗或其他結腸淨化方法的最佳時機，是在肝臟實際淨化當天。
4. 如果膽囊的膽汁噴發率很低，就沒有足夠的膽汁足以移除累積在膽囊裡的結石，也不會有足夠的空間讓膽汁從肝臟進入膽汁，而這卻是移除膽結石所必要的。雖然這是個麻煩的狀況，但如果有耐心和毅力，膽汁的噴發率是可以被大大改善的，至少，有很多人都這樣跟我回報。

膽囊疼痛發作時，該如何處理？

我經常被問到，是否有其他方法可以停止膽囊疼痛，而不做緊急膽囊手術。很多膽結石疼痛的發生原因，是因為鈣化的膽結石從膽囊末端進入膽道系統的其他部位，例如膽囊管、總膽管、胰管或乏特氏壺腹。膽結石的存在可能導致急性膽囊炎，特點是因膽囊裡滯留的膽汁而常被腸內的微生物感染。在膽道系統的其他部分，膽結石會造成膽管的阻塞，導致嚴重的疾病，例如上行性膽管炎或胰臟炎。這兩種疾病都被認為可能致命，因此被當成是醫療的緊急事件。

首先，如果你有膽結石疼痛，並不意味你就是手術的候選人。我不希望你把這個這麼重要的器官摘除，除非它被嚴重感染、形成穿孔、或已經無生命跡象。幾乎每個我知道、同意讓外科醫師切除他們膽囊的案例，他們還是一樣會有膽結石疼痛、有消化問題、體重大幅增加，並增加他們罹癌的風險。

在這些案例的大部分，受困的膽結石會自己通過。我個人在做一連串的肝膽淨化前，有超過四十顆令我疼痛的膽結石，即使有些持續長達三個星期，但最後它們還是自己排出來了。在我第一次肝膽淨化後，我就再也不曾發生膽囊疼痛，如果你有很大的機會發生膽結石疼痛，那麼這也可能適用在你身上。

然而只要你的肝臟和膽囊中還存在結石，那麼你就很有機會在吃了油膩的餐點、蛋、肉、魚或其他蛋白質之後，產生疼痛。如果想要預防這種疼痛，進行必要的飲食和生活型態的改變是很重要的，方法可見我的《健康與回春之祕》一書。

如果我早在之前就能知道我現在知道的事，我就不須飽嚐發作時的疼痛。接下來的建議已幫助數千人幾乎立刻就止住了膽結石疼痛。一旦它不再痛，我建議你等一個星期，然後開始準備進行肝臟和膽囊淨化。要確認你遵循了本章中的指示，尤其是每次淨化前和後的結腸淨化那部分。

我也發現，如果你在吃了豐盛/油膩/蛋白質的餐點後產生膽結石疼痛，可於空腹時喝一杯的瀉鹽（約五至十公克，溶於大約二百四十毫升的水中），並將一條浸泡過溫的蘋果西打醋的手帕蓋在肚子上，用力按摩並揉壓第二、三和四根腳趾，這能快速地止痛。如同先前提過的，科學研究顯示瀉鹽能有效地鬆弛並擴張膽管和乏特氏壺腹，讓被卡住的結石得以進入小腸並排出體外。所以不用驚訝為何所有遵循上述建議者能夠中止膽結石疼痛，預防或中止急性胰臟炎並避免膽囊手術。

除了以上所說的之外，我也建議那些有膽結石疼痛的人應該在發作之後，每次餐後都喝大約一百八十毫升的紅甜菜根汁，這也幫助了很多人排出卡住的結石。有些人已經做了肝膽淨化以中止進行中的疼痛，並且得到良好的效果。然而，我總是警告，一定要先做結腸淨化後才做肝膽淨化，當然還有之後的三天也要。

為了預防再一次的疼痛或緩解目前的疼痛，可吃三湯匙磨碎的生甜菜根（如果是有機的，洗淨就可以，但如果不是有機，則需要削皮），在早餐和午餐之前吃，或把它們加入沙拉中。它可以跟四分之一顆檸檬汁、四分之一茶匙薑黃和一至二湯匙的橄欖油一起混合。可以每天持續這麼吃，直到疼痛或不舒服的症狀消失。當出現膽結石疼痛，之後至少三天要嚴格避免吃蛋、肉、海鮮、禽肉、乳酪、葡萄柚、柳橙、玉米、豆子和堅果、酒精、糖、派餅、氫化油和部分氫化油。煮熟的蔬菜、沙拉、穀物例如香米、椰子油或橄欖油、少量的酥油或奶油則是可被允許的，水果（除了葡萄柚和柳橙）也是好的，不過要確認你不會吃得過多。

每年有數千萬人因膽結石疼痛所苦。引發的原因有很多，有一些我在本書都有提及。以我為例，是因為舉起太重的東西，或做了一些伸展運動施加壓力在膽囊上，因而擠壓出一或數顆結石。有些人在喝了一杯柳橙汁之會有膽囊疼痛（柑橘類會刺激膽囊）。但最大的原因還是高蛋白質食物（肉、魚、雞、豬肉、火腿等）、油炸食物、煎的食物、很多奶油、鮮奶油、冰淇淋、巧克力、吃很多堅果、牛奶、乳酪、薯片、餅乾等。蛋是所有食物中最主要的引發因素。過度飲食，無論是哪種食物，也會引發膽結石疼痛。

如果結石或膽汁團塊已造成胰臟炎，而在遵循以上的建議之後發炎情況停止了，那麼最好可以連續做數次的肝膽淨化以防復發。如果你的膽囊已經切除了，這個建議也一樣重要。記得，以手術切除膽囊並沒有解決真正的問題，因為阻塞的是肝臟裡的膽管。

小孩能做或應該做肝膽淨化嗎？

已有愈來愈多明顯的案例顯示，小孩身上會形成膽結石的容易度，並不亞於成年人。事實上，年齡並不是形成膽結石的危險因素。無論是大人還是小孩，只要接受疫苗、抗生素或其他化學藥物、經常飲用零卡汽水或含氟的水、吃漢堡、吃低脂食物、糖或其他垃圾食物，那麼他們就會因為選擇這些食物而直接導致膽結石的形成。

很多小孩都是被他們所吃或所喝的食物毒害了（請見第三章，關於藥物和食物色素的說明），包括大受歡迎的健康早餐穀片（若想了解更多關於早餐穀片的驚人科學研究，請見《健康與回春之祕》一書）。因此，現今在很多孩童的肝臟內發現有數百顆，有時甚至是數千顆膽結石，一點也不令人驚訝。他們身上的膽結石愈多，他們未來罹患嚴重疾病的機率就愈大。

我個人在六歲時就已經有膽結石，且從八歲就開始經歷穿孔的疾病，那時正是我大量攝取動物性蛋白質的時候。

十歲或更大一點的小孩可以做肝膽淨化，不過他們應使用一半的劑量，包括蘋果汁／酸櫻桃汁、瀉鹽、橄欖油和加到橄欖油內的柑橘類果汁。十六歲以上的小孩就可以使用和大一人樣的劑量，除非他們的身體骨架非常地小。

除上之外，小孩在第六天的整個時程安排，最好能比本章前面建議還要早一至一個半小時，包括午餐（理想的時間是在中午時候吃）。這表示他們應該在下午四點半至五點之間就喝下第一份瀉鹽，在晚上四點半至九點之間喝下油的混合液。至於第七天的時程表則維持和大人一樣即可。

很多母親讓自己十歲以下的小孩進行肝膽淨化。有個中國婦女讓她年紀只有四歲和六歲、但卻有各種健康問題的小孩做了好幾次肝膽淨化（應他們的要求），而他們排出了一堆結石，雖然多數的父母不會考慮讓自己的小孩在那麼小的年紀做肝膽淨化。雖然四歲以下的孩子做每一種淨化都不會有任何傷害，但如果他們堅持的話，我會讓他們只做肝膽淨化。肝膽淨化需要他們全程參與，以及遵守所有必要指示的意願。

第5章

避免肝膽結石的指南

過一連串的肝臟淨化，
排除體內所有的膽結石之後，
還必須遵守一些簡單易行的方法，
來幫助你的肝臟永遠遠離結石。

在你透過連續幾次的肝臟淨化，排除體內所有的膽結石之後，還必須遵守一些簡單易行的方法，來幫助你的肝臟永遠遠離結石。

【**提醒：**如果你在連續兩次的淨化中都只有排出大約十至二十顆小的、軟的結石，那麼你只需要每年做兩次肝臟淨化做為維持就好。】

一年進行兩次肝臟淨化

我誠懇地建議，一年要進行兩次肝臟淨化。

肝臟淨化的最佳日期，是在季節變換時約十天前或十天後。舉例來說，進行肝臟淨化的養生法，可以大約在三月十一或三十一日，或者六月十一或三十日開始。六個月後，再重複做一次淨化。

當季節改變時，身體也會歷經重大的變化，通常此時更易排出累積的毒素和廢棄物（如同傷風或感冒事件所引起的）。因為免疫系統在那二十天的季節調整期間，自然會比較虛弱，淨化肝臟能大大地支持身體維持其他部位健康所做的努力。

保持結腸乾淨

一個虛弱、發炎以及阻塞的大腸，會成為細菌的繁殖地，但它們只是單純地從事它們解潛在的有害廢棄物的工作。這種為了救命的活動所產生的副作用，就是這些微生物製造出了有毒物質。這些由細菌製造的毒物有部分會進入血液中，並直接被送往肝臟。持續讓肝細胞接觸這些有毒物質，不但影響它的效能，也減少了膽汁的分泌。而這會導致消化功能進一步被擾亂。

經過高度加工的食物，已經被剝奪了大部的營養和天然纖維。當你吃下它們時，身體別無選擇，只能讓它們處於未消化的狀態。加工食物通常會製造出乾燥、堅硬或黏稠的糞便，使得在經過腸道時困難重重。在正常情況下，包覆在結腸附近的肌肉能輕易地擠壓並推擠纖維化且龐大的殘渣，但它們很難處理缺乏纖維、膠狀、黏稠的殘渣。當這些食糜在結腸停留太久，就會變得更加堅硬且乾燥。如果食糜只是會變成又硬又乾的糞便，那麼我們唯一要關心的事只有便秘（數百萬美國人都有這個困擾），並服用通便劑。但事實不只如此，食糜膠著在結腸壁上頭之後，它會歷經生化改變，且會：

- **發酵或腐敗**，因此變成寄生蟲和病原體繁殖的溫床，也會成為有毒化學物質的倉庫。它們會汙染血液和淋巴液，且因此讓身體逐漸中毒。
- **形成屏障**，讓結腸無法與食糜交互作用並從它那兒吸收營養。
- **限制結腸壁的蠕動**，讓結腸無法有節奏地收縮，以迫使食糜往前移動。

如果你被厚重的汙泥覆蓋住了，你要如何做好你的工作？以下是當你的結腸失去功能之後，會出現的一些症狀：

- 下背痛
- 頸肩痛
- 下臂及上臂痛
- 皮膚問題
- 腦霧（很難集中注意力）
- 疲倦或遲鈍
- 感冒或流行性感冒風險增加
- 便秘或腹瀉
- 腸胃脹氣／放屁或腹脹
- 克隆氏症（Crohn's disease）
- 潰瘍性結腸炎
- 息肉
- 結腸炎／大腸激躁症（IBS）
- 憩室炎
- 腸漏症
- 胃的下半部疼痛（尤其是在左側）

大腸吸收礦物質及水分，但當大腸的細胞膜受到斑塊影響，它會無法排泄及吸收礦物質（以及某些維生素）。阻塞的結腸造成營養不良，無論這個人吃了多少營養補充品。事實上，大部分的健康問題，都是營養不良所造成的。當身體某些部位營養不良了，疾病就會產生；尤其是礦物質（也請見本章的「攝取離子化的必要礦物質」）。

接下來是我建議的三個可以和肝臟淨化一併採行的結腸淨化法：

結腸灌洗

結腸灌洗是一個有效的預防方法，可保護肝臟對抗產生於大腸的毒素。結腸灌洗，也被稱為大腸水療法，可能是最有效的結腸處置方法之一。三十至五十分鐘的時間，就可以清除你多年下來累積的廢棄物。在這過程中，治療師會使用三．五至七公升的蒸餾水或淨化過的水，溫柔地淨化你的結腸。透過溫柔的腹部按摩，沾黏在腸壁的宿便會從結腸壁脫落，繼而隨著水一同排出。

結腸會出現「舒緩」的效應。在結腸水療之後，你通常會感受到輕盈、潔淨，以及心智的清明。然而，在進行的過程中，當大量的廢棄物從大腸壁脫落，並移到肛門時，你有時可能會有輕微的不舒服。在少數案例中，宿便和毒素會在之後的一至二天繼續排出，可能導致頭痛、精力喪失或其他因淨化導致的症狀。在這個過程中，橡皮管會將水引入結腸中，並將廢棄物帶出結腸，你可以在管子中看見被排出的廢棄物漂浮其中，並顯示出所排泄的廢棄物的形態和數量。

當結腸經過兩、三次或以上的結腸淨化，而完全潔淨之後，接下來的飲食、運動或其他健康計畫會更有效。據估計，有百分之八十的免疫組織位於腸道中。因此，清除結腸裡抑制免疫力的有毒廢棄物，以及移除肝臟中的膽結石，能增進癌症、心臟病、ＡＩＤＳ，或其他嚴重疾病的治療效益。

大腸水療是一種安全且衛生的結腸淨化方式。那些從未體驗過結腸灌洗，或總是不斷地阻止他人做結腸灌洗的人，多半是因為對結腸灌洗有著高度的安全疑慮。過去二十五年來，我和全球各地數百位大腸水療師配合過，我非常支持這種經常救人一命的腸道清潔法。在以色列和俄羅斯，甚至有醫院不收治未在前一刻接受大腸水療的病患。這個政策能排除非常多其他源起的疾病，並讓他們的工作變得輕鬆。

灌腸板

如果你無法找到結腸灌洗的治療師，則你可以透過使用**灌腸板**「克內魔」來達到極佳的效果，它是不錯的第二選擇。灌腸板讓你能在自己家中，舒適地淨化你的結腸。灌腸板是一種ＤＩＹ的灌腸療法，十分易學易做。

或者，你也可以連續進行二至三次的溫水灌腸以獲得同樣的效果。

溫水灌腸

溫水灌腸是一種古老的方式，可回溯到數千年前。方式是將純淨的水透過肛門導入直腸和結腸中，逐漸增加的液體會快速地擴張下腸道，常會造成不舒服的膨脹感，可能是痙攣、強力的蠕動、感覺極度的便意並完全排空下腸道。一個對於溫水灌腸很熟練的人，可以輕易地讓水到達直腸遠端並加以清潔。灌腸比起其他的瀉劑更具速度和效果上的優勢，是清潔時腸道非常有價值且有效率的工具。

事實上，灌腸對身體幾乎所有部位都有立即的效果。它可緩解便秘、腹脹、慢性發燒、普通感冒、頭痛、性功能障礙、腎結石、心臟部位疼痛、嘔吐、下背痛、肩頸僵硬疼痛、神經疾病、胃酸過多以及疲倦。此外，像是關節炎、風濕、坐骨神經痛和腸胃等疾病，也能因定期的灌腸而大大獲益。

使用過濾過室溫下的水或溫水來進行這種腸道清潔法。為了獲得較好的效果，可在每公升的水中加入一茶匙天然的海鹽（若想知道關於使用特定藥草茶、咖啡或油來進行灌腸的方法，可參考我《健康與回春之祕》一書，有詳細說明。）

做溫水灌腸時，你需要一個灌腸袋（請見圖34）。很多居家用的灌腸設備都是橡膠材質。如果你對乳膠過敏，請務必選擇其他材質，如塑膠、乙烯基（塑膠）或矽膠。Enemabag.com 網站提供了一些除了乳膠袋之外的另類選擇。多數藥局或也有灌腸袋，通常用於經常便秘的孕婦。Enemasupply.com 網站有各種不同灌腸袋的選擇。

＊如何進行溫水灌腸？

1. 將一條舊的毛巾或毯子鋪在浴室馬桶旁邊的地板上，在旁邊放一個枕頭。
2. 用肥皂水將灌腸器頂端徹底洗淨，並將它接到塑膠／橡膠水管的終端。
3. 以不含氯的水注滿灌腸袋。

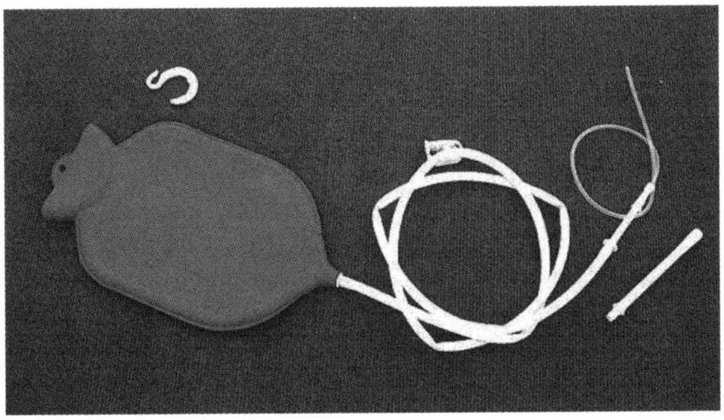

▲ 圖 34：一個容量約二公升的灌腸袋組合，可在 healthandyoga.com 上購得。

4. 將水管的一頭接到袋子上方，並將頂端插入水管的另一頭。
5. 夾住水管，但夾子的位置要夠低，讓你在躺下時也搆得到。
6. 將灌腸袋掛在浴室門把或毛巾架上，至少離地六十公分高。
7. 仰躺在毛巾上，膝蓋曲起，或者採右側躺，左膝彎曲。如果這樣令你不舒服，則採左側躺，右膝彎曲。找到你最舒服的姿勢。你可以將頭放在枕頭上。
8. 在頂端抹上些許潤滑油，在肛門口和周圍也塗上一些，可以用蘆薈膠、椰子油、橄欖油或奶油。
9. 將頂端輕柔地放入肛門中，將它推進約七．五至十公分。別用蠻力！
10. 放開水管上的夾子，讓水流入直腸。如果你用的是一公升的袋子，大概會花二至三分鐘。如果水的流速對你來說太快（出現痙攣情形），你可以在中途夾住水管以減緩這個過程。
11. 如果你用的是較大的灌腸袋（二公升或以上），你會需要在你覺得滿脹時停止水流。如果排便的急迫感消失了，你就能讓更多的水流入；能讓水進入直腸愈深愈好。
12. 當袋子空了時，完全夾緊水管。然後將頂端／水管移出你的肛門。
13. 舒服地休息並溫柔地按摩你的腹部。
14. 盡可能讓水留在直腸內。右側躺通常有助於讓水更容易地流入升結腸。
15. 不要立刻對輕微的便意投降。你不久就會有強烈的便意，此時就可以從地上起身並去上廁所。
16. 你可能會排便數次，一開始比較呈現水狀，之後會比較像固體。整個灌腸的過程（包括排便）很少超過十至十五分鐘。

17. 用熱肥皂水清洗頂端和袋子，徹底沖洗乾淨後讓它們乾燥。

當你覺得並沒有將糞便完全排乾淨，可以重覆一次整個過程。這尤其是在你做完肝臟和膽囊淨化後，淨化結腸的重要事項。因為你得確認沒有結石遺留在結腸中！

灌腸最好在一早排便之後不久就做。在排便之後，流入直腸的水流較不易阻塞住，因而能更容易地到達升結腸。如果這個時候不方便，則下午五點半前的時段也是理想的。如果有長期便秘，可能就需要在前一晚以瀉劑（例如可樂散〔Colosan〕）或瀉鹽來進行溫和的腸道淨化，作為灌腸前的準備。（詳情請見下述其他的腸道淨化）

＊自己灌腸是安全的嗎？

如果依照指示來做，灌腸是完全安全的；不依照指示做，則會造成傷害。如果經常做，例如每天一次，有可能讓直腸肌肉失去天然的作用。直腸的肌肉愈常利用，就會變得愈強，就如同其他的運動一樣。最重要的，是灌腸絕不會讓腸道和直腸變虛弱。

灌腸能快速改善到大腸以及其他腸胃道的血液循環，透過移除結腸裡的廢棄物，它能直接有助於增加消化液／酵素的分泌以及消化能力。

對咖啡灌腸的提醒：如果你正在進行肝臟進化，那麼就沒有必要做咖啡灌腸。咖啡灌腸不是用來清潔結腸，而是用來釋放肝臟毒素的。那些因故無法進行肝臟淨化的人，可以以咖啡灌腸來代替並因此獲益。然而，請注意咖啡灌腸無法排出膽結石。欲了解如何做咖啡灌腸，請參考《健康與回春之祕》一書。

其他的腸道淨化法

＊可樂散

可樂散是一種各種氧化鎂的混合物，會溫和地釋放出氧氣，以清潔它們。可樂散是一種粉末，你可以將它與水混合，喝下之後再喝一些柑橘類果汁，或者服用膠囊，更為方便。可樂散會在腸道中釋放出大量的氧氣，因而排出廢棄物、毒素、陳年的糞便，以及寄生蟲和硬化的黏液。氧化粉Oxypowder和OxyCleanse也是有相同作用的產品，可依照產品瓶身的指示來使用。

＊瀉鹽

另一個用瀉鹽的淨化法，不只能淨化結腸，也淨化小腸。如果你有嚴重的吸收問題，或反覆性的腎臟與膀胱阻塞、嚴重便秘，或就是無法接受結腸灌洗，那麼你可以連續三個星期，加一茶匙（五公克）口服瀉鹽（硫酸鎂）到一杯溫水中，並在早晨起床後立刻喝下它。這種口服瀉劑可以淨化你的整個消化道和結腸，從頭到尾，通常在一個小時內就會促使你排便數次。它會清除腸壁上的一些斑塊和殘渣，伴隨著存活在上頭的寄生蟲。只要腸道內還有廢棄物要排除，就會出現水狀的糞便。一旦整個腸道都乾淨了，糞便的形狀及密實度才會較為正常。這種療法每年需做二至三次，在進行這個淨化法時，有時會產生腹絞痛或脹氣（釋放毒物的結果）。你的舌頭上面會覆蓋一層白色的東西，且會比正常還厚，這表示腸道已漸漸被淨化了。不過，並不是每個人都能忍受瀉鹽，而且既然它是一種瀉劑，就不應該長期持續使用。它的效果也不夠好，不足以拿來做為大腸水療、克內魔板或灌腸的代替品。

＊蓖麻油

蓖麻油是傳統上用以清除腸道廢棄物，一個非常棒的配方。它比瀉鹽溫和，副作用卻不會比正常的淨化反應多。加一至三茶匙（五至十五公克）的蓖麻油在三分之一杯（七十五毫升）的溫水中，早晨空腹時或晚上睡覺前服用，端視哪種對你最有效。這是對付頑固型便秘最具效益的方法，也可以用在小孩身上，但劑量可減輕一些。

避免在肝臟淨化準備期的第六天以及實際淨化那天使用蓖麻油。為達肝臟淨化目的，只能使用瀉鹽或檸檬酸鎂。

＊蘆薈汁

蘆薈汁是另一個清潔腸胃道的有效方法，但不可以用它來替代肝臟淨化前後的結腸灌洗或灌腸板或溫水灌腸。蘆薈同時具有滋養和清潔的效果，用一湯匙的蘆薈汁，加一些溫水稀釋，在用餐前喝或至少在早晨吃早餐前喝一次，可以有助於分解過去的廢棄物，並帶給細胞和組織基本營養。如果在肝臟淨化後好幾天，仍感覺得到肝臟持續排出毒素的人，在喝了蘆薈汁之後會感受到極大的好處。

蘆薈已知對幾乎所有疾病都有效益，包括癌症、心臟病和AIDS。它對於所有種類的過敏、皮膚問題、血液疾病、關節炎、感染、黴菌感染、囊腫、糖尿病、眼睛病變、消化問題、潰瘍、肝臟疾病、出血病、高血壓、腎結石、中風，以及更多更多。蘆薈包含超過兩百種營養，包括維他命B_1、B_2、B_3、B_6、C、E和葉酸；鐵、鈣、鎂、鋅、錳、銅、鋇、硫酸鹽；十八種氨基酸；重要酵素；配糖體（glycosides）；以及多醣體（polysaccharides）等。請確認你買到的是純的、未經稀釋的蘆薈，可在保健食品店買到。

如果你在喝了蘆薈汁之後會拉肚子，請試著將量減少，蘆薈也不盡然對每個人都適用。

警告：糖尿病患經常性地飲用蘆薈，可能會促進他們的胰臟製造更多胰島素的能力。因此，糖尿病患應該與醫療人員討論，以監控他們額外補充胰島素的需求，因爲胰島素過多會造成危險。許多糖尿病患都表示他們對胰島素的需求量下降了。不過，請確認你買到的是未經稀釋的蘆薈汁。

腎臟淨化

如果肝臟出現了膽結石，或其他情況，導致腎臟和膀胱產生細沙、油脂或石頭，你就需要淨化你的腎。腎臟是非常精密的過濾血液的器官，它很容易因為脫水、不良的飲食、虛弱的消化能力、壓力和不規律的生活形態而阻塞。腎臟阻塞的主要原因，就是腎結石。然而，大多數的腎臟油脂或結晶、結石，都太小了，以致於無法透過現代化的診斷技術偵測出來，包括超音波或X光。它們通常被稱為「沉默」的石頭，且看起來並不會對人體造成太多困擾。但當它們變大，就會對腎臟及身體的其他部位造成強力的壓迫和損害。

據估計，每年約有一百萬個美國人罹患腎結石。一旦你曾發生過，即使只有一次，那你復發的機率就有百分之七十到八十，除非你知道該如何預防。

當你的身體在吸收和排除鈣等物質出現問題時，腎結石就會形成。最常出現的類型是草酸鈣結石、感染性結石、尿酸結石、胺基酸結石（例如胱氨酸結石）以及磷酸結石。然而，大多數的腎結石含有多種結晶，藉由發掘最主要的類型，就可以確認其形成原因。舉例來說，尿酸結石通常是食用高果糖玉米糖漿或含有它的食品（例如汽水）所造成。

腎結石的大小可以小至沙子，大至比高爾夫球還大。如果結石在腎臟內移動，或通過輸尿管，它們粗糙、剃刀般尖銳的邊緣就可能對泌尿道造成嚴重傷害，以及無法忍受的疼痛。多數腎結石實際上會自行排出，但某些狀況下它們因為太大而排不出來。不管是哪種情形，做一次腎臟淨化是有益處的。它可以溶解所有較小的結石以及將較大的結石邊緣磨得較為光滑，讓它們在通過時不會造成疼痛或明顯的不舒服。

現今用於治療腎結石所使用的醫療方式和手術技術，都有傷害腎臟的風險，只有在沒有選擇的情況下，醫生們才會建議使用。根據一篇由《哈佛健康雜誌（*Harvard Health Publications*）》在二〇一一年九月刊登，標題為「讓你的腎結石不再作怪的六種方法（Six

Ways to Keep Your Kidney Stones At Bay）」的之章（註1），除了肝臟膽管長期阻塞之外，腎結石最常見的因素如下，我也在這些論點後頭加上我的評論。

腎臟結石的主要原因

＊脫水

腎結石的首要原因就是水喝得不夠。脫水增加了尿液中能夠形成結石的物質的濃度。喝太多飲料例如酒、咖啡、紅茶和含糖飲料而不喝水，很容易就導致脫水，進而產生腎結石。

有個簡單的方式可以確認你是否有罹患結石的風險，那就是檢查尿液的顏色。如果你沒有服用綜合維生素或維生素B（會加深尿液顏色），但你的尿液卻呈現深黃色，那麼你就有腎結石的風險。確認你的尿液是淡黃色的，如果你每天至少喝六至八杯水，就能達成。如果你住在氣候較溫暖的地方或你的活動量增加，例如做運動時，那你就需要多喝一點水。

＊缺乏鎂

鎂調節體內超過三百種生化反應，包括吸收和同化鈣，若缺乏這種礦物質，就可能產生腎結石。即使你的鈣攝取量正常，但若沒有足夠的鎂，則過剩的鈣就會促使腎結石、膽結石和癌症形成。鎂有助於防止鈣和草酸鹽結合，進而預防腎結石。

要維持鎂/鈣指數的平衡，最好是攝取綠色葉菜，例如羽衣甘藍、菠菜和瑞士萘菜，以及酪梨、杏仁、南瓜籽、奇異籽、葵花籽和芝麻籽等。攝取典型的美式飲食確定會造成鎂缺乏然而，所有的礦物質都需要膽汁來消化並吸收。除了攝取平衡飲食，你也會需要確保你的肝臟和膽囊沒有阻塞。

如果你認為補充鎂的營養品就能解決這種重要礦物質的缺乏，那你就錯了。為了讓鎂在體內發揮作用及活性，需要兩倍量的鈣。然而如果你為了符合這個要求而攝取營養品，可能會得到反效果，創造體內更多的鈣化現象，包括腎臟在內。

不倚賴真正的食物和乾淨的肝臟以作為體內平衡礦物質的基本原則，會產生眾多症狀後果，包括腎結石、膽結石、癌症、心臟病、糖尿病、風濕性關節炎、骨質疏鬆症、心律不整、氣喘、注意力缺乏障礙、自閉症、阿茲海默症、多發性硬化症、經前緊張、經前症候群、血管不正常擴張（vasodilation）、抽搐、顫抖、憂鬱、精神病行為等，不一而足。對於鎂在預防常見疾病方面的重要角色，已經有超過三百篇研究報告被發表（註2）。

根據研究報告，有個高度有效的方式能繞過消化系統，直接傳送正確數量的鎂到達該去的區域，以治療因鎂的缺乏而存在的相關問題，那就是，使用經皮膚吸收的鎂油。我相信抱怨肌肉疼痛、痙攣和疲倦的人，有百分之七十都有長期鎂缺乏的現象。

以下這個簡單的測試，能顯示出是否有因為缺乏鎂而導致的類似纖維肌痛症、偏頭痛或便秘等現象。持續一星期，塗一些鎂油在皮膚上，例如腋下、手背或小腿肚，如果狀況有所改善，那麼就持續直到症狀完全消失。

＊經常攝取糖分

如果你的飲食含有大量糖分，你就不能指望腎臟裡沒有結石。糖已被證實會干擾鈣和鎂的吸收，因而影響體內礦物質的平衡。糖也會大大增加血液尿酸值，導致血管受損及尿酸結石。攝取食物和飲料中不健康的糖分，是造成五、六歲兒童體內有腎結石和鈣化膽結石的重要因素。

一項南非的研究（註3）發現，喝汽水會增加形成草酸鈣結石的機率。糖也會造成腎臟的腫大，以及其他導致腎臟損傷的病理變化。

＊缺乏運動

沒有定期活動身體，會增加患有腎結石的機會，久坐不動的生活形態會讓你的骨頭釋出更多的鈣到血液裡，且也會升高血壓；這兩個因素都會導致結石形成。如果你臥床不起的話，這種情況會更加惡化。

＊鈣質營養品、低鈣食物、動物性蛋白質

現今，多數醫生對有腎結石病患提出忠告，要他們避免攝取富含鈣的食物，因為鈣是多數腎結石的主要成分。然而，科學研究反駁了這個廣泛被提出的醫療建議（轉變成醫療迷思），且避免含鈣食物事實上對你造成的傷害比好處多。哈佛大學公共衛生學院（註4）進行了一個針對超過四萬五千個男性的研究，發現那些飲食中富含鈣質的人，其腎結石的發生率比低鈣飲食者減少了三分之一。該研究也發現，攝取動物性蛋白質與形成腎結石有直接相關。

食物鈣與食物草酸鹽會在腸道中結合，防止它們在血液裡被吸收並傳送到腎臟。另一方面，食物含鈣量少，卻可讓過多被釋出的草酸鹽進入腎臟，並在那兒與鈣結合，形成草酸鈣結晶和結石。事實上，你的醫生告訴你的話，會損壞你的腎臟。在你盲目地遵從醫師的忠告之前，最好自己先做點功課。

如同先前提到的，服用鈣的營養品會增加腎結石、膽結石、骨質疏鬆症、癌症和許多健康問題的風險。再次強調，許多醫生仍會建議患有骨質疏鬆症的病患補充鈣的營養品，即使研究已經顯示那會提高腎結石的風險達百分之二十（註5）。相對的，「飲食中的高鈣質則會降低症狀性腎結石的風險。」該研究的研究人員下了這樣的結論。這是很合理的，因為多數營養補充食品裡的毒金屬鈣，與天然未加工的食物中的鈣，有非常大的不同。

然而，一定要避免喝牛奶或吃乳酪，這些產品含有未加工的鈣，會和牛奶酪蛋白結合，是用來建造牛隻粗壯、巨大的骨頭，而非人體相對纖細的骨頭。乳製品裡高度的磷（除了奶油之外），進一步阻礙了人體充分利用牛奶鈣質。

＊未發酵的黃豆

對那些容易形成腎結石的人來說，黃豆或黃豆製品會加速他們形成腎結石的速度。黃豆富含草酸鹽，會和腎臟中的鈣結合而形成腎結石。此外，未發酵的黃豆，也就是豆漿、豆漢堡、黃豆冰淇淋和豆腐等，是高風險食物，因為它們含有高濃度的營養抑制劑和仿雌激素化學物質。這已被一個大型的人體研究證實。一篇由莫可拉醫師（Dr. Joseph Mercola）

撰寫，名為「醫師警告：吃它讓你老五歲（Doctor Warns: Eat This And You'll Look Five Years Older）」的文章，提供了現今關於黃豆食物不良影響的科學化資料（註6）。

我覺得奇怪的是，研究黃豆優缺點的科學家仍然不知道發酵與未發酵的黃豆之間有什麼差別，以為它們都是一樣的。事實上，充分發酵的黃豆擁有和未發酵黃豆完全不同的生化反應。發酵黃豆就像其他發酵食品一樣，即使只是少量，也能有助於恢復被擾亂的腸道菌叢。因為平衡的腸道菌是構成我們免疫系統的必要因素，而在發酵食物裡所含的有益菌能提供完美的保護，以對抗各種類型的癌症。

依照日本的傳統，黃豆在吃之前要像好酒一樣，經過數年的發酵。當然，選擇吃素的人擁有較低罹癌機率的天然優勢，即使他們飲食中有一些非發酵的黃豆。然而因為未發酵的食物裡含有的雌激素和抗營養成分，所以這樣仍然有風險。我曾見過婦女們在我建議她們捨棄豆漿、豆腐或豆類能量飲品之後，在十天內乳房腫瘤完全康復。不過另一方面，我卻從未見過任何有癌腫瘤的人，把天貝或納豆納入他們的飲食中。

除了前述幾項，我還要在《哈佛健康雜誌》的清單中，加入「使用藥物」這一項。有無數藥物例如利尿劑來適泄Lasix（furosemide）、抗癲癇藥妥泰Topamax（topiramate）和減肥藥羅氏鮮Xenical，或綜合數種處方藥，也會影響適當的尿液過濾並導致結石的形成。

為了預防腎臟疾病以及其相關的問題，最好在它們變成危機之前排除它們。透過將你眼睛底下的皮膚往顴骨的方向拉，就能輕易地偵測到腎臟中的沙子或石頭。如果那裡有不規律的突起、突出、紅色或白色的疹子或皮膚汙點，都代表腎沙或腎結石的形成。

若每天食用下列藥草，持續二十至三十天，能有助於排除所有形態的腎結石，包括尿酸、草酸、硫酸鹽和氨基酸結石。如果你有腎結石病史，可能會需要多重複幾次這個方法，其間隔約為六週。腎臟淨化茶的配方如下：

- 馬鬱蘭（Marjoram）二十八公克
- 貓爪藤（Cat's claw）二十八公克
- 黑草根／西門肺草根（Comfrey root）二十八公克
- 茴香子（Fennel seed）五十六公克
- 菊苣（Chicory herb）五十六公克
- 熊果（Uva ursi）五十六公克
- 繡球花根（Hydrangea root）五十六公克
- 石渣根（Gravel root）五十六公克
- 藥蜀葵根（Marshmallow root）五十六公克
- 麒麟草（Golden rod herb）五十六公克

製作腎臟淨化茶的方法

1. 取前三種藥草各二十八公克，以及其他的各五十六公克，將它們完全地混合後，放入一個密封盒裡。可以把它們放在冰箱中保存。
2. 每天睡前，取三湯匙（十公克）的混合藥草加在二百四十毫升的水中，蓋起來，並讓它泡過夜。隔天早上，將這個混合藥草煮沸，然後過濾取藥草茶汁。第二種最佳的準備方法是在早上將混合物煮沸，然後讓它以小火繼續慢煮個五到十分鐘再過濾。

3. 在一整天的時間內慢慢啜飲，一次只啜飲幾口，是最理想的。不要一次喝光，而是要將它分成七至八等份或更多。最好是用啜飲的方式，不要像喝水一樣。之所以不宜一次就喝光它的原因，是為了在整天緩慢且持續地溶解結晶和結石，否則效益會降低。這種茶不需加熱，也不要冰它，以及請不要加糖或甜味劑，用餐完至少一個小時之後再喝它。

重複這個方式三週，如果你感覺下背不舒服或僵硬，是因為腎結石的礦物質結晶正在通過排尿系統的輸尿管。結晶尖端的邊緣會某種程度地刺激輸尿管內壁。這是好現象，毋需擔心。通常這種僵硬感會減緩，並在數天後消失。多數人排出較少的結晶且沒有經歷任何不舒服，而腎臟淨化看起來安然無事。

在腎臟淨化一開始或淨化期間，若尿液有強烈氣味或顏色變深，代表腎臟正在排出毒物。雖然正常情況下這種過程會是漸進的，且不會對尿液的顏色或成分造成顯著的改變。

重要的額外提醒

1. 在這段期間可透過多喝過濾水或泉水來給腎臟更多支持。每天最少六杯、最多八杯，除非尿液的顏色是深黃色的（這種情況下你得喝更多的水）。
2. 淨化期間，試著避免攝取動物性的產品，包括肉、脂肪產品（除了奶油）、魚、蛋、茶、咖啡、酒、碳酸飲料、巧克力，以及其他含有防腐劑、人工甘味劑、色素等的食物或飲料。

3. 如果你做肝臟淨化，請確保你每三至四次的肝臟淨化後都做一次腎臟淨化。如果你覺得你的身體毒素很多或者你有腎臟病的病史，請務必在第一次肝膽淨化前做一次腎臟淨化。

4. 你可以將腎臟淨化和肝臟淨化的準備期結合在一起，但不要在肝臟淨化的第六和第七天喝腎臟淨化茶。這兩天不喝腎臟淨化茶並不會明顯影響它的有效性，只要在最後再持續喝二至三天以補足少掉的那兩天。

5. 若你碰巧有較大顆的腎結石，除了淨化腎臟之外，每天喝一至二顆的檸檬汁或萊姆汁（愈濃愈好），持續十至十四天，也能對你有幫助。之後，每天持續喝半顆的檸檬或萊姆汁，你也可以將其中一些果汁加入飲水中，這有助於預防新的結石形成。

6. 雖然很罕見，但萬一你在腎臟淨化時感到肚子脹氣，則你可以將劑量降低到一天一大湯匙。這種茶裡的藥草不只有助於溶解腎結石和結晶，還具有強力清潔腸道的作用。它們會鬆動並用力排出舊時累積的類黏蛋白糞便和毒素，它在被排出時會造成脹氣。在腎臟淨化時透過大腸水療、克內魔板或灌腸潔淨整個直腸，能大大地提升淨化的過程並讓你感覺更舒服。

懷孕婦女能做腎臟淨化嗎？

我收到非常多懷孕婦女和哺乳中的媽媽給我的回應，她們都成功做了肝臟和腎臟淨化，也沒有對自己或寶寶產生任何負面的影響。然而基於合法性的理由，我不會做那樣的建議。

強烈的淨化或通便的藥草通常不建議使用在懷孕婦女身上，但這個醫療領域並不完全清楚。產科醫師警告懷孕婦女不要服用草藥，但卻開立抗生素和有毒的疫苗給她們，這比服用一些從未顯示會造成傷害的草藥還危險得多。舉例來說，抗生素和疫苗會損害母親的肝臟，並造成嬰兒的生長缺陷。而在二〇〇九年豬流感大流行時提供給全美懷孕婦女H1N1疫苗，被認為與流產率比前一年多出七倍有關（註7）。但孕婦和哺乳中的婦女最好還是站在安全那端，避免所有的藥物，包括天然藥草。

黑草根／西門肺草根是有毒的？

我知道有些醫生說黑草／西門肺草對肝臟有毒，我也知道藥廠對醫學機構和美國的保護組織如食品藥物管理局（FDA）、疾病管制局（CDC）和公平交易委員會（FTC）等施加強大壓力，警告大眾別用自然療法，國際食品法典委員會（Codex Alimentarius）的目標甚至是乾脆禁止。

國際食品法典（Codex），是一個聯合國支持、全球的交換條約，目的是為了將所有自然療法的控制權，從銷售或使用者手上轉移給藥廠。世界衛生組織已核准此法，歐盟也已開始施行。雖然美國膳食補充品健康暨教育法（US Dietary Supplement Health and Education Act, DSHEA）科學地將營養補充品歸在食物類別，且不限制劑量，但國際食品法典卻不科學地將它們歸為毒物，並規範了極低的劑量，因而成功地降低了自然療方的有效性。如此一來，自然療方永遠無法展現出比藥物更好的效果。ＦＤＡ提出限制使用黑草/西門肺草的建議，最終目標是將它們完全禁止。顯然，這個機構在追殺最有效益的藥草療方。

對一個保護機構來說，要指涉一種強大的治療藥草因為餵給動物吃以進行測試時被發現有毒，所以對人體也一定有毒，是非常容易的。對然而給老鼠吃非常大量的黑草根/西門肺草根粉，然後就說這會傷害或摧毀肝臟，一點都不科學。你給老鼠吸入平常空氣兩倍濃度的氧氣，一樣能殺死牠。這能表示氧氣是危險的嗎？

首先，煮黑草根/西門肺草根茶，與磨碎並直接吃藥草粉，兩者有很大的不同。其次，腎臟淨化中使用的少量粉末，其傷害不會比空氣中百分之二十一含量的氧氣還要多。

很多人死於水中毒（喝了太多水），但這不表示如果你喝正常的量時，它是危險的。事實上，沒有水我們無法生存。此外，如果大蒜汁注射到血液裡，能在幾分鐘內殺死人，它能削弱腸道壁並造成疝氣。如果只是偶爾吃，也不過量，它就是有益的。吃得過量，它會摧毀腦細胞。幾乎沒有任何天氣食物或物質不帶有潛在的毒性。黑草根/西門肺草根若要對人體造成傷害，需要長期（多年）攝取非常大量，它就像水、氧氣、酒精、糖、咖啡因、食物等，適量攝取對人有益，過量則會有害。

多數醫學研究的設計，都是為了證明特定的結果，令它從一開始就非常偏頗。舉例來說，研究的受測者被告知他們是參加一個新藥測試，以了解該藥對於治療他們身上疾病的效果。興奮、希望以及正向的期待，在受測者身上產生了如同強大安慰劑的作用（註8），研究的客觀性在一開始就已被破壞殆盡。以這種方式進行研究，當然無法確認有多少的病況改善是因為藥物或者是受測者服了藥之後所產生的安慰劑作用。

類似的情形，研究人員無法區分藥草的益處或潛在的壞處。生物鹼是苦的（像多數綠色的藥草和青草），苦的食物能發揮藥物的作用，它們能淨化血液和組織（因此有「苦藥」的說法）。當人體自我淨化，正常的血液值和酵素總量在測試時就會顯示不平衡。接受症狀學訓練的一般醫生會將它稱之為疾病，並開始治療該症狀（抑制它們）。雖然實際上人並沒有疾病，那只是身體在嘗試治療自己並擺脫毒素。

舉疼痛為例，它並非疾病，而是身體通知大腦有地方阻塞了，並傳送特殊細胞、水分和治療荷爾蒙到受影響的部位。為了移除阻塞，發炎是必要的。發炎也不是疾病，而是人體的治療反應（然而醫生們將它們當成疾病來治療）。當阻塞最後被打通，壓力和疼痛會消失，而身體的血液值回復，器官功能也回到正常。多數醫學研究所持的觀念是，如果體內出現與平常不太一樣的情形，就一定代表出問題了。事實上，那是身體欲回復平衡狀態所使用的正確且自然的方法。黑草根／西門肺草根清除並分解了毒素和廢棄物，將它們丟到循環系統中以便排出，因而拯救了器官和系統，令它們不會死亡。這也就是為何它成為數千年來如此受歡迎的治病藥草。當研究人員研究時，通常會找上許多身體有阻塞的、不健康的人。

化學藥物抑制症狀（也就是療癒的努力），讓身體無法自我淨化和治療。另一方面，藥草讓阻塞的症狀浮上檯面甚至增加，因而幫助身體治癒自己。現今醫生已不再接受藥草的科學訓練，因此缺乏對藥草對人體益處的了解，以及它們是如何幫助身體更易痊癒。以下關於黑草根／西門肺草根的益處，或可說明為何它被視為醫療產業的威脅。

黑草根／西門肺草根已被廣泛使用在舒緩病治療胃炎、胃和十二指腸潰瘍；可如同血液淨化劑一樣作用；治療割傷和傷口、燒燙傷、扭傷、過度勞累和肌腱炎；防止傷口感染並預防留疤；治療肺部和支氣管等呼吸道疾病；緩解乾咳、肋膜炎和支氣管炎；治療肝臟和膽囊潰瘍；降低骨折處周圍的腫脹和發炎；改善痛風、關節炎、痔瘡流血、靜脈曲張、靜脈炎；治療皮膚問題例如牛皮癬、粉刺、青春痘和癬等皮膚病；用來當洗眼液時可降低眼瘦和發炎；支持消化和泌尿系統；降低過敏造成的腹瀉；痢疾和潰瘍性大腸炎；鬆弛泌尿系統痙攣；舒緩囊腫並清除敏感和感染。

經常飲用離子水

吸飲熱的離子水（ionic water），對身體的所有組織有深入的潔淨作用。它能有助於降低整體的毒性、改善循環系統，並平衡膽汁。當你將水煮沸十五至二十分鐘，它會變「稀」（它的分子結塊從一般約一萬個降低到一至兩個），並飽含負氧離子（氫氧化物，OH^-）。當你一整天經常吸飲這種水，它會開始系統化地清潔你的身體組織，並幫它們脫離特定的正電離子（與有害的酸和毒性相關）。

大多數的毒性和廢棄物都常帶有正電，且因此自然地傾向將自己附著在充滿負電荷的人體。當負氧離子隨著被攝取的水進入人體，它們會吸引帶有正電的有毒物質。而這會中和廢棄物及毒性，將它們轉變成易於被人體排出的液體。用這種方式淨化你的身體組織時，頭幾天或甚至頭幾個星期，你的舌頭上可能會有白色或黃色的覆蓋物，這代表身體正在清除大量的有毒廢棄物。如果你的體重過重，則這個淨化的方法，能在很短的時間內幫你減去數磅的身體廢棄物，且不會有任何普遍伴隨著體重急遽下降而產生的副作用。

氧離子是沸水在冒泡泡反應時產生的，有點類似瀑布裡的水掉落地面，或拍打海岸時產生的作用。在保溫瓶中，這個水能維持十二個小時以上的離子化，只要它是熱的。你一天大概需要用六百至七百西西的水來煮沸，以提供你足夠的熱離子水。這種特製的水不應取代正常的飲水，它無法像一般的水一樣令細胞濕潤；身體只是利用它來潔淨組織。

以上述方法做成的離子水，其負離子濃度比起一般用機器產生的離子水還要來得高。如果你喜歡，也可以喝用離子水機製成的水，但它並不會有像煮沸的離子水一樣具有相同的強力淨化效果。

作法：將水煮沸十五至二十分鐘，再倒入保溫瓶中，不鏽鋼的保溫瓶是個不錯的選擇。保溫瓶能令水保持整天的熱度及離子化（註：一旦水變冷了，它的電荷就消失了，無法提供前述的效果）。每半個小時啜飲一、兩口，就像你在喝熱茶一樣慢慢地喝。你可以在任何感到不舒服的時候用這個方法，或你需要解除充血、希望保持血液稀薄，或單純只是想要變得更有活力及潔淨。有些人每隔一段時間，例如三至四個星期就會喝離子水，有些人則會不間斷地喝。

攝取離子化的必要礦物質

你的身體就像「有生命的土壤」。如果它有充足的礦物質和微量元素來運作，則它就能提供你營養，並製造所有你生活和成長時所需的物質。然而，若你沒有從所吃的食物中獲取這些必要的礦物質，它們很快就會被消耗殆盡。長久持續不斷地使用同一塊耕地來種植，會讓食物嚴重營養不良。這種情況在化學肥料開始使用之後，變本加厲，而那會迫使作物不論營養是否充足即快速成長。當體內的礦物質和微量元素短缺，重要的功能將無以為繼或被抑制。當缺乏這些主要物質的其中一項或兩項時，疾病通常就會隨之而來。

正因為現今我們土壤裡的礦物質不自然地缺乏，導致我們的身體也有相同狀況，因此補充礦物質是有必要的。重要的問題是，在藥妝店裡販賣的礦物質，是否能夠補足需供應到身體細胞的礦物質？答案是：「非常不可能。」

礦物質一般被製成三種形式：膠囊、錠劑和膠狀礦物質水。在土壤被耗盡之前，植物類的食物是我們理想的礦物質供應來源。當一株植物在健康的土壤環境生長時，它會吸收既有的膠狀礦物質，並將它們轉變成離子化、可被食用吸收的形式。這種離子化的礦物質是一種尺寸為埃（10的負10米）的物質，而膠狀礦物質，也就是所知的無機、金屬礦，約比它大一萬倍（微米，百萬分之一米）。離子化、水溶性的植物礦物質，可隨時被身體細胞吸收。

相反的，被包在複雜分子裡並製成藥片的膠狀礦物質，其吸收率低於百分之一。膠狀礦物水裡的礦物質吸收率也很低。它們不是水溶性的，只會懸浮在水分子之間。一般的膠質顆粒，像是碳酸鈣及鋅的分子，有可能留在血液中，繼而被丟棄在身體的各個部位。這種形式的廢棄物，會造成嚴重的機械性、結構性和功能性的損壞。現今諸多健康問題，包括骨質疏鬆、心臟病、癌症、關節炎、腦部問題、腎結石、膽結石等，都是攝取了這種金屬礦的直接結果。

幸運地，還是有一些天然生長的食物富含礦物質——海洋浮游植物是其中最優秀的。海洋浮游植物，是海洋裡最小的微型藻類，它餵養了全世界最大型且生存最久的動物和魚類，包括藍鯨、弓頭鯨、鬚鯨、灰鯨和座頭鯨。根據大量的研究報告，浮游植物擁有獨特的能力，能將陽光、天然的無機礦物質以及二氧化碳轉換成為眾多生物需要的食物。它也是地球上必需脂肪酸最豐富的來源（註9）。浮游植物提供omega-3脂肪的效能，比起海鮮、魚油或磷蝦油還要多很多。

海洋裡的浮游植物含有超過九十種的離子和微量礦物質，且充滿了高能量的超級抗氧化物、維生素和顯微形式的蛋白質。事實上，海洋浮游植物被認為是地球上最完整的食物之一。它本身就是個微型工廠（差不多是一個紅血球的大小），可以在細胞階段達到最快的吸收，尤其當它是以液體萃取液來服用時，效果比粉末形式更佳。

其他富含離子礦物質的優良食物是橄欖（橄欖樹傾向生長於特別富含金屬礦物質，尤其是鈣質的土壤裡）。奇異籽、南瓜籽和芝麻籽以及豆類和莢豆，也含有離子礦物質，還有生長多年的大型、成熟樹木的堅果也是。

有機栽種的綠色葉菜類、包心菜、胡蘿蔔、花椰菜、綠花椰、西洋薊、菠菜和南瓜，含有大量的鈣、鉀和鎂。在這些蔬菜中，菠菜、韭菜、綠花椰和櫛瓜，尤其富含鈣。番茄、馬鈴薯、地瓜和酪梨則含有大量的鉀。

未加工、加工程度最低的有機栽種的穀類，是鉬、錳、鎂、銅、磷和鉻的優良來源。有機的水果則能提供全部的重要礦物質。

包含多樣上述食物的平衡飲食，能提供身體足夠的多數礦物質。另一方面，加工食物耗盡了這些礦物質，讓它們成為疾病的主要原因。如果你因為某些原因無法自己控制飲食內容而無法做到平衡飲食，我會建議你攝取海洋浮游植物。

喜馬拉雅結晶鹽和天然海鹽或岩鹽含有大量不同的微量元素，也能豐富你的飲食。要讓這些礦物質供身體取得的一個最有效方式，就是放一些喜馬拉雅海鹽塊（可上網搜尋Himalayan Crystal Salt Sole）到一壺水（約三百至三百六十毫升）中，然後幾天之後每天取用至少二湯匙的這種濃鹽水。你可以將它加到你的食物中，或加一點到你的飲用水裡。幾週之後你可以再加一些鹽塊到水壺中以保持水中的鹽分。當然，你也需要隨時加水進去。這種鹽水大約含有八十四種礦物質和微量元素。

每天都要攝取硫

一項在二〇〇六年英國南安普敦大學醫學院人類營養系（Institute of Human Nutrition, School of Medicine, University of Southampton）所做的研究指出，硫是一種必要的礦物質，身體利用它來製造胺基酸和蛋白質（註10）。研究人員在標題為「攝取含硫胺基酸對人類免疫功能的影響（The Effects of Sulfur Amino Acid Intake on Immune Function in Humans）」的文章中，揭示了硫在維持我們免疫系統健康和效率時扮演的重要角色。研究顯示有機硫（methylsulfonylmethane, MSM）的形式，可以提供自然且有效的支持以降低全身的發炎。

硫的最佳研究或許是進行中的「活血與細胞母體研究（Live Blood and Cellular Matrix Study）」（截至現在已經十二年了），它並不是一個科學研究，但它蒐集了非常多的案例，證明了可以利用硫來解決非常多不同的健康問題（註11）。我的看法是，當科學研究如同在這個研究中做到的真正被控制，才能獲得有價值的真實資訊，否則只會被在所謂的「科學化」研究中被掩蓋。

本質上，硫讓蛋白質和其他營養以及氣體通過細胞膜進入細胞裡，沒有了它，細胞膜會變得強韌且不易穿透，因而迫使細胞厭氧化並累積酸性的代謝廢棄物。這要不是造成它們癌化，就是退化並死亡。因為硫無法在人體內儲存，若不每天透過食物和飲水來取得，會讓我們因細胞退化（疾病和老化）朝死亡邁進。

硫在硬水裡可發現。部分地中海國家因為喝的是硬水，因此患有心臟病和失智症的比例較低。根據富比士的報導，得天獨厚擁有富含硫水（硫泉水）的冰島，名列世界最健康的國家，緊接在後的是芬蘭和瑞典。將水軟化，以及在水裡加氟和氯，剝奪了水中的硫。這也就是在供應處理過的自來水的較大城市或社區中，硫缺乏的情形較為嚴重的原因之一。

在化學肥料出現之前的時代，我們的食物是從富含硫的土壤中長成的，自從廣泛用了化學肥料和殺蟲劑，我們食物中的硫幾乎被剝奪殆盡，即使這些食物中還留有一些硫，但也被食物的加工、加熱和保存方法等過程而消滅。一九五四年化學肥料在美國被明令規定之後，癌症和其他嚴重退化性疾病的發生率，令人瞠目結舌地增加了四十倍！芬蘭是世界上首先認知到現代農業方法和食品產業具有不可忽視的危險的國家之一。一九八五年，在發現了退化性疾病的增長程度差不多和美國一樣可怕之後，芬蘭乾脆禁止了化學肥料的使用。這令他們的生病率下降到一九八五年的十分之一。現今，芬蘭不僅被讚揚是世界上最健康的人口之一，同時也是歐洲有機食物的首要供應商。

在體內，硫讓細胞有效率地利用氧氣，如果有損傷則進行修復，事實上，若體內沒有足夠的硫，治療效果就無法發生。除非你吃的都是有機栽種的食物，喝天然、未處理過的的水，否則無法讓身體維持健康和活力的完美狀態。老化跟一個人的年紀關係很小。老化是因為營養缺乏，妨礙了身體器官和系統的營養，並迫使細胞留住它們自己產生的廢棄物。

硫是一種可以調節細胞營養和移除廢物的礦物質。要成功達成這個目的，身體每天需要大約七百五十毫克的硫。硫可將毒素吸出細胞外，即使是脂肪細胞和大腦細胞也行。它會增加循環、酵素活動、增強免疫系統、降低受傷後的復原時間、降低肌肉疼痛和痠痛、促進健康的毛髮和指甲生長、改善癌症、骨質疏鬆症、憂鬱、帕金森氏症、阿茲海默症和糖尿病。我想不出有什麼發炎的疾病其關鍵因素不是因為缺乏硫，而幾乎所有的疾病都是因為發炎。

環境中的毒素、食品添加物、噴灑在食物和空氣中的農藥和除草劑、化學凝結尾毒素（例如氧化鋁和鋇）、疫苗、行動電話和無線設備製造的無線毒素等，全都會耗盡體內的硫。記住，光是移除體內每天產生的廢棄物就需要非常多的硫，已經沒有多少硫留下以處理非自然產生的毒素，如此一來輕易地就讓肝臟、腎臟、心臟和大腦過度負荷。

淨化肝臟和膽囊、直腸以及腎臟；輔以盡量攝取有機栽種的食物並喝天然處理的水，是恢復身體健康和延緩老化過程最基本的步驟。富含硫的蔬菜包括花椰菜、綠花椰、羽衣甘藍、抱子甘藍、西洋菜、蘿蔔。如果你患有疾病，需要額外的硫來幫助治療及修復體內的細胞，你可以考慮在日常飲食中補充額外的硫。如果你正在服藥，確認在服藥和服用硫之間至少間隔三十分鐘，因為化學物質會快速消耗硫因而讓它失去效果。

註： 硫一般都是以MSM（有機硫）補充品的形式銷售，但它通常是沒有效果的。多數市售的MSM產品包含的硫低於百分之三十五，有些MSM產品甚至絲毫沒有硫的成分！這大部分是因爲要將有機硫結晶變成粉末，而添加了抗結塊分子。產品裡的添加物也可夠會阻斷或抵消MSM裡所含的硫的生物有效性。我建議你只使用結晶狀、木質素（wood pulp-based）形式的有機硫。我強烈反對使用合成的有機硫。

可能產生的淨化反應

因為硫是種有效的淨化劑，可能一開始會導致輕微的淨化反應，例如腸道脹氣。如果這讓你當下感到不舒服，請不要沮喪。要讓細胞膜的阻塞解除並讓細胞充滿氧氣，可能需要三至四週的時間。身體的毒素愈少，結果變明顯的速度愈快。無論在何種狀況，硫對每個人都一樣有效，因為它是一種必要的食物，而不是藥物（雖然天然的食物會發揮像藥物一樣的作用）。沒有硫，我們甚至無法活過一分鐘。

如果服用建議劑量的硫讓你感到不舒服，那麼可使用較小劑量，然後逐漸增加到每天兩次、每次一茶匙（五公克）。有嚴重退化性疾病者可以每次服用一湯匙（十五公克），一天兩次，但開始時不要超過一天兩次、一次一茶匙。

這些受損或衰弱的細胞要到達它們自然的循環終點，並由新的、健康的、充分含氧的細胞來取代它們，要花三至四個月的時間。此外，這一輩子所吸收、深埋在脂肪層以及具隔絕效果的黏膜中的毒素，無法在一夜之間就復原。所以要有點耐心。更重要的是要知道像硫這麼純淨的東西，可能會造成短暫的輕微不舒服，這總比你一直沒注意身體正在毒素池裡逐漸窒息來得好。

簡單的味覺測試

當直接吃的時候，有機硫帶有苦味，當身體毒性較高時，這種感覺會更明顯。體內的毒素愈少，硫的苦味就少一些。所以如果你嚐起來覺得非常苦，就可以確認你相當缺乏硫。若想讓你的味蕾舒服一些，你可以將硫放在你的嘴裡並立即大口喝下一些萊姆或檸檬汁，硫的碎片就會在你吞下時溶化在你的嘴裡。接著喝下一杯約二百四十毫升不含氯或氟的水（這些化學物質會降低你吃下的硫的效果）。或者你也可以將它溶於一杯溫水中，加入一些萊姆或檸檬汁，也可以加入少量的生蜂蜜。

有機硫沒有已知的毒性。即使你吃過量，它也會被身體排出。選擇產品時，你可以用一個簡單的測試來看看它是否有效。將一些結晶溶解於一些熱水中，並讓它靜置直到水分蒸發。蒸發之後，結晶看起來會比你開始做這個測試時還大。如果沒有，這個產品就是無效的。多數市售的ＭＳＭ產品，尤其是粉末形式的，都無法通過這個測試。

飲用足夠的水

每天為了製造足夠的膽汁（約一至一．五公升）以供身體充分地消化食物，肝臟需要大量的水。此外，身體用了大量的水來維持正常的血液值，使細胞和結締組織濕潤、清除毒物，以及實現其他數千種功能。因為身體無法以儲存脂肪的方式儲存水分，所以它需要倚賴規律的、有效的水分攝取。

要維持適當的膽汁製造量及成分，同時平衡血液值，你每天需要喝六至八杯水。最重要的喝水時機，是一起床時。首先，喝一杯溫水，讓腎臟容易稀釋並排出在夜間形成的尿液。這非常重要，因為尿液在早晨是非常濃的，如果沒被適當地稀釋，尿液的廢棄物就會停留在腎臟和膀胱中。接著，喝另一杯溫水，你可以加一片至半顆的新鮮檸檬，以及一茶匙的生蜜（raw honey），這能幫助淨化你的腸胃道。檸檬擁有強大的清潔特性，而生蜂蜜可以殺死細菌並治療腸道的傷口，它也會分解胃和腸道裡過多的黏膜。

除了感到口渴的時間之外，另一個喝水（不要冰的）的重要時機，大約是在餐前的半小時及餐後的兩個半小時。濕潤程度良好的身體在這段時間裡，正常情況下會覺得口渴。在這些時間準備足夠的水，確保血液、膽汁和淋巴液能維持有效的流動，以進行它們的主要活動，而因為口渴和飢餓在體內使用的是同一種荷爾蒙警示系統，所以如果你恰巧在那些時間覺得「餓」，比較可能是你已把水消耗完了。因此，此時最好先喝一杯室溫的或溫的水，然後再看你的飢餓感是否還繼續存在。

如果你有高血壓，且正在服藥控制，請確認你的血壓在規律的監控下。隨著水的攝取量增加，你的血壓會在一段很短的時間內回復正常。這會讓你所吃的藥無法發作用，甚至會造成傷害。如果你的體重過重，透過喝足夠的水，你的體重可能會開始減輕；如果你的體重過輕，則可以開始增重。

然而，我強烈建議你不要喝瓶裝水，除非它是用玻璃瓶裝的。有毒的塑膠化學物質例如雙酚A會從瓶身滲到水裡，並在你喝它時累積在你的體內。根據長期進行的英國健康研究NHANES的最新資料顯示，雙酚A會造成不正常的體重增加、胰島素阻抗、攝護腺和乳癌、乳腺過度生長、神經疾病、過動而造成的多巴胺紊亂、注意力缺乏、對藥物過敏，且可能會有顯著增加的心臟病危險（註12）。如同先前提到的，雙酚A常見於罐裝食品、食物包裝、牙科填充物以及紙鈔中。

選擇一個能夠提供你新鮮、健康飲水的用水處理系統，也同樣重要。當你選擇一套水處理系統時，確認它有多媒介（mixed-media）的KDF／GAC過濾技術。

除掉飲水（或淋浴用水）中的氯和其他無數有害物質的最常用方法，是過濾和逆滲透。雖然這些系統也是所費不貲，但與罹患癌症後的花費相較，它們仍是可負擔得起的選擇。為了有助於在使用這種系統時，將失去的礦物質重新補足，可以加一些沒煮過的印度香米穀粒在水壺或水瓶中（請勿使用塑膠瓶），並讓這些米一次留在壺中長達一個月。加一小撮非精製的海鹽到一杯水中，也能幫你把流失的礦物質補回來。

蒸餾水，是最接近天然雨水的，對濕潤細胞非常好，但它不像雨水，它是無生命的。加三至四粒生的白米或印度香米到一加侖的蒸餾水中，能讓水含有礦物質和維他命（或也可用海鹽），並讓水直接曝晒在陽光下，或在水中放一塊清澈的石英水晶一個小時，以助恢復它的活力。

當然，傳統上將飲水煮沸數分鐘的方法，也可以讓所有的氯蒸發。

另一個能將水中大部分的氯去除的便宜方法，是用維他命C，一克維他命C能中和一ppm（part per million）在一百加侖水中的氯。如果你想要躺在浴缸中，卻不希望氯對你的皮膚和肺造成過敏反應，這個方法尤其有用。

市面上有很多可以將水過濾及淨化的機器。舉例來說，經由水離子器處理過的水，可讓人體充分含水，還可同時清除體內毒素；另外，結構水機的水，比起自來水、逆滲透水、蒸餾水有更多的生命力。

避免飲酒

酒是液態、精製、發酵過的糖，且具有高度酸性。它對細胞代謝一點價值都沒有，也不能防止它在體內造成強大的礦物質消耗效應。受酒影響最大的器官，就是肝臟。如果一個大致健康的人在一個小時內喝了兩杯紅酒，肝臟會無法完全將全部的毒性化解，多數會轉化成脂肪廢棄物，最後會變成肝臟和膽囊中的膽結石。如果肝臟和膽囊已經累積了大量膽結石，喝酒會讓這些石頭長得更快，並讓它們變得更多。

就像咖啡和茶，酒精也有強烈的脫水效應。它會降低身體細胞、血液、淋巴和膽汁的含水量，因此影響血液循環和廢棄物的排泄。如果中央神經系統脫水，其效應是譫妄、複視、記憶和方向感喪失、反應遲頓，以及身心不協調，我們通常稱這些為「宿醉」。在酒精以及它所造成的脫水影響之下，神經和免疫系統會受到抑制。而這會導致體內消化、代謝和荷爾蒙過程的遲緩，這些全都會促使更多肝臟和膽囊內膽結石的形成。

對於有膽結石病史的人來說，最好是完全避免酒精，至少等到他們確認所有的結石都已被清出。我有很多客戶，因為停止喝所有酒，包括啤酒和紅酒在內，同時間從疼痛、心律不整、呼吸問題、各種心臟問題、睡眠障礙、膽囊疾病、胰臟感染、攝護腺肥大、結腸炎，以及其他感染性疾病中恢復。如果你有任何疾病，最好遠離所有會讓你脫水的飲料，像是酒精、咖啡、茶和汽水（尤其是減肥飲料）。這能讓身體的能量和資源，導向治療身體被影響的部位。

一旦你復原了，則適量喝咖啡、茶或酒是可以的，只要你攝取足夠的水。在所有的酒類當中，紅酒是較優的選擇。一個健康的肝臟大概要花至少一個小時才能把一杯紅酒裡含有的酒精從血液中排除。血液中過多的酒精，對大腦、肝臟和腎臟都是非常毒的。

而根據很多研究報告，女性對於酒精的代謝力比男性還要慢，因此明顯地比男性還要不耐喝酒。雌激素占優勢（estrogen dominance）的女性（那些肝臟無法移除血液中過多的雌激素者）尤其無法抵擋酒精的潛在傷害。即使少量，也會增加他們形成子宮肌瘤、子宮內膜異位、月經量過多和乳癌的風險。酒精也會限制排卵和性功能，對於更年期女性，還會惡化熱潮紅、情緒波動、夜間盜汗、失眠和皮膚乾燥等症狀。

避免過度飲食

膽結石的一個最大成因，是飲食過量。攝取超過胃部能夠處理的量，而沒有消化不良或「飽足」感，就會造成肝臟分泌過量的膽固醇到肝臟膽汁中。接著，這會導致膽管中膽結石的形成。因此，預防膽結石最有效的方法之一，就是「吃少一點」。適量飲食並找一天進行只喝液體（例如蔬菜汁、果汁、蔬菜湯、水、藥草茶等）的禁食，不僅能幫助消化系統維持效能，且能處理多數存在的未消化的廢棄物。

讓餐桌有一點「貧乏」，能讓我們維持對好的、營養的食物一個健康的渴望。相反地，過度飲食完全消滅了一個人的食慾之火，導致腸道阻塞、破壞性細菌和真菌的繁殖，以及對「增進能量」的食物和飲料的渴望，例如糖、甜點、白麵粉製品、洋芋片、巧克力、咖啡、茶、能量飲料和軟性飲料。它們會快速升高血糖到一個不正常的數值，讓身體驅使過度。一旦產生這種高昂情緒的燃料用盡，血糖值會降到不正常的低數值，造成毫無生氣、情緒波動、憤怒、沮喪，甚至憂鬱。

要消除這種因為能量耗盡造成的不舒服感受，這些上癮者尋求這些能量食物和飲料所提供的安慰，這個效應讓它們贏得了「安慰食物」的綽號。

喜歡特殊的食物並不表示你渴望它。如果你真正喜愛吃某種特定食物，你也能輕易地離開它。當你渴望它時，如果不吃它會讓你瘋狂。重點是，你渴望的任何食物也是會令你的身體、心智和情緒失衡的東西。這些也是最容易造成膽結石的食物和飲料。有意識地攝取完整的、富含營養的食物，並淨化肝臟、膽囊和腸道，是終止過度飲食和對食物上癮的快速方法。

維持規律的用餐時間

身體由無數的晝夜節奏來掌控，調節了體內最重要的功能，使其與預先設定好的時間的週期和諧一致。睡眠、荷爾蒙和消化液的分泌、廢棄物的排泄等，所有的事情都會遵照一個特殊的每日「行程」。如果這些週而復始的活動被擾亂的情況，比它們被遵循的頻率還多，那麼身體就會變得不平衡，且無法完成它必要的任務。所有的任務自然地倚賴晝夜節奏所支配的行程，並與其和諧一致。

擁有規律的用餐時間，讓身體容易為生產並分泌消化每一餐，所需的適量消化液而準備。而不規律的用餐習慣，會讓身體感到困擾。進一步，它的消化能力會因為必須調整到每次用餐的不同時間而被耗盡。跳過這餐或那餐、在不同的時間用餐、或在餐與餐之間吃東西，尤其會擾亂肝細胞生產膽汁的循環，結果就會形成膽結石。

透過維持規律的用餐時間，身體的六十兆至一百兆個細胞，能夠根據時程，接收它們每日例行營養，這能有助於讓細胞代謝變得順暢且有效率。很多代謝疾病，例如糖尿病或肥胖，都是不規律的飲食習慣所造成，只要用餐時間能符合自然的晝夜節奏，就能獲得很大的改善。一天的最大一餐，最好在中午的時候吃，早餐（不要晚於早上八點）和晚餐（不要晚於晚上七點），可以吃簡單一些。

吃蔬食／素食

均衡的蔬食／嚴格素食飲食，是預防膽結石形成、心臟病和癌症、糖尿病、骨質疏鬆症、憂鬱以及其他諸多疾病最有效的方法之一。如果你覺得無法立刻轉變成只靠蔬菜類食物過活，那麼至少試著在某些時候以放養的雞肉、兔肉或火雞肉，取代紅肉。最後，你將會能實行完全的素食。所有形式的動物性蛋白質，都會降低膽汁的溶解度，而那正是膽結石最主要的危機因素。

陳年乳酪、市售優格，以及高度處理和精緻化的食物，會創造出不平衡的膽汁成分。此外，試著避免油炸食物，尤其攝取速食店所使用反覆加熱過的油（帶著有害的反式脂肪），是產生膽結石特別快的方法。

你可以藉由在飲食中添加更多蔬菜、沙拉、水果、豆莢、堅果、種子和複合性的碳水化合物，以大幅度地降低這些風險。每天或每隔幾天在午餐前喝六十至九十西西的新鮮胡蘿蔔汁，能預防膽結石的形成。

想要知道如何攝取健康、有活力的飲食，可參考《健康與回春之祕》一書。

避免「低脂」「低熱量」的「輕」食

數個科學研究顯示，吃「輕食」實際上會促進食慾，讓你過度飲食，且不會降低體重。在它們被導入人類的食品鏈之前，「輕食」是用來餵養動物，讓牠們比正常情況還快速增加體重。如果人們開始經常吃這些非天然的食物，就會發生同樣的情形。

佛萊明罕研究（Framingham Study，是歷史上歷時最久、花費最貴、研究樣本最大型的心臟病研究）的主持人，卡薩林醫師（William Castelli M.D.），在一九九二年七月的《國際醫療期刊》（*Archives of Internal Medicine*）上，發表了一個令人瞠目結舌的言論。「在佛萊明罕，我們發現吃最多飽和脂肪、最多膽固醇和最多卡路里的人，體重增加得最少，身體更有活力，且有最低的血漿膽固醇數值。」

食物中含有的酵素能量愈多，我們愈快感到滿足，且食物能更有效率地轉換成能用的能量，和可供生物利用的養分。相反地，吃低卡路里、「輕食」，損壞了膽汁分泌、消化及排泄的功能。血脂肪數值升高，顯示膽汁的分泌低下，血管壁增厚，而脂肪無法適當地被消化及吸收。因此，一個有高血脂的人，事實上是缺乏脂肪。在身體細胞和組織對脂肪的需求增加時的直接反應中，低脂飲食事實上會增加肝臟中膽固醇的產量。這種身體的生存手段造成的副作用，包括膽結石的形成、體重增加，以及廢棄物的增多。

低脂和其他低熱量的飲食會傷害人體的健康，應該被規範，只有在對脂肪的消化及吸收功能被嚴重干擾，造成急性肝臟及膽囊疾病時，才能進行。在膽結石被清除且肝臟功能正常之後，逐漸增加脂肪和卡路里的消耗，以符合人體的高能量需求是必要的。肝臟和膽囊膽結石的出現，影響身體適當地消化脂肪和其他高能量食物的能力。即使是非常小量地食用毫無用處的「輕食」，持續數年後，也一樣會干擾身體最基礎的代謝及荷爾蒙處理過程，反倒可能對人體的健康造成嚴重的惡果。藉由採取低蛋白質的飲食，以及淨化肝臟和膽囊，正常、平衡的脂肪攝取，不會置你於發生膽囊或肝臟疾病的風險中。

吃非精製的鹽

精緻鹽，對身體一點好處也沒有。相反地，它必須為造成非常多的健康問題負責，包括膽結石。身體唯一能適當消化、吸收以及利用的鹽，是非精製、未經處理的海鹽或岩鹽。鹽要對身體有用，需要透過食物——也就是，必須要有水果、蔬菜、穀物，以及豆類的水分來分解這個鹽。如果鹽在它乾燥的狀態被使用，它會以一個非離子化的形式進入人體，並讓人口渴（一個中毒的徵兆）。它會造成進一步的傷害，因為它沒被適當地吸收和利用（請見第三章）。

你可以將一撮鹽溶解在少量的水中，然後將它加在一些通常不會拿來烹煮的水果或食物裡。這能幫助消化這些食物，同時去除體內的酸性。加一小撮鹽在飲用水中，會產生鹼性性質，並提供你重要的礦物質和微量元素。

值得一提的是，食物吃起來應該是美味的，而不會鹹。火型（Pitta）和土型（Kapha）體質的人，比風型（Vata）的人需要的鹽分較少（想要知道自己屬於哪一種阿育吠陀體質，請參考《健康與回春之祕》）。

海鹽在體內的重要功能如下：

- 穩定不規律的心跳，並調節血壓——與水分結合。
- 抽出身體細胞的過度酸性，尤其是腦細胞。
- 平衡血糖值，這對糖尿病患者尤其重要。
- 對於產生身體細胞中因水產生的能量是必要的。
- 對於腸道在吸收營養分子時是必要的。
- 清除肺部的黏液和黏稠的痰，尤其是那些患有氣喘和纖維囊腫的人，是需要的。
- 可清除竇中的黏液和阻塞。
- 是種強大的天然抗組織胺劑。
- 能夠預防肌肉痙攣。
- 幫助預防過度的唾液製造；睡覺時唾液從嘴巴流出，有可能意味著缺乏鹽分。
- 使骨骼強壯；百分之二十七的身體鹽分是在骨骼中；鹽分缺乏，或是食用精鹽，是骨質疏鬆的主要原因。

- 調節睡眠，作用就像天然的安眠藥。
- 幫助預防痛風及風濕性關節炎。
- 對於維持性功能及性慾是重要的。
- 能預防小腿及大腿的靜脈曲張。
- 供應身體超過八十種必要的礦物元素；精製鹽，像是普通餐桌上的調味鹽，只留下兩種元素，其他都被去除了；除此之外，精製、市售的鹽含有有害的添加物，包括矽酸鋁，它是阿茲海默症的主要肇因。

Ener-Chi Art 回春法

Ener-Chi Art是一種獨特的回春法，有助於讓你在一分鐘之內，恢復氣（生命能量）的平衡流動，讓氣通往體內所有的器官及系統。我認為這種治療的方法是一種深刻的工具，可促使所有自然的治療方法達成一個更成功的結果。當氣流適當地通過身體細胞時，細胞能更有效率地移除它們的代謝廢棄物；更容易地吸收所有它們需要的氧氣、水分及養分；並更迅速地處理所有必要的修復工作。當氣持續且不受限制時，身體能夠更輕易地恢復它的健康及活力。雖然我認為肝臟淨化是幫助肝臟回到平衡功能的最有效工具之一，但當它經過多年的阻塞及扭曲之後，肝臟淨化並不能恢復身體整體的重要能量。測試結果顯示，

Ener-Chi Art能良好地填補這個落差。

使用Ener-Chi 離子石，則是另一個可增進健康及活力，實際且有效的工具。

獲得足夠的睡眠

疲倦會衍生出多種形態的疾病，包括癌症、心臟病和ＡＩＤＳ。雖然肝功能受損、免疫力低下，以及過度飲食也會造成疲倦，但絕大多數是因為缺乏有品質的睡眠，也就是在午夜前的睡眠。

有些身體最重要的淨化和回春的過程，是在午夜前兩個小時的睡眠中啟動並進行。在生理上，有兩種完全不同的睡眠形式，可透過腦波的測量來區分，它們是午夜前的睡眠（before-midnight sleep）和午夜後的睡眠（after-midnight sleep）。在午夜前兩個小時發生的睡眠，包括深層睡眠，通常被稱為「美容覺」。深層睡眠發生時間大概一個小時，通常是從晚上十一點開始持續到午夜。在深層睡眠期間，你會進入無夢的意識狀態，此時身體的氧氣消耗大約下降八個百分點。在這個無夢睡眠的一個小時之間，你所獲得的休息和放鬆，幾乎是你在午夜之後睡眠量所獲得的三倍（這時身體的氧氣消耗會再度升高）。

深層睡眠幾乎不會在午夜之後發生。只有當你在午夜前兩個小時就上床睡覺，才會進入深層睡眠。如果你經常錯過了深層睡眠的時間，你的身體和心智就會過度疲倦，而你的壓力反應會異常的高。壓力反應包括壓力荷爾蒙腎上腺素、可體松和膽固醇的分泌（一部分在壓力反應時分泌的膽固醇，最後會變成膽結石）。為了讓這些不自然轉換的能量繼續維持，你會感到急切地想要使用神經刺激物，像是香菸、咖啡、茶、糖果、可樂或酒。當身體的能量儲備最後被消耗怠盡時，就會產生慢性疲倦。

當你感到疲倦時，不只是你的心智，身體的所有細胞也都是疲倦的。事實上，你的器官、消化系統、神經系統等，也都會缺乏能量，且不再適當地運作。當你疲倦時，你的大腦會無法接收適量的水分、葡萄糖、氧氣和氨基酸，而那正是大腦最主要的食物。這種情況會導致你的心智、身體和行為，產生無數的問題。

聖地牙哥加州大學（University of California）的醫生發現，喪失幾個小時的睡眠不只會讓你在隔天感到疲倦，也會影響免疫系統，還可能損壞身體對抗感染的能力。因為免疫力會隨著疲倦的增加而減損，所以你的身體會無法保護自己去對抗細菌、微生物和病毒，且無法處理身體裡堆積的有毒物質。因此獲得足夠的睡眠，是恢復身體和心智健康最重要的先決條件。試著在晚上十點之前就上床睡覺，然後在早上六點至七點間起床，或者可以更早，端視你自己的睡眠需求。最好不要使用鬧鐘，讓你的睡眠週期逐漸自然地產生。清除肝臟和膽囊中的膽結石，以及獲得足夠的睡眠，能降低你在白天可能會有的疲倦感。萬一這個問題還是持續著，那就代表腎臟需要淨化了（爲了溶解腎結石，請見本章的「腎臟淨化」一節）。

避免過度工作

太長時間過度認真工作，會使身體的能量系統負擔過重，過度工作尤其會危及肝臟。為了符合大腦或身體其他部位對能量的過度需求，肝臟會盡可能地嘗試將碳水化合物轉換成葡萄糖。如果能量發生短缺情況，或如果能量供應全部用完，身體就必須求助於緊急時的壓力反應，那能使身體獲得額外的能量，但同時，也干擾了循環和免疫功能。

一個人若「從不停止工作」，則發生在他身上的腎上腺素和其他壓力荷爾蒙的持續分泌，最後會讓他變成一個工作狂。在這種情況下，工作變成了那個人的生命中，最主要的興奮來源。這種興奮感來自於由壓力荷爾蒙引起的「興奮效應」。

要避免耗竭肝臟及損壞免疫系統，請給自己足夠的時間。試著每天至少分配一個小時，讓自己冥想、做瑜伽、運動、聽音樂、做藝術活動、或到戶外去享受大自然。身體並不是一個能夠持續運轉而不需休息的機器，以各種方式讓身體和心智過度工作，最終都會讓你生病，並需要更長的復原時間。長期以來，過度工作成為一個讓事情做得更快、或賺錢更多的方法，不只縮短了一個人生命中的生存年限，也斷絕了這個人在有生之年的生活。

肝臟是用來在數年的時間中，提供能量的；過度擴展這個「服務」，會過早損害或破壞肝臟。遵循適度的吃、睡和工作的原則，能讓你整個人生成為一個有效率且充滿活力能量的系統。另一個古老的說法建議我們，花我們生命時間的三分之一來睡覺、三分之一工作，以及三分之一來享受休閒娛樂。這個有智慧的準則維持了生命所有事物的平衡：身體、心理以及精神；過度工作讓這種身、心、靈均衡的必要狀態被破壞了。

規律運動

科技和經濟的進展，導致一個逐漸增加的久坐生活形態，因而需要額外的身體運動，來保持身體的活力及健康。規律的運動有助於增加我們消化食物、排泄身體雜質的能力，並平衡我們的情緒、促進身體強度及柔軟度，以及增加我們應付壓力情境的能力。在適度運動的情況下，它對任何年齡層的人，都是一種極佳的免疫力刺激，且能促進神經肌肉的整合。

提升自信及自我價值，更是運動的另一個重要副產品，它源自於對細胞的氧氣供應的增加——這還不包括運動可減去多餘的脂肪、使肌肉變結實、感覺更強壯、外觀看起來更棒，對自我價值的提升。這些全都能促進生理及心理。

尤其是肝臟，似乎更能從有氧運動中獲得益處。在運動中及運動之後，增加的氧氣，大大地改善了循環，並增加了從肝臟靜脈流向心臟的血流。慣於久坐的生活形態，讓這個過程變慢，造成肝臟中的血液流動遲緩。因為這個原因，規律、不過度激烈的運動能預防新的結石產生。

相反地，身體因過度運動而產生的排泄物，會導致壓力荷爾蒙分泌過盛，讓身體無法休息且緊張兮兮。當身體耗盡能量，它就無法進行因激烈運動而必須進行的修補工作。因此，心血管系統就會變得虛弱，且無法再應付其他的壓力。過度運動，也會對胸腺造成不利的影響。特別是啟動淋巴球（幫助我們對抗疾病的免疫細胞）及控制能量供應的胸腺，事實上會明顯地縮小，使身體變得過度激動，且對所有的健康問題毫無防備之力。鑑於此，最好是選擇一個能提供你歡樂和滿足感的運動。當你運動時，確認是由鼻子呼吸，並將嘴巴緊閉，以避免有害的「激動式呼吸」（快速的嘴巴呼吸常發生在典型的「打或逃反應」時，且會啓動壓力荷爾蒙的釋放，即使在沒有壓力反應時，若用嘴巴呼吸也會造成同樣的效應）。進行有氧運動時，只要你維持鼻子式的呼吸，會是非常有效率且有助益的（相較於嘴巴式呼吸）。如果你呼吸不過來，請慢下來或停止運動。你可以在呼吸恢復正常之後，再繼續。重覆這個循環三至八次，等同在練習所謂的間歇式訓練（interval training），這是一種安全、有效的運動法，能讓你的肌肉變強壯，體重也能維持正常。

這個簡單的忠告，能預防你受到潛在的傷害，例如精疲力盡，或者產出因過度運動而形成的過多乳酸。

運動對健康的身心而言，是非常重要的，試著每天運動，即使只有十分鐘也行。雖然它很重要，但請不要超過你所能運動的能力百分之五十，主要是避免你會疲倦。舉例來說，如果你游泳三十分鐘後會累，那麼只要游十五分鐘就好。慢慢地，你的運動能力會增加。記住，過度運動和缺乏運動，都會使免疫系統變衰弱，損壞肝功能，並使血液充滿有害的物質。

四十年來我會做間歇訓練、瑜伽、伸展和一些舉重運動，但大約四年前，我在我的運動工具中增加了一項全身性的振動運動設備。它是截至目前為止我使用過最棒的運動器材。這個振動運動設備可在短短十分鐘內，快速地收縮和放鬆所有的大小肌肉、器官和體內的系統，包括循環和淋巴系統。它就像做了一個激烈的全身性運動，但卻不會喪失任何能量。這個運動事實上具有優異的放鬆及抗老作用。

只要每天使用幾分鐘，就能助你達到：

- 透過降低血清素可體松（壓力荷爾蒙）和加速燃燒脂肪，令體重減輕
- 強化並訓練核心肌群
- 透過強化肌肉而重塑身材
- 增加骨質密度和骨頭結構
- 改善淋巴液排放
- 降低因肌肉緊繃或骨關節炎而造成的疼痛
- 改善活動度（對老年人或復原中的病患是理想的）
- 改善姿勢和平衡
- 抗老化：增加生長荷爾蒙的製造達百分之三百六十一

記住，過度的運動和缺乏運動都會削弱免疫系統、妨礙肝臟功能，以及令血液充滿有害的物質。

經常晒太陽

維生素D的重要性

藉由太陽的紫外線與一種皮膚上的膽固醇交互作用，你的身體有能力合成維生素D（事實上，它是一種荷爾蒙）。

硫是一種對抗UV射線和射線傷害的強力保護因子。膽固醇硫酸鹽和黑色素一樣，都是由皮膚細胞所製造，前者能有效預防皮膚細胞損傷和皮膚癌症。當皮膚接觸陽光的機會變少了，這層保護就消失，因而多數時間都待在室內或使用防晒用品的人，其發生皮膚癌的風險就增加了。他們的皮膚通常極度缺膽固醇硫酸鹽，也極度缺水，因此當驟然過度曝晒在陽光下，就會快速被晒傷。

膽固醇硫酸鹽也會進入血液中，讓數百、數千的生化過程和功能得以運作。在硫化的形式裡，膽固醇是水溶性的，且能在血液中自由流動，不像其他形式的膽固醇，它不需要蛋白質將它運送至血液各處。

膽固醇硫酸鹽中的硫，對身體裡任何的修復和治療工作都非常重要，包括修復受損的基因。最近發現，硫掌握了治療遺傳性疾病的關鍵，特別是花椰菜的植物細胞中的含硫部分，已被發現是一種間接的抗氧化物。

根據一個二〇一二年刊登在《基因前鋒（*Frontiers in Genetics*）》雜誌的檢視報告（註13），在綠花椰、甘藍菜、花椰菜和綠色葉菜等十字花科植物中發現的成分蘿蔔硫素，擁有驚人的能力，能獲得特定的酶來啟動解毒和抗氧化過程。這種已經在過去十多年被發現在人類身上的治療效應，直接到達基因層次，被歸功於硫。膽固醇硫酸鹽不足，可能可以解釋為什麼包括多發性硬化症、心臟衰竭和阿茲海默症在內的退化性疾病和基因損傷的發生率，在不常讓皮膚接觸陽光並因此缺乏硫化維生素D的人身上機率會這麼高。

規律地晒太陽，能夠透過降低ＬＤＬ（「壞的」膽固醇）和增加ＨＤＬ（「好的」膽固醇）濃度，調節荷爾蒙指數。然而，不像降膽固醇的藥物（史嗒汀），陽光不會增加膽汁中的荷爾蒙，史嗒汀是膽結石和肝臟損傷的主要因素，因為它們迫使肝臟升高膽汁裡的ＬＤＬ值。根據一項發對將近十六萬名病患所做的七十二項測試而得的分析結果，除了肝臟損傷之外，史嗒汀也會造成與糖尿病和糖尿病相關的疾病（註14）。

陽光具有整體的功效，意思是說，身體所有的功能都會在同時間獲得助益。紫外線已被證實能降低血壓、促進心血管的輸出、增加肝臟儲存肝糖、平衡血糖、改善身體對感染的抵抗力（可透過淋巴球和噬菌細胞數量的增加而得知）、增加血液的攜氧能力，以及增加性荷爾蒙的製造，並伴隨許多其他益處。

事實上，嘗試過各種方法卻無法懷孕的婦女，一旦她們的維生素D數值正常了之後，就順利懷孕了。

一個二〇一二年發表在《抗癌研究（*Anti Cancer Research*）》期刊的文章指出，來自一百個國家的研究證明，陽光能有效地對抗癌症（註15）。研究發現陽光可以預防至少十五種，甚至接近二十四種不同類型的癌症。

這個研究持續發現了太陽的ＵＶＢ對十五種癌症的強烈逆相關，包括：膀胱、乳房、子宮頸、直腸、子宮內膜、食道、胃、肺、卵巢、胰臟、直腸、腎臟和外陰癌；以及何杰金氏和非何杰金氏淋巴癌。另外對於其他九種類型的癌症，也有一些較微弱的證據，包括腦、膽囊、喉嚨、口咽、攝護腺和甲狀腺癌；血癌、黑色素癌和多發性骨髓瘤。

該研究的結論是：「針對ＵＶＢ—維生素Ｄ—癌症的假說，其證據在整體上已經很明顯，尤其對於癌症更是如此。」現在我們知道維生素Ｄ對維持正常的ＤＮＡ健康和系統功能是非常必要的，接觸太陽的時間不夠而耗盡維生素Ｄ，會造成毀滅性的後果，例如心臟衰竭、關節炎、癌症、多發性硬化症、糖尿病和阿茲海默症。

多數人並不了解，我們的身體就像多數其他的動物一樣，天生就應該居住在戶外，並非室內。我們本來就應該只在夜間的時候才躲在有遮蔽保護的地方，並應為了自身的生存而外出尋找食物。然而，現代化的生活型態和教育體系迫使我們做了與維持健康完全相反的事情。

生活在現代化、快速步調社會中的多數人，都有維生素Ｄ缺乏的問題，並因此而遭受潛藏的死亡疾病之威脅，包括肥胖和肥胖相關問題。在一份發表在二〇一〇年四月的《臨床內分泌與代謝期刊（*Journal of Clinical Endocrinology and Metabolism*）》中的研究，研究團隊發現居住在南加州、體內維生素Ｄ不足的年輕女性，體重明顯地比維生素Ｄ充足者還要重，ＢＭＩ數值也較高（註16）。根據領頭的作者、洛杉磯兒童醫院（Children's Hospital Los Angeles）的吉爾桑士（Dr. Vicente Gilsanz）表示，肥胖乃是受到維生素Ｄ不足的影響。「我們發現維生素Ｄ不足，與健康年輕女性肌肉內脂肪滲透增加有關。維生素Ｄ不夠的情況，現今即使在美國陽光充足地區的年輕女性身上，也非常普遍。」

我已在我的書《神奇的陽光療癒力》裡說明了，晒太陽對於那些戴太陽眼鏡和使用防晒用品的人可能會造成傷害。無論你用什麼方式來阻擋UVB射線，將會阻礙體內維生素D的製造，並抑制免疫系統。因為維生素D也會調節體內數千種基因，因此它的不足會產生重大的代謝混亂，影響體內所有的功能和系統。肌肉組織被脂肪入侵，就是個非常嚴重的狀況，顯示身體已從根本處失去功能。

值得慶幸的，醫療界逐漸了解維生素D的缺乏是造成疾病最常見的原因之一，包括皮膚癌和其他癌症、糖尿病、骨質疏鬆症、大腦疾病例如阿茲海默症、帕金森氏症、自閉症，甚至是冠狀動脈疾病。

事實上，最近一項名為「維生素D缺乏和營養補充品及與心血管健康的關係（Vitamin D Deficiency And Supplementation & Relation To Cardiovascular Health）」研究的研究人員，在摘要中強調：「最近的證明支持維生素D缺乏和高血壓、週邊血管疾病、糖尿病、代謝症候群、冠狀動脈疾病以及心臟衰竭之間的關聯。」光是血管的損傷就可能是上百種疾病的元凶。這個研究發表在二〇一二年二月的《美國心臟病學雜誌（*American Journal of Cardiology*）》（註17），發現了維生素D缺乏者其患有心血管疾病和死亡機率，比起有一般維生素D含量的人，高出三倍。

我的觀點是，心臟病不能被視為一種疾病，而必須被當成是一種保護性的治療機制，身體利用膽固醇來幫助預防心臟病發和心臟衰竭。這個治療的嘗試，作法是膽固醇斑塊在受損的血管區域形成，卻被降膽固醇的藥物例如史嗒汀所破壞。

我已經舉出了史嗒汀藥物是如何導致心臟病的研究（請見第三章）。史奈夫醫師（Dr. Stephanie Seneff），一位資深的ＭＩＴ科學家，同時也是數百篇同儕審查（peer-reviewed）科學報告的作者，揭露了冠心性心臟病其實是個自癒機制。

史奈夫醫師的研究顯示，在心血管疾病裡堆積的斑塊也是你的身體對膽固醇硫酸鹽不足而產生的補救方式，當你的皮膚接觸到陽光時，就能產生大量的膽固醇硫酸鹽。缺乏陽光照射，讓你的膽固醇硫酸鹽數值降低，迫使你的身體採取其他方式來增加它。史奈夫醫師解釋：（註18）

「斑塊裡的巨噬細胞升高ＬＤＬ，低密度的ＬＤＬ分子被糖破壞了……肝臟無法收回它們，因為它們已和糖黏合在一起，接受器無法接收它們。所以它們在你的體內漂浮……那些在斑塊裡的巨噬細胞所做的英雄事蹟，就是將黏合的ＬＤＬ帶離血液循環，小心地將膽固醇從中抽出以拯救它——膽固醇是重要的——接著將膽固醇送入ＨＤＬ——尤其是載脂蛋白A_1……那是好東西。斑塊中的血小板只會接受ＨＤＬ A1而不會接受其他東西……它們接受硫，且在斑塊裡製造膽固醇硫酸鹽。硫事實上是來自同半胱胺酸。升高的同半胱胺酸是另一個心臟病的危險因子。同半胱胺酸是硫的一個來源。它也含有血紅素。你必須消耗能量以從同半胱胺酸製造硫，而紅血球事實上供應ＡＴＰ給斑塊。所以此處萬事俱備，已經可以製造膽固醇硫酸鹽，而它會在通往心臟的血管中完成這項工作，因為是心臟需要膽固醇硫酸鹽。如果（沒有製造膽固醇硫酸鹽）……你會因心臟衰竭而死。」

這個問題的解決之道就是讓你的皮膚接觸適量的陽光。史奈夫醫師說明：「這個方法，讓你的皮膚能夠製造能自由通過血液的膽固醇硫酸鹽，而不是被包覆在ＬＤＬ裡，因而你的肝臟就不須製造這麼多ＬＤＬ，ＬＤＬ自然下降。事實上……陽光和心血管疾病之間的關係，是完全逆相關的。愈接觸陽光，心血管疾病就愈少。」

當然，這也意味了藉由使用史嗒汀藥以人為方式降低你的膽固醇，你就會有效地阻礙了身體製造膽固醇硫酸鹽的備援計畫，然而膽固醇硫酸鹽是你的心臟發揮功能及存活下來所需的物質。不令人意外的，在史嗒汀藥上市之後的第一個十年，也就是一九八〇至一九九〇年，心臟衰竭的發生率多出了一倍。心臟衰竭的發生率上升和史嗒汀使用的增加，只是巧合嗎？「對我來說，史嗒汀造成了心臟衰竭，這是非常清楚的。」史奈夫醫師說。史奈夫醫師也發表了一份報告，揭露了低膽固醇和史嗒汀對於阿茲海默症的不良影響，而我完全同意她的論點。

對於那些吃高度加工、致酸食物，以及精製脂肪和油脂或富含這些物質的食品的人而言，晒太陽可能會帶來危險。此外，過度飲酒、抽菸和其他消耗礦物質和維生素的物質，例如處方藥、迷幻藥，都會讓皮膚易受紫外線輻射傷害。在你清除了肝臟和膽囊中所有的結石，並採取平衡的飲食和生活型態之後，定期且適度地晒太陽並不會對你造成傷害，事實上，就如同前面說的，它還是維持良好健康必備的條件。

超過百分之四十二的美國人患有維生素D缺乏症，且有百分之四十七的懷孕婦女嚴重缺乏此一重要的荷爾蒙。他們的小孩容易有虛弱的骨骼，且即使在孩童時期，也很容易骨折。許多慢性疾病也都是因為維生素D缺乏而引起，包括骨質疏鬆、癌症和憂鬱症。

你無法光靠吃營養補充品，來解決長期維生素D缺乏的問題。更何況有太多的維生素D營養品實際上是會危及生命的，而持續服用小劑量則會抑制免疫系統。另一方面，日光或使用UV燈/維生素D燈，是唯一真正、可選擇的方式。為了製造充分的維生素D，黑皮膚者需要花比白人多二至三倍的時間待在太陽下。他們的皮膚吸收太陽光線的效率較低，因而必須延長日晒時間。暴晒太陽的時間不夠，讓非裔美國人發生攝護腺癌的機率比白種美國人還高。他們使用防晒用品，包括太陽眼鏡，都會讓風險加倍。

獲得足夠含硫維生素D的最佳方式，是在上午十點至下午三點讓你的皮膚暴晒在太陽底下，也要考慮是在一年的哪個時間以及你所居住的地方。以下是檢查你是否能從陽光中製造維生素D的簡易方法：當你直接站在陽光下時，如果你身體投在地上的影子比你的身高還長，那麼你就沒有在製造維生素D。這比較會發生在冬天、春天和秋天，尤其是那些住在較高緯度地區的人。所以請確保你的影子低於你身高的一半，或用UV燈來取代。

為了取得最大的效益，在做日光浴之前先淋浴。與一般信念相反的是，避免使用防晒用品是非常重要的。防晒用品不只無法預防癌症，事實上它們還會造成癌症。防晒用品成功地阻絕了太陽的正面效應，而你的身體會快速地吸收它們內含的無數致癌化學物質（想要了解更多關於日晒的好處以及防晒用品的害處，可參考《神奇的陽光療癒力》和《健康與回春之祕》）。

當你開始進行日光療法時，先把全身（如果可行）直接暴露在陽光下幾分鐘，然後每天都把時間延長個幾分鐘，直到可以達到二十至三十分鐘。或者，在太陽下步行一個小時，盡可能讓皮膚接觸到陽光，也具有類似的效益。這將可以讓你得到足夠的日晒，產生充足的維生素D，倘若你再融入均衡的飲食和生活型態，身體、心理就能都保持健康。

身體能在一年之中陽光普照的日子儲存足夠的維生素D，以讓你度過冬天，但也許不足以預防春天時節的感冒或流感。在溫暖且有日照地區的寒假，對於補足維生素D的儲存量是很理想的。使用利用電子安定器來取代傳統磁性安定器的日晒床也是理想的。許多市售的日晒床使用磁性安定器以產生ＵＶ射線，而它們會產生有害的電磁場（ＥＭＦ）。多數較新型的ＵＶ日晒床和立燈現在是使用電子安定器。使用電子安定器的小型ＵＶ燈也是可以的。如果你在日晒床上聽到很大的嗡嗡聲，那是因為它使用了磁性安定器系統。這些額外的選擇可以補足你的維生素Ｄ儲備，讓你足以安全地度過一年之中這些陽光較為缺乏的時光。

請注意，晒黑並不等同於皮膚損傷，但那些責怪太陽造成皮膚癌的人卻總是這麼宣稱。晒黑是你的身體在對抗晒傷的一個自然保護機制，那也就是為何我們有製造黑色素的細胞。我們生來都有內建的機制可產生我們自己的天然防晒劑。至於，使用阻斷ＵＶ的防晒產品，則妨礙了你從晒太陽過程中所能獲得的利益。

維生素Ｄ營養補充品的重要提醒

在你決定要補充維生素Ｄ營養品之前，請注意以下幾點：

1. 醫生常使用來治療維生素Ｄ缺乏的典型處方是合成維生素D_2，但維生素D_2已顯示不僅無法降低死亡率，事實上還會增加。這是在二〇一一年由考科藍資料庫（Cochrane Database）所做的五十個臨床試驗的統合分析，總共包含九萬四千位參加者所得到的發現（註19）。這個分析顯示使用合成維生素D_2的參加者，其相關風險增加了百分之二，而服用天然維生素D_3者其相關風險則下降了百分之七。所有合成的藥物，包括維生素D_2，操控並削弱了免疫系統，且病患在服用任何處方藥之前先做功課總是明智的。不要將你醫生的話奉為聖旨。有的醫生很少從醫學期刊裡獲得資訊，而是從藥廠那裡獲得；藥廠的主要目標是銷售藥物，不管藥物對你是好是壞。合成的維生素D對你當然沒有好處。

2. 維生素D_3的營養補充品不像皮膚在回應太陽暴曬時自然產生的維生素D_3，它並不含膽固醇硫酸鹽。根據二〇〇三年一項刊登在《脂質研究期刊（*Journal of Lipid Research*）》的研究（註20），「膽固醇硫酸鹽在數量上，是人類血漿中最重要的已知硫化固醇（sterol sulfate），此處它的濃度會和另一種大量的循環性硫化固醇——脫氫表雄酮硫酸鹽（dehydroepiandrosterone [DHEA] sulfate）重疊。」膽固醇硫酸鹽是一種細胞膜的重要調節分子和成分，若沒有它，細胞就無法生存或分裂。在血小板細胞膜裡膽固醇硫酸鹽支援血小板的黏著，這對健康的血液流動和適當的血液凝結是必要的。缺乏足夠的膽固醇硫酸鹽，身體可造成幾乎所有種類的疾病。營養補充品形式的維生素D_3可能因此無法保護你對抗心臟衰竭、心臟病、中風、大腦損傷或其他因為缺乏硫化維生素D而導致的疾病，而硫化維生素D只有透過晒太陽才能取得。以我的觀點，醫生或另類療法醫師等人建議病患補充維生素D營養品，卻不告訴病患這無法提供硫化維生素D，是非常不負責任的作法。

3. 除非你在服用維生素D_3時定期進行血液檢查，否則你一定要了解潛在的風險。當攝取過量的維生素D時，會造成肝臟損傷和死亡（請見下方所列的其他副作用清單）。大自然避免提供含有維生素D的未處理食物，以避免毒性；即使人類的母乳所含的維生素D也非常低。原因就是大自然要我們透過晒太陽來製造我們自己的維生素D，而不是把它加在加工過的牛奶或去捕撈鮭魚（兩者都含有維生素D）。如果地球上數十億的人倚賴喝牛奶和吃鮭魚，則今日全球多數人都已不復存在。

毋庸置疑，使用維生素D補充品能改善多種健康問題，包括降低軟骨症、佝僂症、骨質疏鬆症、某些癌症、免疫缺損以及多發性硬化症等的風險，但沒有可靠的測試方法可以了解一個人實際上消化及代謝這種維生素D形式的程度。

因為維生素D是一種脂溶性的維生素，所以它需要充足的膽汁來消化並吸收它。肝臟膽管裡的阻塞可能會令維生素D補充品失效。就也就是為何有益的維生素D_3，不管服用多少劑量，卻無法對這麼多每天服用它的人產生任何效益。當然，如果由陽光照射皮膚而產生，那麼維生素D_3就不需要消化過程來讓它被血液利用。

很重要的是，一定要知道某種疾病的消失可能會輕易地導致另一個同樣嚴重的健康問題。單純加入一、兩種身體缺乏的元素，很少是個好的策略，這與我們現行對症治療方法使用「神奇藥丸」的現代醫學並沒有不同。身體是非常複雜且全面的，如果不把焦點放在失衡的背後原因，身體將無法真正重新取得平衡，只會讓不平衡更加明顯，這是永遠不變的道理。

我曾見過非常多的疾病案例，雖成功消除了疾病的症狀，例如癌化腫瘤，卻導致了致命的心臟病或中風。疾病症狀是形成身體錯綜複雜的治療機制中不可或缺的一環，成功消除這些症狀對身體而言並不是最佳的選擇。事實上，在癌症的例子中，如果透過化療或放射療法達到突然的、巨大的改善，腫瘤的退化會讓身體遭受毒素洪流和數十億癌細胞殘骸的攻擊，導致嚴重的阻塞及腫瘤在他處發展，或快速攻擊心臟並將它擊倒。

提供類固醇例如維生素D給身體，一定是有風險的。類固醇曾被視為是神奇藥物，因為它看起來產生了神奇的功效。現在我們對於它究竟是如何運作，以及它們可能造成的長期、嚴重的傷害有更深入的了解，因而它們的效益就變得令人質疑。用另一個疾病取代一個嚴重疾病，不能被視為是醫學的成就。就像他們說的，「手術很成功，但病患死了。」

當攝取過多維生素D補充品時，會造成噁心、嘔吐、食慾不佳、虛弱以及體重減輕。維生素D補充品也會升高血液中鈣的數值，稱為高血鈣症，因而改變了心智狀態，並造成困惑。高血鈣症可造成不正常的心跳率。鈣質沉著（Calcinosis），也就是在軟組織中有鈣和磷酸鹽的累積，也是因為攝取了過多的維生素D。根據一篇刊登在《紐約郵報》（*New York Post*）》（二〇一二年二月二十四日更新）的報導，當營養專家納爾（Gary Null）攝取了太多他自己的維生素D產品「Ultimate Power Meal」時，他感到「極度的疲倦，伴隨著身體疼痛」，而且「腳部開始裂開並流血」。這讓納爾花了三個月的時間才康復，但他開始偶爾出現血尿。

吃太多維生素D和鈣會導致整個腦部損害增加。根據北卡羅萊納州德罕市杜克大學（Duke University）的裴恩醫師（Dr. Martha E. Payne）的說法，服用這兩種營養補充品會增加鈣質吸收入血管壁，導致血管鈣化。裴恩醫師透過食物問卷和MRI掃描檢測了二百三十二位年長的男性和女性（平均年齡七十一歲）。雖然所有的受測者都顯示出不同程度的腦部損傷，但那些攝取最多鈣質和維生素D者，也是大腦損傷範圍最大的人。裴恩醫師在二〇〇七年五月在華盛頓的國際實驗生物學組織（Experimental Biology）底下的美國營養學會

（American Society for Nutrition）會議中，報告了這個研究結果。

再次強調，當服用高劑量的維生素D補充品，短期的改善是很正常的，因而有可能令人過度服用了這些補充品，尤其是當你的維生素A（非β胡蘿蔔素）和維生素K_2並不平衡時。但有多少人知道自己的維生素A和K的數值呢？很多案例中，高鈣血症鮮少被病患注意到，到發現時往往太晚，此時已有大量的鈣沉積在他們的心臟、肺臟或腎臟中。如果你的維生素D數值持續升高太久，對這些器官將造成永久的損傷。另一方面，由晒太陽而得到的維生素D卻永遠不會有這種問題，即使你餘生每天花八小時待在太陽底下。

服用天然保肝藥草

很多藥草能進一步改善肝臟的效能，並讓這個重要的器官得到滋養並充滿活力。它們有的被做成酊劑，最佳的方式是當成茶來飲用，在每次季節轉換或急性疾病的期間喝七至十天。很多藥草都能有助於肝臟功能並協助維持血液乾淨，以下幾種是最重要的：

- 蒲公英根（Dandelion root）二十八公克
- 黑草根／西門肺草根（Comfrey root）十四公克
- 香草根（Licorice root）二十八公克
- 龍芽草（Agrimony）二十八公克

- 野生山藥根（Wild yam root）二十八公克
- 伏牛花（Barberry bark）二十八公克
- 熊掌花（Bearsfoot）二十八公克
- Tanners櫟樹皮（Tanners oak bark）二十八公克
- 奶薊草（Milk thistle herb）二十八公克

註：與某些自然療法從業人員的看法相反，我從未看過有任何證據可證明黑草根／西門肺草根有有害的副作用，它只有利益，尤其是對肝臟而言。詳情可以看本章的「黑草根／西門肺草根有毒嗎？」小節。

為了讓效果達到最大，最好使用所有的藥草，將它們依上述的量混合，然後加二湯匙的混合物到約七百毫升的水裡。讓它靜置六小時或隔夜；接著將它煮開，之後再繼續沸騰煮五至十分鐘，將它過濾。如果你忘了在前一晚準備好這道茶飲，那麼就在早上將它煮開，繼續烹煮五至十分鐘，再過濾。如果可以的話，每天空腹時喝兩杯。這道藥草茶可以持續喝，或當你覺得你的肝臟功能不佳時喝。對於那些因故無法進行肝臟淨化的人，也可以從這道茶飲中獲益。

由洋紅風鈴木（red lapacho tree，又稱爲Pau d'Arco〔保哥果〕、Ipe Roxa或Taheebo）樹皮所製成的茶，對肝臟和免疫系統都有優異的效果。

採行每日油療法

油療法是一種簡單、但非常有效的淨化血液的方法，它對很多疾病都有效益，包括血液疾病、肺和肝的疾病、牙齒牙齦疾病、頭痛、皮膚疾病、胃潰瘍、腸道問題、食欲不良、心臟和腎臟疾病、腦炎、神經狀態、記憶不佳、婦科疾病、臉部腫脹，以及眼袋等。這個療法是在嘴巴中以油漱口。

採用這種療法時，你需要冷壓、非精製的葵花、芝麻或橄欖油。在早上，最好是在醒來後或早餐前的任何時間，放一湯匙的油在你的嘴巴裡，但不要吞下。慢慢地在你的嘴裡漱口、咀嚼，並將它吸過你的牙齒三至四分鐘。這能令油和唾液完全混合，並活化釋出的酵素。這個酵素會將毒物從血液抽離。因此，非常重要的是要在三至四分鐘內，將這個油吐掉，因為你不會希望釋放出來的毒素再度被吸收回去。你會發現，當這個油飽含毒物和數十億個具破壞性的細菌時，它會呈現牛奶樣的白色或黃色。

為了達到最佳的效果，再重複這個過程兩次。然後用半茶匙的小蘇打，或半茶匙的非精製海鹽（取其一將它們溶解在少量的水中）來漱口。這個溶液會清除所有殘餘的油和有毒物質。除此之外，刷個牙來確保你的嘴巴是乾淨的；舌頭也要記得刷。

以油漱口的可見效果，包括減少牙齦流血，並美白牙齒。在生病期間，這個程序可以每天重複三次，但請在空腹時做。當油療法把肝臟無法清除或解毒的毒性從血液中帶出來時，能大大地舒緩並支持肝功能。這對整個有機體都有很大的幫助。如果你覺得不舒服，只要一天做一次即可。

有些從業人員建議油漱法一次要做十至十五分鐘，但我發現一次做超過三、四分鐘並不能吸出更多毒素，也無法提供額外的效益。

換掉所有金屬的牙齒填充物

金屬的牙齒產品，不但是體內毒性的持續來源，也可能是過敏反應的來源。所有的金屬長時間下來都會腐蝕，尤其是在嘴巴裡，總是充滿了濃縮的空氣和高度濕氣。汞合金填充物會釋放出極毒的成分，並蒸發到身體裡，這也就是為何德國的法律，明文禁止牙醫將它們用在懷孕的婦女身上。它在現今的許多歐洲國家都被禁用了。

如果汞被認為會對一位母親和她的寶寶造成危險，那它對所有人來說也是危險的。尤其是肝臟和腎臟，必須處理有毒物質，這些由金屬填充物所釋放出來的物質，會逐漸令人體中毒。舉例來說，鎘被用在假牙中使其呈現粉紅色，它的毒性是鉛的五倍，它會使血壓升高到不正常的狀態。而在汞合金填充物裡被發現的鉈，則會造成腿部疼痛及半身不遂，它影響了皮膚和神經及心血管系統。所有接受金屬毒性測試的輪椅病患，都測出有鉈的毒性。很多人在接受了金屬填充物之後數年，成了輪椅族，但當他們把所有的金屬從口腔完全移除之後，就完全康復了。鉈的劑量達〇．五至一．〇公克時，就會致命。

其他包含在金屬填充物的元素，則因為它們的致癌因子影響而為人所知。包括使用在金屬牙套、矯正器和兒童牙套上的鎳以及鉻。所有的金屬（包括黃金、銀和鉑）都會腐蝕，然後被人體吸收。患有乳癌的婦女通常乳房裡也累積了大量溶解的金屬。一旦口腔所有金屬被清除了，它們也會從乳房消失。此外，多數的囊腫也會自己縮小並消失。

身體的免疫系統會自然地回應有毒的金屬物質，且最終形成過敏反應。這些過敏可能會以鼻子病變、耳鳴、肥大的脖子和腺體、脹氣、脾臟腫大、關節疾病、頭痛和偏頭痛、眼睛病變，以及甚至更嚴重的併發症，例如下半身癱瘓或心臟病來顯現。

改善這些狀況一個很明顯的方式，就是以非金屬的物質來取代所有的金屬填充物（想要了解牙齒填充物的細節，請見《健康與回春之祕》一書）。如果你需要進行重大的牙齒工程，例如牙套、根管治療、牙橋或植牙，最好尋求採用最不會傷害人體的牙科處理方式的醫生。避免使用鈦金屬的植體（牙根），而是選擇陶瓷植體取代；它們更優異且無毒。

除此之外，在替換掉填充物之後，應淨化肝臟和腎臟，並連續十天飲用對肝臟有益的藥草茶（請見上述配方）。

避免根管治療

讀過我的《健康與回春之祕》一書的人就了解，為何我這麼多年來如此強烈反對根管治療。在一九六〇年代早期，我的母親，一位自然療法的推廣者，告訴我根管治療是造成腎臟病、心臟病、關節疾病、免疫疾病以及癌症的元凶。

我們很難理解為何嘴巴內一顆死亡的牙齒是令人致死的元兇，但有些非常勇敢的牙醫師和科學家不斷的努力工作和研究，讓我們了解在此不幸的現象背後的機制。

他們非常有膽識，因為進行根管治療是全世界牙醫界的興盛產業，而站出來反對這種治療，被視為是對產業主要收入來源之一的威脅。有很多好的牙醫師因為揭發了汞齊填充物中汞的毒性而喪失了執照，牙醫告訴他們的病患根管治療可以是身體疾病的肇因，因而觸怒了美國牙醫學會（American Dental Association, ADA）。

多年後的現在，美國牙醫學會利用威脅、法律訴訟和專業的羞辱，以阻止這些牙醫為他們的病患挺身而出，保護他們免於根管治療所造成的疾病。如果美國牙醫學會承認根管治療事實上必須為退化性疾病負起責任，那麼將會有無數高價的訴訟產生，毀掉整個醫療產業。顯然地，美國牙醫學會將奮力作戰以讓這個發生。

二〇〇〇年時，美國有三千萬次根管治療被施作在毫無戒心的病人身上。而這個增長的數字是前所未有的高。根管治療的花費，若是一顆門牙至少要七百五十元，臼齒則要一千元，一年可為業界帶來兩百五十億至四百億的驚人收入。

多數傳統牙醫並不像生物學的牙醫了解這個風險，因此他們會告訴你根管治療是絕對安全的。他如何得知？嗯，他們不知，因為根管治療是眾多未被檢驗安全性的療程之一。事實上，根本沒有資料證實美國牙醫學會對於根管治療是安全的宣稱，只是因為根管治療已經做了超過一百年，並不表示它就是安全的。

有多少心臟科醫師、腫瘤科醫師和神經科醫師知道，他們病患嘴巴裡一顆死的牙齒就像是厭氧菌的培養皿，會製造某些致死的毒素？一九〇八年，梅約醫學中心（Mayo's Clinic）和來自牙科學會的微生物學研究人員發現，死亡牙齒裡的細菌和它們產生的毒素進入了血液中並流到身體各部位，因而對該處的組織或器官造成影響。全球最具聲望的牙醫師普萊斯（Dr. Weston Price）發現，當根管中的細菌被移轉到兔子身上，這些兔子中有百分之十八十至百分之百發生了與牙齒主人相同的毛病。以心臟病為例，轉移率是百分之百！

此外，多重病原菌不只在根管治療的牙齒中發現，也在骨頭和牙齒相連處和百分之九十九被拔除的智齒的區域。在這種無聲的中毒變明顯而形成退化性疾病前，可能要花上數十年。雖然不少根管治療的病人不會罹患退化性疾病，但並非每個病人都如此幸運。

普萊斯醫師的主要發現是，要消毒一顆根管治療過的牙齒是不可能的，甚至無法得知它是否在發炎中。普萊斯的研究顯示了無數的退化性疾病源自於藏匿在根管牙齒的細菌因子，往往造成心臟及循環疾病，以及關節、大腦和神經系統的疾病。

普萊斯的研究揭示了我們的每一顆牙齒都有複雜的微小細管，如果伸展開來，可延伸至少三英哩。此外，他也在單一顆門牙發現了多達七十五個副根管。

他的發現顯示，一般無害甚至有益的微生物，會跑進這些細小的管道中或停留在它們周圍。問題浮現了，當牙醫在做根管治療時，不只是牙齒的血液供應被切斷了，供應至牙齒的營養也中斷了。餓壞了的細菌現在要靠著牙齒的組織來生存，這就造成了感染。而為了感染死亡的牙齒組織，先前無害的口腔細菌必須突變成高度毒性及毀滅性的病原體。抗體和體內自己通常能消滅病原的免疫細胞，無法在沒有血液流到死亡牙齒的情形下到達它們只要檢查，就會發現幾乎每顆根管過的牙齒都被病原菌占據，可能將感染擴散至牙周韌帶的頂端，甚至還可能遠至頜骨，在那而形成無法自癒的氣穴。根據韋斯頓普萊斯基金會

（Weston Price Foundation），在五千例以手術清潔氣穴的案子中，只有兩位被治好。

免疫系統若沒有被疾病耗弱，或被疫苗、放射線、意外、情緒壓力、創傷、不良的飲食、維生素Ｄ不足或其他理由抑制，則這個健康的免疫系統就能輕易地應付所有從牙齒遊蕩而來的細菌。然而，當免疫被抑制，這些病原就會進入血液中並運送到其他的組織、器官或腺體。

普萊斯展示了當他將一個病人，例如患有風濕性關節炎者的根管牙齒的碎片植入兔子身體，兔子很快地也變成有關節炎。同樣的，從心臟病病患身上取得的根管碎片也會造成被植入該碎片的兔子患上心臟病。這種狀況屢試不爽，同樣的原則不僅適用於心臟病和關節炎，也適用於腎臟病、關節疾病、神經疾病（包括ＡＬＳ和ＭＳ）、自體免疫疾病例如狼瘡等，甚至是癌症。

德國的醫生喬瑟夫以色斯（Josef M. Issels，1907-1998），被譽為「整合醫學之父」，提出在他治療末期癌症患者四十年，其中百分之九十七做了根管。癌症研究者，羅伯特瓊斯醫師（Dr. Robert Jones），也建立了根管和癌症成長之間的關聯。他做了一個針對三百名乳癌患者的五年期研究，發現百分點之九十三患有乳癌的婦女都做過根管，其他人則做過其他的口腔病理學。他的研究也顯示了，幾乎所有的案例，腫瘤都發生在與根管治療的同一側身體。瓊斯認為，源於感染的牙齒或頜骨中細菌的毒素一定被限制了抑制癌細胞生長的蛋白質。

為了確認普萊斯醫師原始的研究發現，毒性元素研究基金會（Toxic Element Research Foundation, TERF）利用了ＤＮＡ分析以了解根管治療過的牙齒是否被病原菌汙染，這點在百分之百的樣本中都被證實了。根據檢驗結果，在四十三顆根管的樣本中，發現四十二種不同種類的厭氧菌。在氣穴中情況甚至更糟：八十五個樣本中，共發現六十七種不同的厭氧菌。

此外，分析也顯示，在根管牙齒周圍的血液比牙齒本身多四倍，這表示當身體的免疫系統低落時，它們就會很容易地被傳送到身體其他各處。身體裡和大自然中總是有細菌的存在，當細菌被囚禁起來而必須進行變種以求生存時，它們就會變得非常毒，且會在血液、心臟、大腦、肝臟、腎臟以及身體其他部位造成大規模破壞，但我們當然不能因此而責怪這些器官。

讓任何已死亡的東西保存在體內，是高度不符合自然原則的事。如果醫生不切除因凍傷或壞疽而壞死的肢體，人們就會死亡。一個在母親子宮內的死嬰、生病的腎臟或一塊損壞的骨頭碎片必須被取出，否則發炎的免疫反應伴隨著毀滅性的細菌將會殺死這個主人。為什麼醫生要移除破裂的盲腸，卻不移除一顆壞死的牙齒？我們不能有兩套作法。任何死亡的東西都會被感染然後分解，這是大自然的法則。

就連美國牙醫學會也承認，口腔內的細菌會從你的嘴巴遷移到你的心臟，然後造成危及性命的感染。他們抵抗細菌的解決之道是用抗生素來治療，希望或多或少能讓這些蟲子閃邊。但再次強調，你是保護自己和家人健康的那個人。

當然，預防牙齒問題的最佳方式就是好好照顧你的飲食和生活方式。但如果你已經做了根管或cavitations，我強烈建議去找一個知道上述風險的生物學牙醫。如果發現你沒有任何顯著副作用的風險，那麼可以保留那根根管的牙齒。否則，沒有比拔除那根根管牙齒更好的方式了。你的牙醫可能會給你忠告要你裝局部假牙、做牙橋或以鋯等無毒的材質做植牙，並確保被拔除的牙齒的韌帶還完整保留。

如果你想要了解關於這方面更多的資訊，可以上ToxicTeeth.org網站搜尋。上頭也有生物學牙醫的名單，你也可以找到上述研究發現的參考連結（註21）。

為情緒健康帶來平衡

在更深層面中，每一個身體上的病痛，都是由不平衡的情緒所造成的。

情緒是人體在每個意識存在時，發送給我們舒服或不舒服的訊號。它們包含特殊的振動，如同天氣報告一樣地運作，告訴我們，在我們的生命及世界中，我們對自己、對別人，以及對什麼是「好」或「壞」、「對」或「錯」的感覺如何。情緒就像鏡中的反射，告訴我們必須知道的每件事，以度過生命中的考驗和磨難。

我們的身體，是有「感受」的，它就如同情緒的鏡子或傳信者。一面骯髒的鏡子只會反映我們的某些部分，或讓我們看起來是扭曲的。如果我們情緒受阻，且無法了解發生在我們身上的事，是因為我們沒有敞開來傾聽、了解並遵照身體試著發送給我們的訊息。

所有情緒問題都代表意識的缺乏，如果我們沒有完全覺知這些情緒和身體的挑戰的根源，那麼我們就會和自己失去聯繫，且因此無法對我們的生命做出正面的改變。許多人與他們自己的感覺是如此毫無關聯，以致於他們甚至不知道自己感覺到什麼。練習「靜觀」，能帶領我們的注意力回到我們的所在之處，以及了解我們是誰。藉由與我們的情緒站在同一陣線，我們可以令蟄伏在體內的驚人創造力得以爆發。情緒並不是用來被批判或壓抑的；它們是要被了解及接受的。當我們學會發現它們，我們就能開始了解它們的真正涵義。我們不會無意識地對一個困難的情況或人物做出反應，取而代之的是我們會透過自己的自由意志，以及有意識地行動。

情緒想要被了解，因為它們是身體能夠告訴我們，我們對其他人及對自己的真實感覺的唯一方法。唯有接受並尊敬我們所有的感覺和情緒，而非壓抑它們，我們才能開始體驗生命中不同的真實，一個能讓我們不受評判、沒有痛苦的真實。我們會開始看到所有發生在我們身上的事物的意義和目的，無論它是「對」或「錯」的、「好」或「壞」的。這會去除你的恐懼，也會去除所有因恐懼而衍生的情緒。平衡我們的情緒，是我們在取得健康、快樂與寧靜的平和狀態時，最重要的非實體的方式之一。

在我《健康與回春之祕》一書中提到的方法、訊息和作品，都是設計來為你的情緒健康帶來平衡。事實上，你對問題、限制、疾病、疼痛和折磨等的整個認知，在讀了那本書之後會完全改觀。此外，之前讓你快速衰老，甚至經歷身體疾病的事，可能會快速轉變成強而有力的機會，供你在日後的人生中創造出歡樂、豐富、活力和回春的效果。我所獨創的療癒系統，*Sacred Santémony*，可在www.ener-chi.com網站中找到說明，這是個高度有效的方法，可以平衡情緒失衡的根本原因。

另外，你可以遵照簡單的方式，來平衡情緒，並因此獲得極大的助益：將你的心智轉換到你幼兒早期的美妙時光，也許是你三歲時。記住你那時有多麼自在且快樂。你沒有對錯、好壞、美醜等先入為主的觀念。看看你自己與其他的互動，充滿驚歎、全然地放鬆，以及天真地敞開心胸。你對所有的事物都感到興趣，且感到安全、被滋養及被愛。現在前往你生命中不再有這種感覺的時間點，你感到缺乏愛、被忽略、被指責、被挑剔或被虐待。注意你心中的緊縮和寒冷。再一次，回到你兒時天真的天性，並將它帶回造成你巨大痛苦的情況中。讓你自己填滿三歲時的天真無邪，以及無瑕的歡樂，讓它照射並充滿在你周圍。看著它以同樣的歡樂光輝，填滿每個人。現在移到你生命中另一個讓你不快樂的事件，並重複這個過程。讓你生命中的每一個困境或不好的經驗在你腦海中跑過一遍，並以你三歲時的歡樂來療癒它。

這個方式很有效，因為事實上，並沒有所謂線性的時間。時間僅僅是一個我們用來區分事件是已發生、是目前正在發生，或是未來可能發生的概念。因此實際上，過去的事件對於過去和現在造成的影響力，是一樣的。因此，我們的世界上有這麼多恐懼、緊張、壓力、憤怒、衝突和暴力。多數人無法讓他們過往的經驗就這樣離去，因此重複製造了類似的場景，以同樣的方式來處理它們。然而，藉由這個簡單的自我增進能量的方法，來消除它們負面的影響，你就能確實地改變你的過去，並因此改變你的現在和未來。

這可能要花上一到兩個星期（每天二十至三十分鐘），用這個方法一一回想並療癒你過去不平衡的情緒，但它是值得的。當你在生命中以負面方式回應某件事物，那是因為你在之前有過不平衡的情緒經驗。透過平衡發生在你的童年早期和此時此刻之間不想要的經驗，你就能幫助自己移除許多既存的情緒、心理、身體和精神問題的根本原因，並能防止新的問題產生。

持續的情緒壓力是造就新的膽結石的主要原因，因為它會改變膽汁的菌叢，也會讓食物無法被充分消化（膽鹽也是）。如果你無法自己解決舊有的情緒衝突，你可能會想要找一位有經驗的德國新醫學（German New Medicine, GNM）的從業人員（註22），這些衝突可以在一兩個小時內被解決。德國新醫學展示了舊有的、未解決的情緒衝突或創傷，是如何影響體內的器官和系統，並讓它們無法適當地運作或復原。我曾見過這種方法對持續的創傷造成的疾病，例如念珠菌過度生長、關節炎及癌症有很好的效果。

第6章

肝膽淨化帶來的效益

成功的肝膽淨化，能為你帶來無病生活、增加能量及活力，
讓你免除疼痛與疾病，反轉老化過程，
同時獲得內在與外在的美麗，
並讓情緒及心智處於健康與清明的狀態。

無病生活

疾病並不是身體設計的一部分，身體內建了自我療癒的策略，且不斷調整。療癒（heal）這個字，是源自於「健康」（health）或「整體」（wholeness）。「療癒」意指回復到整體性或健康狀態。

疾病的症狀只是指出身體試著預防嚴重傷害，甚至是威脅生命的狀況發生，生病只是顯示身體正在這麼做。當人體的免疫系統受到抑制，且因為累積了有毒廢棄物而負荷過重，就會生病。身體對這種極度阻塞形態的反應，是以各種不同且通常令人不太愉悅的方式，來清除有毒廢棄物，但這些方式往往被當成症狀。

身體自我防衛和淨化的方法，通常需要經歷疼痛、發燒、感染、發炎和潰瘍。在許多嚴重案例中，癌症和堆積在動脈壁裡的斑塊，事實上有助於讓生病者避免立即死亡的危機。多數內部的「窒息」形態，是衍生自肝臟膽管的阻塞，或伴隨它而來。當身為體內主要工廠和解毒中心的肝臟因膽結石阻塞，疾病就會產生。

當你清除了肝臟膽管的所有阻塞，且採行並維持一個均衡的飲食和生活習慣，你的身體會自然地回到平衡狀態（恆常性）。這種平衡狀態就是大多數人們所謂的「良好健康」。老生常談：「預防勝於治療。」非常適用於肝臟。如果肝臟能永遠遠離膽結石，身體的平衡狀態就得以維持。擁有一個乾淨的肝臟，意味著擁有了健康保證書。

醫療保險公司和它們的客戶，能從肝臟及膽囊淨化獲得極大的利益。當被保險人的健康良好，工作時生病的天數減少，且免於受到通常會伴隨著疾病而來的恐懼和痛苦，這些就足以讓公司降低相當可觀的保險費率和理賠金。年長者不再會被認為是負擔，因為他們愈來愈能照顧自己。健康照護的費用能大大地縮減，這可能是美國和英國等國家要維持健康照護計畫時，唯一的可行之路。

如果美國現今醫療支出不斷升高的速度，如同最近幾十年來的速度一樣快，大型企業可能會因為必須繼續提供醫療保險給員工當福利，而面臨破產。二〇〇一年時，美國的健康照護金額達到十億美元，到二〇〇四年，全部的健康花費達到十九億美元。這相當於這個國家國內生產毛額（ＧＤＰ）的百分之十六，而且在看得見的未來，這個趨勢是沒有盡頭的。健康照護的花費在未來的十年內，預計會翻倍成長達到四十億美元。

當醫療成本的成長速度比國家收入還要快，國家的生存就岌岌可危。每個不照顧自己健康的人都要為這個醫療成本的升高以及政府的即將破產負責。

良好的健康照護不能以「有多少錢花費在治療疾病的症狀上」來衡量。治療疾病症狀必然會導致更多的治療，因為疾病的源頭被忽視了，而如果不去管它，疾病會愈來愈嚴重。根據現代醫療的前提，要「成功地」治療疾病的症狀，意思是抑制身體自我療癒的努力，而去接受有毒的藥物、放射線或手術治療。這些治療形式都具有損害人體的副作用，這些副作用接著會成為新的疾病成因，並讓人需要更多的治療。抑制疾病症狀的快速處理方式，是促使慢性病、早死，以及健康醫療花費飛漲的主要原因。每年有超過九十萬人死於昂貴治療所產生的副作用。相較之下，真正能療癒疾病，並預防新的疾病發生的方法，則是相當便宜的。

傳統的健康醫療對於全球大多數人而言，變得愈來愈難以負擔，且可能變成未來一種非常少數的特權。在美國，只要醫生願意開出肝臟和膽囊淨化的處方，即使只針對有膽囊疾病的人，它也能幫助那三千一百萬個有膽結石的病人，維持一個正常、舒適的生活，並減少或預防無數種其他相關的疾病。

我每天都會接到來自世界各地的信或電子郵件，一天可能多達二百五十封。每封信都告訴我一個獨特的故事，訴說著對自己健康採取主動的過程。下面這個見證是一個專業的音樂家兼音樂老師徹底好轉的例子。她在二十四歲時開始發生嚴重的胃酸逆流疾病。最後，這個痛苦已經變得令她無法忍受，導致她因為聲帶結節而再也無法唱歌。四十歲時她因為痛苦、失眠和其他的健康問題備受折磨，且生計也受到威脅。

她在寫給我的信中解釋：「胃酸逆流等於是對一個歌唱家判了死刑，」她繼續寫道：「最後我接受了核醫膽囊攝影（HIDA scan），顯示我的膽囊排空率是百分之九。我被告知必須立刻將它切除。在二〇一一年三月時，它被切除了，我的醫生告訴我，我的膽囊差一點破裂，且尺寸變成原來的三倍大。他向我保證日後我的感覺會好得多，並可以吃任何我想吃的東西。儘管有好的飲食、運動、戒咖啡和酒，但我只經歷了短暫的緩解，就又再度回到醫藥懷抱。氫離子幫浦抑制劑（制酸劑）已不再能提供緩解效果。那時，我讀了你的書！我的第一次肝膽淨化真是個令人驚訝的經驗！排出的結石相當大，而我感覺到多年來的最佳狀況（尤其是在我的膽囊被切除之後）！我的胃酸逆流和右側疼痛改善了，而我愉悅地期待未來的淨化及重獲健康。這麼多年來這是第一次，我充滿了希望！」

肝臟淨化所做的，不只是恢復正常的膽囊和肝功能；它還幫助人們主動關心他們往後日子的身體健康。對抗疾病的保險政策，無法保證有個不生病的生活。當你讓自己的身體遠離膽結石和其他有毒廢棄物，且當你實現了維持你的青春和活力的大部分基本需求時，你就能擁有良好的健康。

改善消化、能量及活力

「良好的消化」包含三個體內的基本過程：

- 被攝取的食物分解成營養分子。
- 養分被吸收，且傳送給所有的細胞，然後有效率地代謝。
- 因分解和利用食物而產生的廢棄物，全都透過排泄器官及系統排出去。

身體需要良好的消化過程，以保證其六十兆至一百兆個細胞能持續、有效率的汰換。為了維持體內平衡，身體每天必須製造三百億個新細胞，以替換掉相同數量老的、舊的或受損的細胞。如果這個過程發展順利，日復一日、年復一年，那麼體內的新生代細胞就能夠像先前的細胞一樣有效率且健康。即使某些特定細胞，例如腦細胞和心臟細胞無法被取代（根據一項在神經新生領域得到的研究發現，這個理論快要過時了，註1），它們的組成，像是碳、氧、氫和氮原子（這些組成了我們呼吸的空氣），也會不停地更新。換言之，體內任何天然的東西都不會是舊的。

然而，對於現今生活在步調快速的世界，無法過一個健康生活形態及均衡飲食的大多數人而言，細胞或原子的自然汰換不再完全。現代人並不健康，因為他們吃了不健康的食物，擁有不健康的思考。一個健康飲食，應包含自然、不受汙染的食物，以及新鮮、潔淨的飲水。只有非常少數的居民能不管在哪個年齡階段，都維持著他們的青春及健康。這些人住在偏遠及與世隔絕的地方，例如南俄羅斯的阿布哈西亞山；印度、西藏及中國邊境的喜瑪拉雅山；南美的安第斯山；以及墨西哥北部的某些地區。他們只攝取原始、新鮮的食物。令人感到欣慰的是，你不需要住在世界上這麼僻靜的地區才能獲得健康。事實上，在一百歲或甚至更老的時候，擁有全然乾淨的血管，是非常正常的（請見圖31）。

上面照片中的冠狀動脈來自一位一百歲的美國女性，她在睡夢中平靜地離世，而不是因為疾病。即使是一千年的樹也能生出健康的葉子和水果，只要樹液能暢通地流通。

年紀增長並不會窄化血管並中斷營養被供應至我們身體的細胞（讓他們變老和虛弱的主要原因），但不健康的飲食和生活方式卻會。

透過淨化身體，並給它最好的處理，我們全都能提升自己的生活品質到一個充滿高度能量和活力的狀態，而這是每個人類都值得擁有的自然健康狀態。一個運作良好的消化系統和沒有膽結石的肝臟，讓人的身體能夠調節細胞的汰換，而不會沉積有毒物質。這是所有人都能擁有的、對抗老化和疾病的解毒劑。

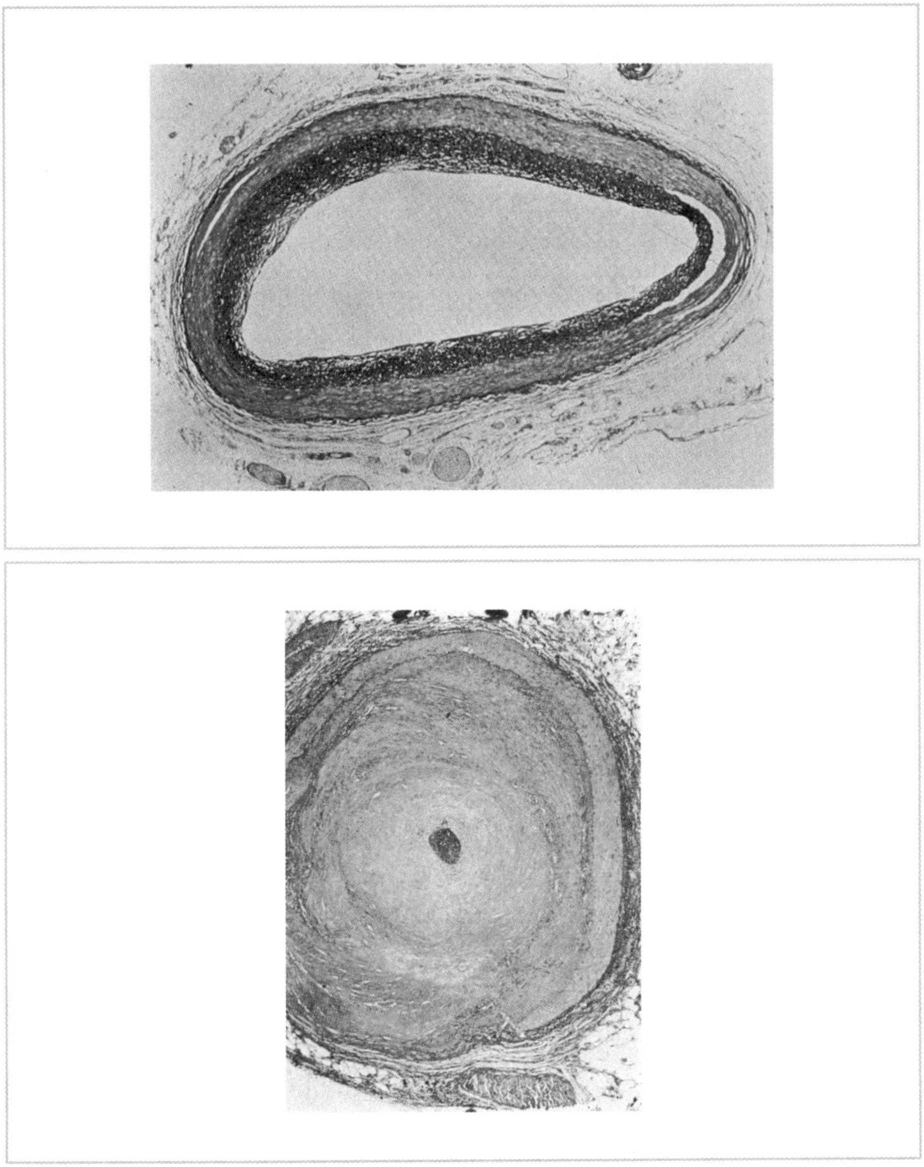

▲ 圖 31：一位一百歲的美國女性其乾淨的冠狀動脈（上圖）和一位五十歲的男性其阻塞的動脈（下圖），下圖中心的紅色標誌處是造成致命心臟病發的血塊。

遠離疼痛

疼痛是身體用來識別並矯正器官、系統、肌肉和關節的某些問題，以及失能的訊號。疼痛本身並不是疾病，而是一種對於異常狀況的適當免疫反應的徵兆。異常的狀況，可能是指淋巴、血液以及廢棄物的阻塞。任何身體上的阻塞都會導致氧氣的供應不足。被剝奪了氧氣的組織，幾乎都會出現疼痛的訊號。當疼痛透過淨化或身體移除了阻塞（不使用止痛劑）而自然地消失時，表示身體已回到平衡的狀態。慢性疼痛意味著身體的免疫反應和自我淨化的能力不再有效，其問題的根本原因仍然存在。

清除肝臟和膽囊的所有膽結石，能幫助減少並消除身體疼痛，無論這個疼痛是在關節、頭部、神經、肌肉或器官上。只有在血液和淋巴健康時，身體才會健康。如果血液和淋巴含有大量的有毒物質，如同在肝臟發生的阻塞一樣，那麼身體最虛弱部位的細胞和組織，就會發生過敏、發炎、感染或損毀。如果身體的消化、代謝和排泄廢棄物的過程，因為貧乏的肝功能而被損害，免疫系統就會無法完成它在體內的治療任務。

療癒反應需倚賴免疫系統的有效性，而最重要的部位是在腸道中。肝臟是控制消化和細胞代謝的主要器官，必須暢通無阻，才能預防免疫系統受到抑制且負荷過重。如果腸道內的免疫系統低下，也會抑制身體其他部位的系統。一旦阻塞消失了，免疫系統回復到它完全的能力及效率，疼痛就會自動緩解。疼痛不需要治療，除非到了無法忍受的程度。你不會試著在夜晚去對抗黑夜，因為你所需要做的只是打開電燈。事實上，嘗試去消滅警告你有敵人逼近的疼痛訊號，是非常不智的。因為慢性疼痛是由慢性阻塞所造成，因而在嘗試治療疼痛時，肝臟、腸道、腎臟和淋巴系統必須被淨化乾淨。在幾乎所有案例中，這個方法能緩解所有的疼痛，並恢復活力、健康與良好的免疫功能。

更具彈性的身體

身體的彈性，是衡量我們的器官、關節、肌肉、結締組織以及細胞，被我們所攝取的食物、喝的水，以及呼吸的空氣所滋養的程度的方法。讓細胞取得這些養分和物質的消化和代謝過程，必須處於最佳狀態，健康才能真實且長久。關節和肌肉僵硬，顯示了因為消化和排泄系統不佳，使得酸性代謝廢棄物在體內這些部位形成。

練習瑜伽、健身或其他形式運動，且做過數次肝臟淨化的人，將會注意到脊椎、關節和肌肉彈性大大地增加。頸部和肩膀部位的礦物鹽廢棄物開始減少，疼痛和僵硬感也消失了。整個身體感覺到更有連結性，而讓細胞結合的結締組織也再度變得更柔韌、流暢。

一條水流純淨、清潔的河，比一條充滿髒汙和泥巴的河流，更容易流動且摩擦更少。肝臟最重要的功能之一，就是維持血液的稀薄，讓養分輸送到細胞、收集廢棄物，並準時傳遞訊息荷爾蒙到它們的目的地。濃稠的血液是身體多數疾病的起源，你可以藉由發現身體某些部位的缺乏彈性、伴隨疲倦等症狀，來識別它。如果脊椎和關節持續僵硬且疼痛，顯示體內大多數器官都遇到了循環問題。當不再有膽結石阻塞肝臟，血液循環就會大大地改善。這會導致整個身體的彈性和活動力增加。良好且規律的運動計畫，能有助於支援並維持這種彈性。

一個有彈性的身體，也代表心智的敞開及包容。相反地，僵硬的身體，象徵死板且恐懼的心智。當身體被供應以稀薄的血液，且當僵硬的結構再度變柔軟，你的心理態度也會變得更寬廣且包容。這會增加你在當下與生命機會共同移動的能力，也為未來的每一天添加更多的歡樂和滿足。

反轉老化過程

很多人視老化為一個不可避免的現象，認為它就像疾病一樣，最終一定會擊垮他們。然而，這種觀點只看到了它的「負面」結果。其實你也能看見老化的正面成長過程，它讓生命更豐富、增加智慧，且增進了經驗及成熟——所有你很難在年輕時就有的資產。大多數人對老化過程的負面觀點是：長時間逐漸發展而成的代謝不良。

這些令人不悅的老化影響，源於細胞階段就發生的功能失調。當身體的細胞不能以夠快的速度移除它每天產生的代謝廢棄物時，有些就會被丟棄在細胞膜裡。事實上，細胞膜變成細胞的「垃圾桶」。細胞無法遠離自己產生的廢棄物，因為周遭的結締組織都被其他廢棄物占滿了（因爲淋巴阻塞）。同時間，廢棄物在體內變得愈來愈多。這些廢棄物逐漸地阻斷了氧氣、養分和水，對細胞的供應，且逐漸地使細胞膜變厚。新生嬰兒的細胞膜是非常薄的，幾乎無色，且十分清澈。現今平均七十歲者的細胞膜，則大概是嬰兒的五倍厚，顏色通常呈棕色，在某些案例中，甚至是黑色。這個細胞退化的過程，就是我們通常指的「老化」。

事實上在生命初始，就開始老化。正常的老化是，身體的所有細胞規律地被新細胞所取代。另一方面，如果是異常的老化，新產生的細胞會不如舊細胞那麼健康。受影響的細胞組織或群組，已變得虛弱且失去功能，因此讓新生代的細胞有了一個不好的生命開始。長時間下來，新細胞的細胞膜也堵住了，它們沒有機會發展成健康的年輕細胞。當愈來愈多的細胞及周遭的結締組織充滿了有毒廢棄物，身體的所有器官就會開始老化且退化。

人體的最大器官——皮膚，也會開始失去養分。繼而，它會失去某些以往的彈力，改變其天然的顏色、變得又乾又粗，且長出含有代謝廢棄物的斑點。在這個階段，老化過程的負面印象變得形諸於外。因此，很明顯地，身體外在的老化，是細胞代謝不健全的直接結果，是由身體內部開始的。

虛弱的消化和肝功能，是細胞代謝不良的主要原因。如果肝臟和膽囊中所有既存的膽結石都能被清除，且其他的有毒廢棄物能透過簡單的淨化方法，從器官、組織和細胞中被排泄出去，則這兩種功能都能大大地改善。當細胞開始退除它們的「暗沉皮膚」（淨化的自然結果），則氧氣、養分和水分的吸收會增加，細胞的活力也會跟著提升。當消化和代謝功能持續改善，細胞就不再是老舊且疲憊的狀態，而會再度變得年輕且充滿動能。這正是老化過程真正被反轉，且老化的正面觀點開始占主導地位的時候！

內在及外在的美麗

穩定地改善細胞代謝的結果，會影響你對於自己內在的感受，以及它們展現於外在的方式。年長者如果真正健康，則他們看起來會容光煥發且年輕。年輕人如果身體充滿毒性且疲憊，則看起來可能顯得十分年老。自然地，如果你想要達到外在的美麗，你必須先發展內部的美麗。

如果你的身體累積了許多的廢棄物，它就無法讓你美麗並有價值。現今仍然有數個不老的族群，居住在世界偏遠的角落，過著完全健康且充滿活力的生活。他們規律地使用油、藥草和液體灌洗他們的肝、腎臟和腸道。這些方式在現代化的社會中已經失傳了，現代人的主要重點，是放在改善膚淺的身體外形，而一旦生病了，也只強調處理症狀，並非移除真正的病因。

做了一系列肝臟淨化的人表示，他們對其身體、生活和環境，感覺更好了。在很多案例中，當人們的身體逐漸淨化之後，他們的自我價值以及讚美其他人的能力增加了。肝臟淨化對發展活力和內在的美麗大有貢獻。它不只能幫你減緩或反轉老化的過程，且讓你感到更年輕、更有吸引力，無論你的年齡是多少。

改善情緒健康

肝臟淨化對於你對自己和別人的感覺，有直接的影響。在壓力底下，你很可能會變得敏感、煩惱、沮喪、甚至是憤怒。多數人認為，壓力是他們自己生活時，所須面對的外在因素。然而，這並不完全正確。唯有當我們無法應付某些問題、狀況或人的時候，我們才會產生負面的反應。

肝臟透過供應維生的營養素，來維持神經系統的運作，它也決定了我們的壓力反應。膽結石阻擋了養分的配送，迫使身體採取數個緊急措施，包括分泌過量的壓力荷爾蒙。短時間內，這個快速的急救方式有助於維持多數的身體功能，但最終身體的平衡會被打亂，神經系統會失去平衡。這些情緒狀態的失衡、所有的外在壓力或需求的狀況，都會啟動一個過度誇張的壓力反應，緊接著，會讓壓力感和疲憊感提升。

我們的情緒健康與身體健康緊密相關，淨化肝臟並維持它的乾淨，能幫你維持情緒的平衡穩定。當你清除了膽結石，你也會將長時間累積的深層憤怒和怨恨連根拔起（身體用不同的部位來抓住不同的情緒）。隨著過去未解決問題的逝去所帶來的解脫，能創造出一個重生的感覺。此外，你在肝臟淨化之後立即感受到的自在和愉悅感，意味著一旦你的肝臟和膽囊完全淨化之後，等在你前頭的世界會有多美好。針對此效應，我已經收到來自全球各地無數的回報，訴說他們淨化了肝臟和膽囊後，是如何幫助他們終止他們的憂鬱、焦慮和憤怒。

擁有清明心智並促進創造力

清明的心智、回憶、創造力，以及專注力，全都倚賴大腦和神經系統被滋養的程度。一個失去效能的循環系統對所有的心理過程，都會有遲緩和壓抑的作用。接著，就會壓抑和壓迫神經系統。

每次進行肝臟淨化，你可能會注意到你的心理機能有進一步的改善。很多人表示，他們的心思變得不易被干擾，且變得更加放鬆。有些則表示突然湧進寬廣的思考，幫助他們改善工作效能及創造力。藝術家通常會找到他們創意表現的新出口，包括顏色上、形狀和樣式上更敏銳的觀點。

那些與精神成長或自我改善的技巧相關的人，會發現肝臟中膽結石的排除，能幫他們獲得自己內在深入、以往隱藏起來的入口，並更能發揮他們心理的潛能。肝臟淨化尤其幫助平衡了太陽神經叢（solar plexus chakra）的狀態。太陽神經叢代表身體的能量中心，負責自由意志、能量吸收與分配，以及肝臟、膽囊、胃、胰臟和脾臟的功能。這個身體和心智活動的中央交換開關，在經過一連串的肝臟淨化過程之後，變得遠比以前更舒服。

第7章

終結橄欖油皂化結石的迷思

全球有數百萬人說他們成功完成了肝臟淨化，
如果它是無用的，不會像這樣口耳相傳。
解剖的肝臟照片、發表在大學臨床的醫學文獻，
在在都證明肝臟膽管中結石的存在。
忽視、否認或蔑視肝內結石的存在，
是愚蠢且不可原諒的錯誤。

過去幾年來，我不斷被問到，在肝臟淨化中排出來的結石，是否只是硬化的橄欖油結塊，是淨化的材料在腸道中形成的。有些知名的藥草學家和醫師，以及醫藥產業的公關部門，費了很大的力氣在破壞肝臟和膽囊淨化的名聲。他們宣稱，這些膽結石事實上是橄欖油在腸道中因皂化作用而形成的皂結石。

對同類療法和脊骨神經醫學等全人醫療的倡導者和機構最窮追不捨、直言不諱的組織，是Quackwatch.com（譯注：quack，意謂庸醫或騙子）和它在歐洲的姊妹組織EsoWatch.com。這些反自然醫學的團體一方面宣稱要保護人們對抗庸醫以及江湖郎中，但另一方面在他們的網頁中卻沒有提到層出不窮的醫療錯誤和醫療疏失，以及因為過度使用及濫用傳統醫學而經常產生可怕且致命的副作用。他們所有的警告單純都只是為了對抗自然療法。

Quackwatch.com是由一位退休的精神科醫師巴瑞特（Stephen Barrett）所擁有，只要在搜尋引擎鍵入與主要的另類療法相關的關鍵字，這個網站都會出現在頁面的最頂端；若沒有別人的大量贊助，光用他的退休金，很難達成這樣的成績。

一位醫師薩哈連（Ray Sahelian）看了Quackwatch.com上的文章之後，寫下了「巴瑞特是個庸醫嗎？（Is Stephen Barrett a Quack?）」的線上評論。「我很難理解在他網站上關於一些由製藥產業所做的詐騙或錯誤的推廣及行銷策略報告。為什麼？為什麼巴瑞特醫師（一位已退休的精神科醫師）把他全部的注意力都放在營養產業，不把時間花在指出每年有數十億元浪費在特定的處方和非處方藥物上？如果他真的像他宣稱的，要成為真正的消費者代言人，那麼在他聚焦於較小的騙局之前先關注大騙局，不應該是他的責任嗎？這就像政府把所有的精力都放在追蹤窮人誤用糧食票，但卻放任大廠商向民眾騙取數十億元，一點都不去管一樣。」

薩哈連醫師繼續寫道：「為什麼Quackwatch上面沒有任何對偉克適（Vioxx）的評論（這種藥導致超過二萬七千人心臟病發作及心臟病發猝死）？為什麼在Quackwatch.com上沒有相關評論提到製藥公司和藥局所銷售的感冒和咳嗽藥一點用也沒有（根據CDC自己承認，它們顯示造成孩童的死亡）？消費者每年花費數億元在這些毫無用處且具有潛在危害的去充血劑和咳嗽糖漿上。就在最近，又有一個五歲的小孩死亡，只因為她被給予了兩倍於正常劑量的感冒糖漿（註1）。為什麼在Quackwatch網站上沒有提到使用乙醯氨酚（acetaminophen）的危險，包括對肝臟的損壞？每年因為藥局販賣的泰諾（Tylenol）和阿斯匹靈而受害或死亡的人，可能比一整年服用天然營養補充品的人還要多。如果巴瑞特醫師把他的生涯花在教育人們降低使用無用且危險的處方和非處方藥物上（即使只有乙醯氨酚一種），則他所能幫助的人數，比起他試圖恐嚇人們不要使用營養品而幫助的人數，還要多很多。」

「另一個我想要提出的關於Quackwatch的看法，是巴瑞特醫師大多數時間，或者經常，都在指出營養品負面的研究結果（你可以感受到他在指出這些負面結果時，他的開心跟享受的情緒），而鮮少提及它們所提供的益處。一個真正的科學家會採用公平的手段，而當我在瀏覽Quackwatch網站時，我看不到這一點。」薩哈連醫師說。

我要再補充一點，Quackwatch.com沒有提到現在被證明的一個事實，就是關於藥廠藥物同儕審查的科學研究，有百分之九十二是偽造的，也就是每年美國有九十萬人因為醫藥治療及醫療誤失而死亡，而至少有一半的新發現癌症是因為乳房攝影、電腦斷層掃描和癌症治療所造成。至今，沒有人因為做了肝臟和膽囊淨化而死，但有數百萬人因為沒有淨化他們的肝臟和膽囊而喪命。事實上，肝臟和膽囊的阻塞就是死亡的主要原因。

儘管有些大眾媒體會加入迫害的行列，並極力地散播引發恐慌的資訊，那些資訊外行人聽起來覺得符合邏輯，但對於真正的專家及充分了解人類生理、基本化學及肝臟健康的醫生及科學家而言，一點道理也沒有。雖然直到一九二〇年代（在抗生素普及之前），大腸水療一直是多數醫院的標準醫療作法，但現今大腸水療師卻常被騷擾，他們的執照也因非常薄弱的理由而被撤銷了。

一些反肝臟淨化運動者，創立了「保護人們的健康，對抗像安德烈莫瑞茲這種庸醫和江湖醫生」，他們有其理由可以提出這種言論。他們顯然沒有做過肝臟淨化也沒有清潔他們的結腸，僅僅重覆說著Quackwatch.com、EsoWatch.com、Wikipedia和其他把矛頭指向全人醫療的單位及執業人員的組織所說的話。

很多醫生在得知他們的病人在做了一連串的肝臟和膽囊淨化之後，就能避免原先他們告訴病人該要進行的膽囊手術，開始勃然大怒。一大堆病人離開了他們的醫生，就只因為做了肝臟淨化之後，他們感覺比起在醫生的照護之下好太多了。

另一方面，有愈來愈多醫療從業人員現在會提供肝臟淨化這套方法給病人，其對於改善各種健康狀況具有很高的成功率，包括肝臟和膽囊的疾病。病人成群結隊地去找他們，盛況空前。把「幫助病人治癒他們自己」當成原則目標的醫生，現在是愈來愈受歡迎了，比起主流醫生，他們的壓力也低得多。他們很清楚知道在肝臟淨化之後病人情況的改善，而且也不會輕易地被由製藥公司、醫療組織或充滿忿恨的醫師出資製作的反肝臟淨化的電視節目或雜誌文章所蒙蔽。

接下來提出的事實，可以證明為何在肝膽淨化時排出的結石不是橄欖油結石：

1.當與柑橘類果汁結合之後，橄欖油無法凝結成如同在肝臟淨化期間排出的相對堅硬、稠密、蠟般的結石。

當你將這兩種成分結合當成肝臟淨化配方的一部分時，你能夠輕易地判斷出來。橄欖油不可能在體內發生皂化，因為在橄欖油必須非常短的時間內通過腸道，而且也沒有任何皂化化學物質或硬化因子存在。空腹時的少量胃酸無法稀釋油脂或脂肪，蛋白質被胃液消化，脂肪和油脂則被膽汁和膽鹽消化。

要皂化脂肪或油脂並將它們變成固體肥皂，你必須使用鹼液。鹼液是一種腐蝕性的鹼性物質，一般所知的是氫氧化鈉（NaOH，也被稱爲燒鹼），傳統上也會用氫氧化鉀（KOH, from hydrated potash）。鹼液是高度毒性的化學物質，會造成嚴重的傷害及死亡。既然你需要鹼液來皂化脂肪，而肝臟淨化時並沒有攝取鹼液，身體當然沒有能力製造橄欖油結石，且當然不是那些在肝臟淨化的過程中會被發現的綠色、米灰色、黃色、棕色、黑色或紅色的結石。

就在醫學期刊《刺胳針》刊登了一篇贊成肝臟淨化（該文觸怒了肝臟淨化的反對者）的文章之後，莫然（Peter Moran）這位作者引述了登在《刺胳針》的一封意見函，發表在Quackwatch.com的出版品中（註2）。這篇由一些不知名的科學家團體所寫的對立文章，意圖讓醫生和病人相信一個不可靠的實驗（沒有提供參考資料、曾未聽聞過的科學家），產生的結果和肝臟淨化的結果一模一樣。

這些偽科學家宣稱：「研究顯示，混合等量的油酸（橄欖油的組成成分）和檸檬汁，並在加入少量的氫氧化鉀溶液後，可製造出數顆半固體狀的白色小球。在室溫下接觸空氣乾燥後，這些小球變得相當堅硬。因此我們得到一個結論，就是這些綠色的『結石』（在肝臟淨化時排出的）是來自胃蛋白酶對組成橄欖油的單純及混合三酸甘油脂發生作用，製造出長鏈羧酸（主要是油酸）。這個過程接著皂化成大顆不可溶的羧化鉀（檸檬汁含有高濃度的鉀）微粒或『皂化石』。」

當然，這些所謂的科學家也沒有提到，氫氧化鉀原本就會轉化成像Wikipedia這張圖片上顯示的相同的白色小球或小珠子（請見圖36）（註3），沒有必要添加橄欖油或檸檬汁來製造出這些小球或腐蝕性粉末的團塊。不管如何，具有強烈腐蝕性的氫氧化鉀對於諸如檸檬的檸檬酸和脂肪酸等酸類有高度反應。當然，幾乎每個人都曾見過氫氧化鉀溶液從鹼性電池中漏出來的樣子，如照片所顯示。

然後得出結論說，這些在實驗室裡製造出來、相同的小圓球，會在體內被創造出來，然後神奇地轉變成柔軟、像蠟一樣、淡綠色的膽固醇結石，是非常可笑的。如果不是牽涉到這麼嚴肅的健康議題，我會以為它是個很妙的笑話。

根據標準產品分析（註4），初榨橄欖油每一百公克擁有不到〇．八公克的游離酸（油酸），高濃度會讓橄欖油無法食用。以百分之百的油酸進行實驗，與一個人喝下半杯橄欖油中不到百分之一的游離酸，有很大的差異。要將這麼小量的油酸轉變成數百顆橄欖油皂結石需要奇蹟。這一點也不科學。

截至目前我所知的，沒有人會用像在實驗室裡用來做香皂那種不可食用的、含有至少百分之八十游離酸的橄欖油來做肝膽淨化。這代表的意思是，即使在肝臟淨化時攝取的橄欖油能夠形成皂結石，但我們喝的量絕對無法有足夠的游離酸來形成針頭大小的皂結石，更不用說在多數人在肝臟淨化中可排出數百顆、甚至數千顆扁豆到鷹嘴豆小大的結石。

這些「科學家」，以及Quackwatch.com、EsoWatch.com和維基百科等網站，也沒有談到身體並不會產生他們在實驗中使用的那種腐蝕性、有毒的化學物質氫氧化鉀（不知他們是真的實際做了實驗，還是只從維基百科上讀到這些資料）。因此，用具有高度活躍的有毒化合物產生的化學反應，來與人類消化系統自然發生的反應相比，不僅是偽科學，更是極度誤導且完全不負責任的。

我只能假設這個比較，使用了多數人無法理

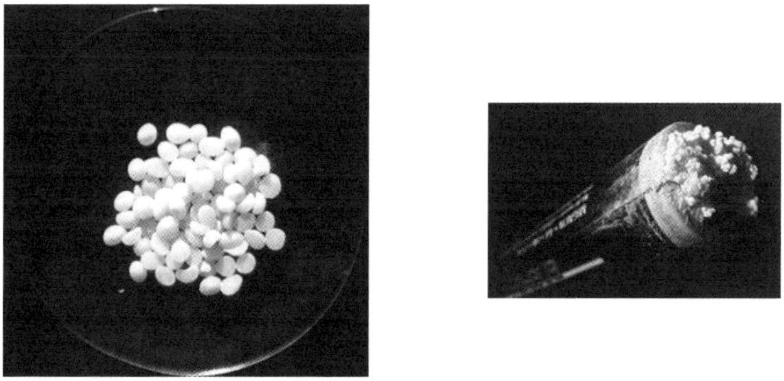

▲ 圖 36：氫氧化鉀的小珠和粉末

解、或不知該如何分辨的聰明的科學術語，是有目的的。真正的科學家不會捏造這樣的虛構情節並將它們以科學事實來呈現。總結來說，有毒的鹼液氫氧化鉀並不是肝臟和膽囊淨化的一部分，因此橄欖油的皂化無法在人體中發生。

「在室溫下於空氣中風乾，這些小球會變得相當堅硬。」在《刺胳針》的意見函上那些作者這麼表示。這個陳述只提及未在肝臟淨化中扮演任何角色的氫氧化鉀。此外，在肝臟淨化過程中排出來的結石並不會在空氣中乾燥——它們會馬上進入馬桶中。所以我要再次說，這些比較一點也不算數。

在《刺胳針》意見函裡最離譜的一個陳述是以下這段：「這個方法是用攝取達一千八百的蘋果汁和蔬菜汁，但不吃食物，接著在數小時之內喝下六百毫升的橄欖油和三百毫升的檸檬汁。」我推廣肝臟淨化超過十五年來，從未聽說有任何神志清楚的人會一次喝下這麼大量的混合液，那可是超過二十盎司的橄欖油，加上十盎司的檸檬汁！任何人若嘗試這麼做肯定會吐得很慘！

正確的肝臟淨化配方使用約一百二十毫升的橄欖油，只是那篇文章說據說要喝下的量的百分之二十。我極度懷疑有誰可以喝下那麼大量的橄欖油還不會昏倒。我知道有人嘗試在一兩個小時之內喝下兩次一百二十毫升橄欖油，最後非常不舒服。我也懷疑真的有藥草學家在沒有殺人意圖的前提下，會開出這麼大量的橄欖油和檸檬汁給病人。

2.真正的醫學，例如在約翰霍普金斯大學（Johns Hopkins University）裡所教的，和那些宣稱肝臟結石並不存在的偽科學家或主流醫生的看法並不相同。

在他們的線上腸胃和血液病學部門，「膽管癌」主題底下，該校用以下方式來描述肝內膽汁結石的存在：「膽結石有各種尺寸、形狀和數量，可在膽管各處被發現。膽管癌和膽結石之間的關聯性並不明確。肝內結石可造成膽管的慢性阻塞，引發膽管的微小損傷，並有百分之二至十的風險形成膽管癌的風險。先天性的肝內膽管腫大（卡洛利氏症）和膽總管囊腫，也和形成膽管癌有密切關係（註5）。

因此，忽視、否認或蔑視肝內結石的存在，是一種愚蠢且不可原諒的錯誤，會令數百萬人產生嚴重後果。雖然肝癌在半個世界以前還是個極度稀少的疾病，但現今情況已經改變。根據美國癌症協會（American Cancer Society）在二〇一二年的統計，男性一生中罹患膽管癌的平均風險是九十四人中有一人，女性平均則是二百一十二人中有一人。（註6）。

類似的，根據二〇〇八年所發表的自閉症比例的統計，八十八個兒童就有一個有自閉症。即使所有的肝癌中只有百分之二至十是因為肝臟膽管阻塞（因爲膽汁結石）所造成，癌症的數量仍然非常高。無論如何，如同你在本書的第一章所得知的，肝癌只是肝臟膽管阻塞所造成的嚴重後果中的其中之一。

3.很多實驗室都已證實，在肝膽淨化中排出來的結石其成分大部分是膽固醇和膽鹽（請見第一章，圖2）**。也就是說，排出的結石一定是源自於肝臟或膽囊。**

可參考瑞士比索內鎮自然醫學學院Cristina Carugati的這個連結：「肝臟淨化的理論」，

裡頭也可供認證的實驗室報告（註7）。

4.全球有數百萬人說他們成功完成了肝臟淨化。如果它是無用的，不會像這樣地口耳相傳。

CureZone.com一直持續進行的肝臟淨化研究顯示，做肝臟淨化的人有大約百分之七十五從中獲益（註8）（請注意，爲了達到持續改善的效果，你必須確認所有的結石皆從肝臟和膽囊排出，只單單做一次的肝臟淨化是不夠的）。

世界知名的勞醫師（Dr. Thomas Rau），是瑞士一家具有五十年歷史的帕拉塞爾蘇斯診所（Paracelsus Clinic）的生物醫學網路和醫療總監（Biological Medicine Network and Medical Director），他已經施行我所建議的肝臟淨化方法超過十年了，確認這個方法對他數千個病患產生了效益。他說透過超音波檢查，可以很容易地證明肝膽淨化的效果。每個超音波的案例皆顯示，在肝臟淨化之前因塞滿了結石而膨脹的膽管，在做完肝臟淨化之後都已經呈現完全正常的狀態。

身為作家，同時也是自然療法醫師的貝克萊恩（Alan Baklayan）也利用這套肝臟和膽囊淨化法來幫助他的病患有效地平穩他們的膽固醇數值。而我也收到數百封來自醫生的信和電子郵件，宣稱他們也發現，肝臟和膽囊淨化是他們在幫助病患治療各種疾病時，最有效的方法。

5.橄欖油並不會有大多數被排出的肝內及肝外結石所散發出來的那種腐敗的味道，那個味道不像糞便。

在實驗室裡製造的皂結石不會散發出這種惡臭。

6.分析被排出的膽結石顯示，它們絕大多數含有組成膽汁的基本成分，也可能出現有機物質。

這些結石很多都有一層又一層舊的、深綠色的膽汁，那是不可能在一夜之間出現的。其他的結石則是在膽囊中發現的典型、像岩石一樣硬的礦物質結石。有些人在他們淨化時排出的紅色或黑色膽紅素結石當然不會像橄欖油皂結石一樣消失。

7.在肝臟淨化時，橄欖油混合液並不會像跟著食物一起攝取時那樣進入肝臟。

它唯一的行動是啟動肝臟和膽囊強力排放膽汁的力量，進而將結石移出各自的通道，因此無論是肝臟和膽囊都不會像皂結石工廠一樣運作。

8.一旦肝臟和膽囊完全乾淨了，那麼在喝了油/柑橘類果汁的混合液之後，就不會再有膽結石排出。

如果這些結石真的是由橄欖油所形成，則即使肝臟已完全清乾淨且所有的膽管也是乾淨且暢通的，那他們就會持續在肝臟淨化時製造結石。然而事實卻不是這樣。一旦肝臟變乾淨了，不管喝了多少橄欖油，肝臟淨化時都不會再排出任何結石。

除此之外，肝臟淨化時攝取的橄欖油並不是每次都產生同樣的結果。可能某一次淨化只有五十顆結石排出來，但下一次會排出超過一千顆。有時候，會因為肝臟裡的膽管被阻塞住了，所以連一顆都沒有排。如果像人宣稱的，單單是橄欖油混合液就能變成橄欖油結石，那麼每次製造出來的結石數量和型態勢必一樣。

9.有些人因為無法忍受橄欖油，因此會在淨化時使用例如純的、無色的夏威夷豆油，他們也排出了相同的綠色膽結石。

膽固醇結石和在解剖的肝臟膽管中被發現的綠色結石完全符合（見圖6）。有些人是使用金色的橄欖油來做肝臟淨化，但所得的效果跟使用淡綠色的橄欖油時是一樣的。

10.排石後身體健康改善了。

如果結石只是橄欖油的結塊，那為什麼這麼多人在肝臟淨化排出無數結石後，從氣喘、過敏、癌症、心臟病、糖尿病，甚至癱瘓等慢性病中痊癒？

11.很多人排出各種不同顏色的結石。

包括黑色、紅色、綠色、白色、黃色和棕色。橄欖油裡頭並不含有足以製造不同顏色結石的色素，跟淨化時排出多種顏色結石的情況不同。

12.有些人把他們的結石送去進行化學分析，接到的報告是幾乎所有的結石都是由膽固醇和鹽組成的。

這些成分與那些在被切除的膽囊中發現的膽固醇結石是一樣的。有非常少量的結石含有不明來源的有機物。有機物能很輕易地被困在肝臟膽管內的膽汁凝塊中，變成結石。

13.有少數人，包括我個人在內，有時會在淨化當天就排出綠色的膽固醇結石，即使尚未喝下橄欖油混合液。

其他已做過數次肝臟淨化的人，也有人說在喝蘋果汁的階段，未借助橄欖油的協助之前，就已有結石排出。這些自行排出的結石在形狀、顏色或氣味上，和那些在實際淨化期所排出的並無二致。

14.肝臟膽管中存在著膽結石，是傳統醫學已經證實的事（請見第一章），**其醫學用語是「肝內結石」或「膽汁結石」。**

這些由膽固醇和一些膽汁組成的綠色結石，事實上是富含油脂的，因此當暴露在溫暖的氣溫、氧氣和空氣傳播的細菌之下，會溶化並分解。膽固醇本身含有大約百分之九十六的水分。當這些膽固醇結石被排出處於一般環境下時，會輕易地分解，但當它被困在肝臟的膽管中時，這種現象並不會發生。膽囊裡的膽固醇結石在數個月、數年之後，就會變硬且鈣化。

解剖的肝臟被拍成很多照片，並發表在大學臨床的醫學文獻上，這些照片在在顯示出肝臟膽管中有結石（請見圖6，以及來自約翰霍普金斯大學的圖1）。本書裡引用和參考的資料是它們存在的進一步證明。

15. 數百萬人在攝取了非常油膩的餐點之後，會排出綠色的泥狀物，有時包含數十顆的綠色膽固醇結石，這已經是醫界證明的事實。

這些結石含有被吃進去的油脂或脂肪，它們隨著流出的膽汁而被迫從肝臟和膽囊排出。不幸地，不像肝臟淨化的過程，有些結石會被卡在總膽管或甚至胰管中。這些偶然間排出的結石與那些在肝臟淨化自主且有目的地排出的結石，並沒有不同。

那些在空腹時喝了半杯橄欖油（沒有喝柑橘類果汁和瀉鹽）的人，也會排出跟肝臟淨化時相同類型的結石。顯然地，這些結石並不是柑橘類果汁和瀉鹽與橄欖油一同作用時所產生的，也不是皂結石。然而，不像在正常的肝臟淨化時的情形，他們可能也會產生膽結石疼痛或胰臟炎，因為他們並未使用可鬆弛膽管的瀉鹽，而導致被排出的石頭被卡在總膽管和胰管中。

16. 結石的顏色絕非染色的結果。

最近有人問我：「我發現一個反對膽結石論點的可信說法，基本是指出，我們在淨化後看到的結石裡至少有一些是腸道中形成的膽汁混合物。作者說我們看到的結石是被染色的實驗結果（註9）。我想知道你的看法。」

該研究本身確實解釋了當我們攝取了像染料這般有毒的物質時會發生的事，尤其是在空腹時。寫了這篇文章的人，首先嘗試吃下天然的染料，例如甜菜根汁和活性碳，這兩者都不會被身體當成毒素。如果肝臟淨化排出的結石真的是橄欖油、果汁和膽汁混合而成的結果，那麼這些天然的染料裡面必須擁有紅色或黑色的染料，如同他們將糞便染成紅色或黑色一樣。

另一方面，使用於實驗中的合成染料，E124（Ponceau 4R）和E102（Tartrazine）對身體而言具有高度毒性。當未與固體食物一起攝入時，其毒性會多上好幾倍。當以液體形態被攝入時，這些染料會立即被帶到肝臟解毒，在此進入膽管並和膽汁結合。膽汁會凝滯並結塊，形成膽汁結石，速度之快就像一顆蛋被煮沸時在幾分鐘內變硬一樣。當在肝臟淨化時被排出，這些結石裡面就會含有染料。

然而，這不是那個人所觀察到的結石被染色的主要原因。肝臟和膽囊在第一回合排出的結石能輕易吸收分子結構特別小的合成染料顏色，合成染料甚至可以讓 最硬的石英結晶染色。

在上述的實驗中，染料透過多孔隙的結石中較不緊密的結構和通道進入結石內。這也就是為何這些結石並不是統一呈現紅色，而是只含有紅色的斑紋。再次強調，多數的膽汁結石一點也不硬，很容易就會吸收染料，幾乎像個海綿。畢竟，多數的膽固醇都是水溶性的，只有部分結石含有稠密的膽固醇結晶因而會排斥水分和染料。

在肝臟和膽囊淨化中排出的石頭，絕大多數幾乎全是膽固醇脂肪（以及其他膽汁成分和有機物質）、油膩、如蠟一般的結石，因此比水還輕，會浮在水上。它們含有大量會製造毒素和臭味的細菌。當被放在室外，尤其是太陽底下時，空氣中細菌會快速地分解它們，令膽固醇脂肪像奶油一樣融化。如果放在冰箱中，就不會發生這種情形。若飽含了合成的染料，染料就會一直留下來，因為細菌無法分解合成的化學物。

我每年收到數千封電子郵件，都是透過肝臟淨化重獲健康的人寄來的。有些人說他們在準備期就已經排出結石，也就是在喝下油或瀉鹽之前。蘋果酸和蘋果汁已顯示出可排出某些人的結石，瀉鹽也是。如果合成的染料被加到瀉鹽或蘋果汁中，這些人會排出被染成紅色的結石，但事實上，結石仍然是綠色的膽固醇結石，就跟剖開的肝臟中發現的一樣。

最後，如果橄欖油能變成結石，那麼當使用同樣的淨化法時，人們每次製造出的結石數量將會一樣。然而，顯然不是這樣。不同的人在肝臟淨化時，每次都製造出不同數量和型態的結石。

即使我每年仍用同樣的方法做一次肝臟淨化，但我已經好多年沒有排出任何結石了。我不是唯一有這種情況的人。這些年來，我收到來自全世界各地的人回報說，他們已將肝臟淨化乾淨了，當他們進行維持性的淨化程序時，已不再排出任何結石，或只排出非常少量。如果油混合液實際上是造成這些結石的主因，那麼這個油就會在每次製造出大約等量的結石。

我的膽汁分泌消化功能皆十分優異。我之前曾經每兩個月就要經歷一次膽結石疼痛的折磨，持續多年（發作超過四十次）。因此未排出任何結石並不是因為肝臟和膽囊失能所造成。

17. 淨化結果絕非安慰劑效應。

有些批評者（醫師）宣稱，肝臟淨化的結果只是歸因於安慰劑效應，此外沒別的了。我不明白肝臟淨化怎麼可能只是安慰劑效應的結果。通常五至八次肝臟淨化後，膽囊會排出鈣化結石，這些結石跟在切開的膽囊中發現的結石一樣，不過有時在第一次淨化時就會出現。這種結石不會碎裂，且維持像石頭一樣的硬度。只有半鈣化的結石會及時縮小；鈣化的結石則會維持原封不動。

我也不確定為何充滿希望的思考和正向的期望，能使得肝臟和膽囊一開始排出數百顆或數千顆的結石，然後在肝臟乾淨之後卻不再出現相同的結果。既然人們無法真正知道自己的肝臟是否已經乾淨或何時變乾淨，那麼安慰劑不是應該在人們做每一次的肝臟淨化時都產生同樣的結果嗎？我希望事情真有那麼簡單。

我個人在超過十年期間經歷過四十次以上的膽囊疼痛，我的膽囊裝滿了結石，造成了疼痛的、短時間的脊椎側彎。從我第一次的肝臟淨化開始，我不曾再經歷另一次的膽囊疼痛。脊椎側彎和其他的健康問題，在我第十二次的淨化後就全部消失無蹤。在那之後，我每一年的肝膽淨化都不再產出任何結石，雖然我用的是完全相同的方法。現在我的膽囊已經是完全乾淨且運作良好。

如果安慰劑效應能夠達到目的那為何不將它推廣為一個有效的療法？然而，我從未聽說有人之所以排出結石並在日後變得更健康，原因只是他擁有對希望的期待。每個做肝臟淨化的人都預期會排出結石，但有時候，一顆也沒有。有些人假設自己沒有結石，或已經排光，卻仍然排出許多。因此就算有所謂的安慰劑效應影響了結果或肝臟淨化，也是極微小的。

全球各地數以千計的人透過肝臟淨化救了他們的膽囊。有些人則因為做了這種淨化而完全重獲健康，甚至救了自己一命。那些宣導並散布膽石淨化是一種安慰劑，且產出的是橄欖油的皂結石這種奇怪且沒有根據言論的人，剝奪了他們的同胞和自己利益自身健康的機會。

無知是無藥可醫的，它必須以知識來取代。

接下來是一篇未經編輯和刪修的經驗報告，是一個一開始抱持著懷疑論的人寄給我的，它可為本章做一個完美的總結：

多年來，我的右下腹部總是疼痛著。我認為那是盲腸的關係，因此做了檢查。我的盲腸後來割掉了，但我還是覺得痛。好幾個醫生（我因為各種原因去看了數十個）建議我做超音波檢查，所以我就做了。結果發現我的膽囊裡塞了一堆石頭，看到我的器官之一裡面裝滿了東西很是有趣。因為手術費用很貴，所以我並不熱衷於在兩個月內做第二次手術。最後，我碰到一個人告訴我有關肝臟淨化的事。我的反應差不多是這樣：「你到底在說什麼？」對我來說聽起來像胡說八道，我也幾乎確定是這樣沒錯，但我有什麼可失去的呢？嗯，我猜大概是一些石頭吧！

我服用了瀉鹽和橄欖油飲料，隔天我在馬桶裡看到綠色小球，有些浮在水上，有些沉在馬桶底部。看起來很酷，但我覺得那些是橄欖油或其他食物的殘留。所以我將它們帶到芝加哥大學（University of Chicago）。我有個朋友認識一個人可以幫我檢測一下這些石頭——是的，我將它們從馬桶中撈起！噁心吧！接著，我告訴我的醫生這件事，他說不要抱任何期望。我已做好接受另一次手術的心理準備，試圖向自己證明那是我唯一能做的事。

後來我收到了實驗室的報告，上面說明那些石頭是由膽鹽、某種寄生蟲構成的，而有一顆是鈣化的，那位技術人員跟我解釋那是它為何會沉到水裡的原因。我回去找我的醫生，他並不相信，而且說實話，我也不信。接著我又照了一次超音波，結果呢，我膽囊裡的石頭只剩不到之前的一半，不像之前塞得滿滿的。從那時開始，我做了十多次的淨化，而最終，超音波顯示我的膽囊已完全乾淨。至於疼痛呢？嗯，它在我第四還第五次淨化後就消失了。而我的面貌已大大改變，那是我在第三次淨化後注意到的。我長痘子已經十四年了。

我想可以這麼說，不只因為美國在政治和社會發展上是個年輕的國家，而且我們離開醫療的基礎領域已經很遠了。尤其是這裡的醫生，大部分皆擅於仰賴長期持有的資訊，但以全球化的視野，他們可以以更開放的心胸去學習更多。我無意冒犯各位醫生，這不是只針對你們。是時候拋下我們的驕傲並承認，我們可以接受其他指引。我個人的膽囊備受折磨，我也得知有十多人從「無法治癒」的疾病中自然痊癒，有些是癌症，有些是閉塞性動脈硬化症，還有愛滋病的。很瘋狂，我知道，那個人的醫生也不相信，但這十四個人每人都做了血液檢測。乾杯！」

特別提醒：

我特別爲本書的讀者設立了一個專屬的網頁：www.ener-chi.com，你可以在這裡找到有用的資料，內容包括人們對肝臟淨化的說法（見證）及常見問題。

各位讀者可以造訪這個網頁，登入帳號和密碼（guest）後即可取得資訊。

此外，在這個網頁上也有常見問題的欄位（FAQ），提供對於膽結石、肝臟和膽囊淨化以及結腸健康的解答和相關質疑的澄清。

結語

創造身體自癒的先決條件

肝臟淨化並不是最近才發明的事，所有古老的文化和文明，都知道保持肝臟的乾淨是必要的。許多有用的淨化配方仍然存在，並世代相傳，有時是由祖先傳給下一代，有的是由治療者教給他人。雖然這些經得起歷史考驗的淨化程序，其確實的機制在過去並不如現今一樣被確切了解（透過科學的了解及調查方法），但它們並不比現今證實的療法還要不正確、不科學或不具效果。醫藥科學至今逐漸承認，在治療折磨著現代社會的威脅性疾病上，有非常多的治療方法多年來已在數百萬人身上發揮功效，並且創造出不同的局面。

每個家庭及設備，都不時需要某些形式的維護及修補工作，否則，它會無法實現它當初被設計時所預計應實現的目標。同樣的原則，也適用於肝臟。身體除了大腦之外，沒有其他器官像肝臟一樣複雜，且擁有這麼多重要功能。我們每天刷牙、清潔我們的皮膚，因為我們知道接觸了食物、空氣、化學物質和正常的代謝過程，會留下讓我們感覺不乾淨和不舒服的殘餘物質。然而，很多人並不知道同樣的清潔原則，也同樣適用於身體內部。肺部、皮膚、腸道、腎臟和肝臟，處理由內部產出、為數驚人的廢棄物，而那是呼吸、消化和代謝的必要副產品。

在正常的環境下，身體能適當地處理每日累積的代謝廢棄物，方法是將它們安全地自系統排泄出去。這些正常的環境，包括攝取營養和有機的食物、生活在無汙染的環境、擁有大量的身體活動和運動，以及奉行一個均衡、快樂的生活形態。但我們之中有多少人能夠過著這麼令人滿足的生活？發生在我們飲食、生活形態和環境上的事，已經失衡到不足以供應身體對於能量、營養和完美循環的需求。因承受有毒化學物質、品質不良的食物，以及缺乏運動等狀況，而負荷最重的器官，就是肝臟。因此，對每個關心自己健康的人來說，確保他們的肝臟是乾淨、且沒有任何阻塞，就成了最重要的事。

淨化肝臟並不是其他人能為你做的事。相反地，它是一種自助的方式，需要深刻的自我責任感，並信任身體天生的、固有的智慧。唯有當你的內心深處知道，這件事你非做不可時，你將會感受到肝臟淨化的吸引力。如果你沒有這種感受，則或許最好的方法是當下先將本書擱置一旁，然後再等等看。當時機對了，你會感受到明確的推力或渴望，促使你去改善你的肝功能。

雖然肝臟淨化並不是一個治療疾病的方式，但它卻創造了讓身體自我療癒的先決條件。事實上，很少有病痛不會因為肝功能的提升而改善的。要了解肝臟淨化的重大意義，你需要親身去體驗，擁有一個排出了兩個手掌之多的膽結石的肝臟，是什麼感覺。對很多人而言，肝臟淨化是一個「神奇」的體驗——這個理由足夠讓我與那些主動想要幫助自己的人分享。

未來的醫生不會開藥給病人，而會讓他們把興趣放在照顧人體結構、飲食以及疾病的成因及預防上。——愛迪生

〔註 釋〕

前 言

註1： Complications after Gallbladder Surgery, steadyhealth.com
註2： Intrahepatic Stones – A Clinical Study: Ann Surg. 1972 February; 175(2): 166–177
註3： Mutat Res. 2008 Jan-Feb;658(1-2):28-41. Epub 2007 May 18
註4： Tohoku J Exp Med. 2003 Mar;199(3):193-6
註5： An Analysis of the Reaction of the Human Gall Bladder and Sphincter of Oddi to Magnesium Sulfate. Surgery 1943; 13:723-733.This effect has also been demonstrated by research published in the American Journal of Digestive Diseases; Volume 9, Number 5, 162-165, DOI: 10.1007/BF02997291

第1章

註1： Intrahepatic Biliary Gallstones, Johns Hopkins University, Gastroenterology & Hematology, Cholangiocarcinoma: Causes; http://www.hopkins-gi.org
註2： Azuma et al (Gut 2001;49:324–9)
註3： Blaser MJ. Stop the killing of beneficial bacteria. Nature 476, 393–394 (25 August 2011). doi:10.1038/476393a
註4： Journal of Hepatology. July 2011; 55(1): 218–220; The Telegraph July 2, 2011
註5： 若想了解更多關於疫苗和危險性和它的成分，可參考《Vaccine-nation: Poisoning the Population, One Shot at a Time》一書。
註6： World J Gastronternol 2004;10(2)303-305
註7： Published by Springer Verlag, ISBN, By Helmut Denk, J. Düllmann, H -P Fischer, O Klinge, W Lierse, K -H Meyer Zum Bueschelfelde, U Pfeifer, K H Preisegger, G Ramadori, A Tannapfel, C Wittekind, U Wulfhekel, H Zhou, Springer Verlag, ISBN 3-540-65511-5
註8： PLoS ONE 6(8): e23524. doi:10.1371/journal.pone.0023524
註9： Link between bowel disease and autism: http://www.dailymail.co.uk/news/article-388051/Scientists-fear-MMR-link- autism.html#ixzz1Bajg4Fra
註10： Ann Clin & Lab Sci 1991; Lancet 1981
註11： World Renown Heart Surgeon Speaks Out On What Really Causes Heart Disease, News, March 1, 2012, http://preventdisease.com
註12： Journal of Evaluation in Clinical Practice, 25 SEP 2011; DOI: 10.1111/j.1365-2753.2011.01767.x;
註13： JAMA, June 22, 2011; 305(24): 2556-2564
註14： Study – Statin drugs linked to higher diabetes risk (naturalnews.com)
註15： International Diabetes Federation, "Backgrounder," Diabetes Atlas, Third Edition (2006), p. 2, [online, cited August 18, 2008]
註16： Statin adverse effects: a review of the literature and evidence for a mitochondrial mechanism. Am J Cardiovasc Drugs. 2008;8 (6):373-418. doi:

註17：Mail Online, Sep 29, 2011
註18：Statin therapy decreases myocardial function as evaluated via strain imaging. Rubinstein J, Aloka F Cardiology Division, Department of Medicine, Michigan State University, Abela GS. Clin Cardiol.2009 Dec; 32(12):684-9
註19：J Infect Dis. 2012 Jan;205(1):13-9. Epub 2011 Dec 13
註20：Doctors outraged after recommending a drug (that you may be taking), Dr. Joseph Mercola, February 07, 2012 http://www.mercola.com/
註21：No magic bullet on the flu, Los Angeles Times, January 15, 2012
註22：JUPITER study, N Engl J Med 2008; 359:2195-2207November 20, 2008
註23：Cholesterol lowering, cardiovascular diseases, and the rosuvastatin-JUPITER controversy: a critical reappraisal.Arch Intern Med. 2010 Jun 28;170(12):1032-6.
註24：Sci Transl Med 16 February 2011: Vol. 3, Issue 70, p. 70ra14, DOI: 10.1126/scitranslmed.3001244
註25：JAMA, Nov 28, 1986 - Vol. 296, No 20
註26：High Cholesterol Actually Saves Lives, J Eval Clin Pract. 2012 Feb;18(1):159-68. doi:
註27：http://www.naturalnews.com/025957_meat_eating_Cancer.html#ixzz1ZvgwuBNQ
註28：World J Gastroenterol 2005;11(35):5530-5534
註29：Fructose is found to increase cardiovascular and diabetes risk in adolescents, www.naturalnews.com
註30：Aprile, M.A. and Wardlaw, A.C., 1966. Aluminium compounds as adjuvants for vaccine and toxoids in man: A review Can. J. Public Health 57:343
註31：Adverse effects of adjuvants in vaccines, by Viera Scheibner, Ph.D. 2000, http://www.whale.to/ vaccine/adjuvants.html
註32：MarksJG, Belsito DV, DeLeo VA, et al. North American Contact Dermatitis Group Patch-Test Results, 1998-2000. Am J Contact Dermat 2003;14:59-62
註33：http://www.naturalnews.com/034038_ vaccines _autism.html
註34：Autism Rates in US States, http://www.stellamarie.com/
註35：FDA admits mercury is contained in common flu vaccine given to children. Courthouse News Service Friday, March 23, 2012
註36：Mercury Poisoning Linked to Skin Products, FDA Consumer Update, March 6, 2012
註37：Smoking Teeth = Poison Gas - YouTube
註38：Trump warns Fox News viewers: Autism caused by vaccines, April 2, 2012, see interview at www.rawstory.com
註39：Doctor from MMR controversy wins High Court appeal - next up, Dr. Andrew Wakefield himself, www.naturalnews.com
註40：Cancer Detect Prev 2006;30(1):83-93. Epub 2006 Feb 21.
註41：詳情請見《vaccine -nation: Poisoning the Population, One Shot at a Time》一書。
註42：UT South western scientists unmask mysterious cells as key 'border patrol agents' in the intestine, May 9, 2011 in Health & Medicine
註43：Ying Li, Silvia Innocentin, David R. Withers, Natalie A. Roberts, Alec R. Gallagher, Elena F. Grigorieva, Christoph Wilhelm, Marc Veldhoen. Exogenous Stimuli Maintain Intraepithelial

Lymphocytes via Aryl Hydrocarbon Receptor Activation. Cell, 13 October 2011 DOI: 10.1016/j.cell.2011.09.025
註44：J Am Soc Nephrol 17: 165-168, 2006
註45：Effect of calcium supplements on risk of myocardial infarction and cardiovascular events: meta-analysis: BMJ 2010;341doi: 10.1136/bmj.c3691 (Published 29 July 2010)
註46：High bone density increases the risk of malignant breast Cancer by 300 percent: http://www.greenmedinfo.com/anti-therapeutic-action/high-bone-density
註47：Effect of calcium supplements on risk of myocardial infarction and cardiovascular events: meta- analysis.BMJ 2010; 341 doi: 10.1136/bmj.c3691
註48：Death By Medicine, Dr. Gary Null et al: http://www.webdc.com/pdfs/deathbymedicine.pdf
註49：Avastin Maker Warns That Counterfeit Versions of the Drug Are Circulating, Inquisitr, Kim LaCapria, Posted: February 15, 2012
註50：The Risk of Developing Uterine Sarcoma After Tamoxifen Use, International Journal of Gynecological Cancer, 352–356 doi:10.1111/j.1525-1438.2007.01025.x

第3章

註1：D. Enger experiments, http://translate.googleusercontent.com/translate_c?hl=de&ie=UTF8&langpair=de percent7Cen&oe=UTF8&prev=/language_tools&rurl=translate.google.com&twu=1&u=http://www.cts-systems.de/fehler/videos.php&usg=ALkJrhjSSUgvxhPS0jPu3eDwNYBNRBUTuA
註2：Kidney Disease studies, http://ecologos.org/kidney.htm
註3：Meat Intake and Mortality. Rashmi Sinha et al, Arch Intern Med.2009; 169(6):562-571.
註4：Hirayama T. Epidemiology of breast cancer with special reference to the role of diet. Prev Med 1978;7:173-95
註5：

1. Thorogood M, Mann J, Appleby P, McPherson K. Risk of death from cancer and ischaemic heart disease in meat and non-meat eaters. Br Med J 1994; 308:1667-70 2.Chang-Claude J, Frentzel-Beyme R, Eilber U. Mortality patterns of German vegetarians after 11 years of follow-up. Epidemiology 1992;3:395-401

3. Chang-Claude J, Frentzel-Beyme R. Dietary and lifestyle determinants of mortality among German vegetarians. Int J Epidemiol 1993;22:228-36

註6：Cho E, Spiegelman D, Hunter DJ, et al. Premenopausal fat intake and risk of breast cancer. J Natl Cancer Inst 2003;95:1079-85
註7：Published in PLoS Med. 2007 December; 4(12): e345, and online 2007 Dec. 11. doi:10.1371/journal.pmed.0040345
註8：American Journal of Epidemiology and in 2007 Jul 15;166(2):170-80. Epub 2007 May 7 and Archives of Internal Medicine 2007 Dec 10;167(22):2461-8.
註9：Current and active recalls of meat products:
http://www.fsis.usda.gov/FSIS_Recalls/Open_Federal_Cases/index.asp
註10：Mortality and Lifespan of Inuit http://wholehealthsource.blogspot.com/2008/07/mortality-and-lifespan-of-inuit.html

註11：Belitz, H Food Chemistry, 4th Edition, p.501 table 10.5

註12：Comp Biochem Physiol B Biochem Mol Biol. 2006 Nov-Dec;145(3-4):265-9. Epub 2006 Oct5

註13：American Stroke Association International Stroke Conference.Abstract # P55. News conference February 9, 2011

註14：Aspartame causes migraines, memory loss, depression, seizures, obesity, pain, infertility, etc. - 92 FDA-listed symptoms including death.http://www.dorway.com

註15：http://articles.mercola.com/sites/articles/archive/2010/04/20/sugar-dangers.aspx

註16：Soda a day may lead to heart attacks in men, CBSnews.com, March 12, 2012

註17：http://sweetscam.com/how-its-made/

註18：Heaton, K. The Sweet Road to Gallstones. British Medical Journal. Apr 14, 1984; 288:00:00 1103_1104. Misciagna, G., et al. American Journal of Clinical Nutrition. 1999;69:120-126

註19：Fatal and Nonfatal Outcomes, Incidence of Hypertension, and Blood Pressure Changes in Relation to Urinary Sodium Excretion, Journal of the American Medical Association, 2011: 305(17); 1777-1785, Katarzyna Stolarz-Skrzypek, MD, et al.

註20：Reduced Dietary Salt for the Prevention of Cardiovascular Disease: A Meta-Analysis of Randomized Controlled Trials (Cochrane Review), American Journal of Hypertension, August 2011: 24(8); 843-53, R. S. Taylor, et al.

註21：http://www.agirsante.fr/profits.html for a case study

註22：Pure Zeolite in powder form: http://www.ener-chi.com/wellness-products/zeolite/

註23：“Follow-up of Nutritional and Metabolic Problems After Bariatric Surgery”, DIABETES CARE, Journal of the American Diabetes Association, January 2012, 35 (1), http://care.diabetesjournals.org/content/28/2/481.full

註24：The Endocrine Society (2011, June 4). Bariatric surgery linked to increased fracture risk. ScienceDaily. Retrieved December 30, 2011

註25：Modern Milk: http://harvardmagazine.com/2007/05/modern-milk.html

註26：Simultaneous Determination of 20 Pharmacologically Active Substances in Cow’s Milk, Goat’s Milk, and Human Breast Milk by Gas Chromatography–Mass Spectrometry
J. Agric. Food Chem., 2011, 59 (9), pp 5125–5132

註27：Harvard Declares Dairy NOT Part of Healthy Diet , http://www.care2.com/

註28：Drug Making’s Move Abroad Stirs Concerns, The New York Times, January 19, 2009

註29：For details, see my book Vaccine-nation: Poisoning the Population, One Shot at a Time

註30：Evidence lacking for widespread use of costly antipsychotic drugs, says researcher, Stanford University School of Medicine Jan 7, 2011

註31：Prescription Drugs Associated with Reports of Violence Towards Others, Moore TJ, Glenmullen J, Furberg CD (2010). PLoS ONE 5(12): e15337. doi:10.1371/journal.pone.0015337

註32：Treating Depression: Is there a placebo effect? CBS 60 Minutes; to view, go to www.cbsnews.com and copy/paste this title into their search window.

註33：Death By Medicine: http://articles.mercola.com/sites/articles/archive/2003/11/26/death-by-medicine-part-one.aspx

註34：Incidence of adverse drug reactions in hospitalized patients: a meta-analysis of prospective studies, JAMA. 1998 Apr 15;279(15):1200-5

註35：Temporal trends in rates of patient harm resulting from medical care.N Engl J Med. 2010 Nov 25;363(22):2124-34

註36：摘自2009 Drug Abuse Warning Network InfoFacts: Drug-Related Hospital Emergency Room Visits, http://www.nida.nih.gov/infofacts/hospitalvisits.html

註37：The Problem With Medicine: We Don't Know If Most of It Works, November 2010 issue; published online February 11, 2011 (www.discovermagazine.com)

註38：Reducing and Preventing Adverse Drug Events To Decrease Hospital Costs. Research in Action, Issue 1. AHRQ Publication Number 01-0020, March 2001

註39：Pericyte Depletion Results in Hypoxia-Associated Epithelial-to-Mesenchymal Transition and Metastasis Mediated by Met Signaling Pathway. Cancer Cell, Volume 21, Issue 1, 66-81, 17 January 2012 (http://www.cell.com/cancer-cell/retrieve/pii/S1535610811004478)

註40：Study Shows How A Group of Tumor Cells Prevent Cancer Spread (http://www.bidmc.org/News/InResearch/2012/January/Kalluri_Cancer.aspx)

註41：Oral contraceptives and other estrogens, American Journal of Obstetrics& Gynecology (Ob Gyn, 1994; 83: 5-11)

註42：Medroxy progesterone acetate (MPA, Depo Provera) causes gallstone development Res Comm in Chem Path & Pharm, 1992; 75 [1]: 69-84

註43：FDA Drug Safety Podcast for Healthcare Professionals: Safety review update on the possible increased risk of blood clots with birth control pills containing drospirenone, Federal Drug Administration, http://www.fda.gov

註44：The FDA Exposed: An Interview With Dr. David Graham, the Vioxx Whistleblower, stunning interview with Dr. David Graham, Associate Director forScience and Medicine in the Office of Drug Safety, FDA (NaturalNews.com)

註45：Hypnotics' association with mortality or cancer: a matched cohort study, BMJ Open 2012;2:e000850doi:10.1136/bmjopen-2012-000850

註46：i: 165; Monatsschrift Kinderheilkunde, 1992; 140 [8]: 488-9; Schweizerische Rundschau fur Medizin Praxis, 1992; 81 [33]: 966-7);
http://synapse.koreamed.org/Synapse/Data/PDFData/5037JKSS/jkss-81-423.pdf

註47：Antibiotics causing gallstones, Lancet, 1988; ii: 1411-3 and 1989; i: 165

註48：Antirejection drugs causing gallstones, J of Ped Surg, 1995; 30 [1]: 61-4

註49：Thiazides increase risk of acute cholecystitis, BMJ, 1984; 289: 654-55

註50：Furosemide (J of Perinatology, June 1992; 12 [2]: 107-111

註51：Prostaglandins (Vet & Hum Tox, Dec, 1994; 36 [6]: 514-6)

註52：Tylenol raises blood pressure in women: http://www.msnbc.msn.com/id/8961817/ns/health-womens_health/t/tylenol-linked-high-blood-pressure-women/#.Twm37rKs_-J

註53：Frequency of Analgesic Use and Risk of Hypertension Among Men;Forman, J.P. Archives of Internal Medicine, Feb. 26, 2007; vol 167: pp 394-399

註54：http://news.bbc.co.uk/2/hi/7228420.stm

註55：JAMA. 2005 Jul 6;294(1):47-55. http://www.ncbi.nlm.nih.gov/pubmed/15998890.1

註56：Discontinuation of low dose aspirin and risk of myocardial infarction, BMJ 2011;343:d4094
註57：Iodine and Mammary Cancer; Adv Exp Med Biol. 1977;91:293-304
註58：Mechanisms of aluminum adjuvant toxicity and autoimmunity in pediatric populations. Lupus. 2012 ;21(2):223-30. PMID: 22235057
註59：Infant mortality rates regressed against number of vaccine doses routinely given: Is there a biochemical or synergistic toxicity? Hum Exp Toxicol September 2011 vol. 30 no. 9 1420-1428
註60：Serum Vaccine Antibody Concentrations in Children Exposed to Perfluorinated Compounds. JAMA. 2012;307[4]:391-397
註61：Implications of Early Menopause in Women Exposed to Perfluorocarbons. Journal of Clinical Endocrinology & Metabolism, online March 16, 2011
註62：Puliyel J, Sathyamala C, Banerji D. Protective efficacy of a monovalent oral type 1 poliovirus vaccine. Lancet.2007;370:129-30
註63：See my book Vaccine-nation: Poisoning the Population, One Shot at a Time
註64：Debiec, H. et al., 2011, Early Childhood Membranous Nephropathy Due to Cationic Bovine Serum Albumin, NEJM. Jun 2;364(22):2101-10
註65：Exposed: "CDC deliberately manipulated, covered up scientific data showing link between vaccines containing mercury and autism" (NaturalNews.com and Mercury-FreeDrugs.com)
註66：Institute of Medicine, Adverse Effects of Vaccines: Evidence and Causality, August 25, 2011
註67：Do childhood vaccines cause thrombocytopenia? Paediatrics and Child Health. 2009 January; 14(1): 31–32.
註68：http://www.unicef.org/immunization/23245_safety.html
註69：Human papillomavirus (HPV) vaccine policy and evidence-based medicine: Are they at odds?Ann Med. 2011 Dec 22.
註70：Merck Vaccine Fraud Exposed…, Mike Adams, NaturalNews.com, June 27, 2012
註71：www.naturalnews.com/gallery/documents/Merck-False-Claims-Act.pdf
註72：http://www.courthousenews.com/2012/06/27/47851.htm
註73：The Lancet Infectious Diseases, Efficacy and effectiveness of influenza vaccines: a systematic review and meta-analysis Published Online: 26 Oct., 2011, doi:10.1016/S1473-3099(11)70295-X
註74：Shock vaccine study reveals influenza vaccines only prevent the flu in 1.5 out of 100 adults (not 60 percent as you've been told), by Mike Adams, Journalist & Editor, NaturalNews.com
註75：Swine flu vaccines cause 17-fold increase in narcolepsy, horrified scientists discover, NaturalNews.com, April 08, 2012
註76：Whooping cough vaccine fades in pre-teens: study, Reuters, 3 April, 2012
註77：The Number Needed to Vaccinate to Prevent Infant Pertussis Hospitalization and Death Through Parent Cocoon Immunization, Clinical Infectious Diseases, 2011: Danuta M. Skowronski, et al.
註78：Vaccine-Memorial, National Vaccine Information Center, www.nivic.org
註79：http://www.healthscents4u.com/Pages/FluVaccineIngredients.aspx
註80：Ultra-violet radiation is responsible for the differences in global epidemiology of chickenpox

and the evolution of varicella-zoster virus as man migrated out of Africa, Virology Journal 2011, 8:189 doi:10.1186/1743-422X-8-189
註81： Bacteriologic Studies in Disinfection of Air in Large Rural Central Schools. I. Ultra-violet Irradiation Am J Public Health Nations Health. 1949 October; 39(10): 1321–1330.
註82： Resistance to antibiotics could bring "the end of modern medicine as we know it", WHO claim 16 Mar 2012, The Telegraph.
註83： Bordetella pertussis Clones Identified by Multilocus Variable-Number Tandem-Repeat Analysis, Journal of Emerging Infectious Diseases, http://wwwnc.cdc.gov
註84： Bordetella pertussis Strains with Increased Toxin Production Associated with Pertussis Resurgence. Journal of Emerging Infectious Diseases, http://wwwnc.cdc.gov
註85： Pertussis Infection in Fully Vaccinated Children in Day-Care Centers, Israel, Journal of Emerging Infectious Diseases, http://wwwnc.cdc.gov
註86： The Little-Known Dangers of Acetaminophen, http://www.lef.org
註87： Post-Vaccine Tylenol May Harm Immune Response, ABC News Oct 16, 2009
註88： Why a Shingles Epidemic is Bolting Straight at the US (mercola.com)
註89： Summarizing Melatonin Research: Melatonin for biological rhythms, body health, gut function and inflammation (minochahealth.typepad.com)
註90： A review of the multiple actions of melatonin on the immune system. Endocrine, 2005 Jul;27(2):189-200
註91： Too Much Screen Time Means Health Decline ABC News; Jan 11, 2011
註92： Television Viewing Increases Risk of Type 2 Diabetes, Cardiovascular Disease, and Mortality; JAMA 305:2448–2455, 2011
註93： My book It's Time to Come Alive, offers information on profound, effortless methods of relaxation
註94： Efficacy of bile acid therapy for gallstone dissolution - a meta-analysis of randomized trials. May GR, Sutherland LR, Shaffer EA. Aliment Pharmacol Therapeut. 1993;7:139-148
註95： Collins C et al. A prospective study of common bile duct calculi in patients undergoing laparoscopic cholecystectomy: Natural history of choledocholithiasis revisited. Annals of Surgery 239:28-33, 2004
註96： Contact litholysis of gallstones with methyl tert-butyl ether in risk patients--a case report Swiss Surg. 2001;7(1):39-42
註97： Percutaneous cholecystostomy, Eur J Radiol. 2002 Sep;43(3):229-36
註98： Factors That Predict Relief From Upper Abdominal Pain After Cholecystectomy. Clinical Gastroenterology and Hepatology, 2011; 9 (10): 891 DOI:10.1016/j.cgh.2011.05.014

第4章

註1： Correlation Between Gallbladder Size and Release of Cholecystokinin After Oral Magnesium Sulfate in Man Kazutomo Inoue, Isidoro Wiener, Charles J. Fagan, Larry C. Watson, and James C. Thompson; Ann Surg. 1983 April; 197(4): 412–415
註2： Curezone Liver Flush Gallery, http://curezone.com/ig/f.asp?f=12&p=2
註3： Parasites passed during liver flushes：http://curezone.com/ig/f.asp?f=12&p=3

註4： Asthma And Allergy Protection From Parasitic Worms in the Intestine | MedIndia

註5： Initial Coronary Stent Implantation With Medical Therapy vs Medical Therapy Alone for Stable Coronary Artery Disease: Meta-analysis of Randomized Controlled Trials. Arch Intern Med. 2012 Feb 27;172(4):312-9

註6： Large gallstones may pass spontaneously.Journal of the Royal Society of Medicine (Volume 78 April1985 305)

註7： Gallstone Size and Risk for Pancreatitis, Arch Intern Med. 1998;158(5):543-544. doi:

註8： Large gallstone passes spontaneously into lumen of gut. Endoscopy. 1980 Jul;12(4):191-3

註9： Bergdahl & Holmlund, Journal of the Royal Society of Medicine, Volume 78, April 1985, 307 1976)

註10：The effect of magnesium sulphate upon the sphincter of oddi of man, George S. Bergh and John A. Layne, American Journal of Digestive Diseases; Volume 9, Number 5, 162-165, DOI: 10.1007/BF02997291

註11：Andreas speaks about the liver flush with host Paul Nison, www.youtube.com/enerchiTV

第5章

註1： Six Ways to Keep Your Kidney Stones At Bay, Harvard Health Publications, September 2011

註2： Magnesium Research Archives, 2003-Present. John Libbey Eurotext, Magnesium Research 2003 -2011, www.jle.com

註3： South African study, Effect of cola consumption on urinary biochemical and physicochemical risk factors associated with calcium oxalate urolithiasis. Urol Res. 1999;27(1):77-81

註4： A prospective study of dietary calcium and other nutrients and the risk of symptomatic kidney stones. N Engl J Med. 1993 Mar 25;328(12):833-8

註5： Comparison of dietary calcium with supplemental calcium and other nutrients as factors affecting the risk for kidney stones in women. Ann Intern Med. 1997 Apr 1;126(7):497-504

註6： Doctor Warns: Eat this and You'll Look Five Years Older, Dr. Joseph Mercola, December 08 2011,www.mercola.com

註7： H1N1 vaccine linked to 700 percent increase in miscarriages, NaturalNews.com (December 08, 2010)

註8： Positive Expectation – A Medical Miracle? (www.ener-chi.com)

註9： Transfer of essential fatty acids by marine plankton, a Thesis presented to The Faculty of the School of Marine Science, by Adriana J. Veloza

註10：The Effects of Sulfur Amino Acid Intake on Immune Function in Humans, The American Society for Nutrition J. Nutr. 136:1660S-1665S, June 2006

註11：Live Blood Cellular Matrix Study1999 – 2012, http://www.encognitive.com/node/1123

註12：Association of urinary bisphenol a concentration with heart disease: evidence from NHANES 2003/06.PLoS One. 2010 Jan 13;5(1):e8673

註13：Sulphate heals genetic diseases, Front Genet. 2012;3:7. Epub 2012 Jan 24

註14：Adverse Events Associated with Individual Statin Treatments for Cardiovascular Disease: An Indirect Comparison Meta-Analysis, QJM, February 2012: 105(2); 145-57, M. Alberton, et al.

註15：Ecological Studies of the UVB-Vitamin D-Cancer Hypothesis.Anti Cancer Res. 2012

Jan;32(1):223-36
註16： Vitamin D Status and Its Relation to Muscle Mass and Muscle Fat in Young Women, The Journal of Clinical Endocrinology & Metabolism, April 1, 2010 vol. 95 no. 4 1595-1601
註17： American Journal of Cardiology Volume 109, Issue 3, Pages 359-363, 1 February 2012, doi:10.1016/j.amjcard.2011.09.020
註18： Could THIS Be the Hidden Factor Behind Obesity, Heart Disease, and Chronic Fatigue? September 17 2011 www.articles.mercola.com
註19： 1. Vitamin D Supplementation for Prevention of Mortality in Adults, The Cochrane Database of Systematic Reviews, July 6, 2011: (7); CD007470, G. Bjelakovic, et al.
2. Meta-analysis Looks at Efficacy of D2 vs D3, Vitamin D Council, November 16, 2011: Dr. John Cannell
3. Vitamin D3 Is More Potent Than Vitamin D2 in Humans, The Journal of Clinical Endocrinology and Metabolism, March 1, 2011: 96 (3); E447-E452, Robert P. Heaney, et al.
註20： Cholesterol Sulfate in Human Physiology, JLR Papers in Press, May 14, 2003. DOI 10.1194/jlr.R300005-JLR200
註21： Weston A. Price Foundation; Price-Pottenger Foundation, Weston A. Price Foundation June 25, 2010; Quantum Cancer Management; American Association of Endodontists ; Journal of Clinical Microbiology February 2007; Journal of Clinical Microbiology July 2003; Clinical Infectious Diseases June 1996; Science Daily January 4, 2011; The Wealthy Dentist July 12, 2011
註22： Dr. Hamer's German New Medicine, www.newmedicine.ca, Ilsedora Laker

第6章

註1： Neurogenesis and brain injury: managing a renewable resource for repair
註2： See my book It's Time to Come Alive for more details

第7章

註1： Five-year-old girl dies after being given just twice the normal dose of over-the-counter cough medicine, NaturalNews.com, April 27, 2012
註2： The Truth about Gallbladder and Liver "Flushes", Quackwatch.com
註3： Potassium Hydroxide Pellets, en.wikipedia.org
註4： Olive Oil Standard Product Analysis, www.oliveoilsource.com
註5： Intrahepatic Biliary Gallstones, Johns Hopkins University, Gastroenterology & Hematology, Cholangiocarcinoma: Causes; http://www.hopkins-gi.org
註6： Liver cancer statistics, http://www.cancer.org
註7： Thesis on the Liver Cleanse by Cristina Carugati, School of Naturopathy, Bissone, Switzerland, ener-chi.com(Resources > Links to Helpful websites)
註8： CureZone Liver Flush Survey, Curezone.com
註9： The Liver flush dye experiment: http://www.curezone.com/forums/fm.asp?i=67726#i

悅讀健康系列 61Y

神奇的肝膽排石法〔經典完整解析版〕
（The Amazing Liver And Gallbladder Flush）

作　　者／安德烈・莫瑞茲（Andreas Moritz）
譯　　者／皮海蒂・陳芷翎・靳培德・嚴麗娟
文字校潤／劉素芬
責任編輯／潘玉女

行銷專員／洪沛澤
行銷副理／王維君
業務經理／羅越華
副總編輯／潘玉女
總　編　輯／林小鈴
發　行　人／何飛鵬
出　　版／原水文化
台北市南港區昆陽街16號4樓
電話：02-25007008　傳真：02-25027676
E-mail：H2O@cite.com.tw　Blog：http://citeh2o.pixnet.net
發　　行／英屬蓋曼群島商家庭傳媒股份有限公司城邦分公司
台北市南港區昆陽街16號5樓
書虫客服服務專線：02-25007718・02-25007719
24 小時傳真服務：02-25001990・02-25001991
服務時間：週一至週五09:30-12:00・13:30-17:00
郵撥帳號：19863813　戶名：書虫股份有限公司
讀者服務信箱 email：service@readingclub.com.tw
香港發行所／城邦（香港）出版集團有限公司
地址：香港灣仔駱克道 193 號東超商業中心 1 樓
Email：hkcite@biznetvigator.com
電話：(852)25086231　傳真：(852) 25789337
馬新發行所／城邦（馬新）出版集團
41, Jalan Radin Anum, Bandar Baru Sri Petaling,
57000 Kuala Lumpur, Malaysia.
電話：(603) 90578822　傳真：(603) 90576622
電郵：cite@cite.com.my

美術設計／江儀玲
內頁排版／游淑萍
製版印刷／卡樂彩色製版印刷有限公司
增訂二版／2015年12月10日
增訂二版7.5刷／2024年04月11日
定　　價／450元

城邦讀書花園
www.cite.com.tw

Published by agreement with Ener-chi Wellness Center, LLC through The Yao Enterprises, LLC.

ISBN　978-986-5853-89-1

國家圖書館出版品預行編目資料

神奇的肝膽排石法／安德烈.莫瑞茲（Andreas
Moritz）著；皮海蒂等譯. -- 增訂二版. -- 臺北市：
原水文化出版：家庭傳媒城邦分公司發行,
2015.12
面； 公分. --（悅讀健康系列；61Y）
進階版
譯自：The amazing liver and gallbladder flush

ISBN 978-986-5853-89-1（平裝）

1.膽結石

415.5382 104026006

肝膽淨化便利貼

第1～5天

每天喝1000c.c.的蘋果汁

- 慢慢喝，並在餐與餐之間喝
- 每天要喝六至八杯的水
- 避免吃冷的、冰的、油炸物、動物性食物及乳製品
- 避免吃藥、營養補充品
- 記得吃正餐，但不要吃太多
- 保持結腸乾淨

第 6 天

早上 喝完1000c.c.的蘋果汁

早餐 簡單的熱食早餐
（避免甜的、冷的、油的及動物性食物）

午餐 水煮蔬菜、白米飯
（加一點點非精製的海鹽）

下午	1:30	之後不吃任何東西
晚上	6:00	喝200~250c.c.的瀉鹽水（第一份）
	8:00	喝200~250c.c.的瀉鹽水（第二份）
	9:45	橄欖油125c.c.+葡萄柚汁200c.c.（或檸檬 + 柳丁汁），混合搖勻
	10:00	站在床邊用大吸管喝光橄欖油果汁，喝完立刻躺下！（建議向右側躺，讓膝蓋曲起會比較舒服）

第 7 天

早上	6:00-6:30	喝200~250c.c.的瀉鹽水（第三份）
	8:00-8:30	喝200~250c.c.的瀉鹽水（第四份）
	10:00-10:30	可以喝新鮮果汁
中午	12:00	可以吃一、兩塊新鮮水果
下午	1:00	回歸正常飲食，以清淡飲食為主（持續三天）